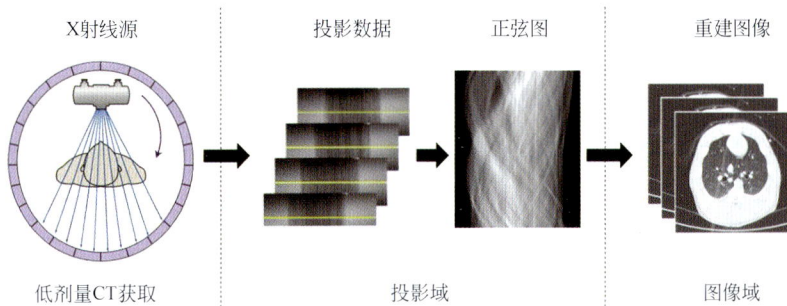

图 1-1　从采集到重建的 CT 过程

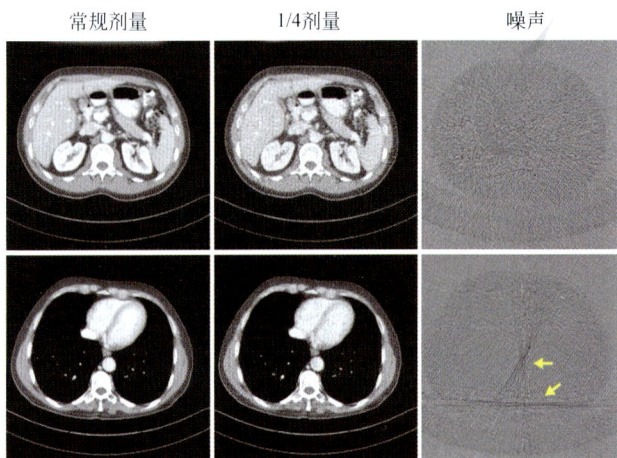

图 1-2　常规剂量 CT、1/4 剂量 CT、噪声

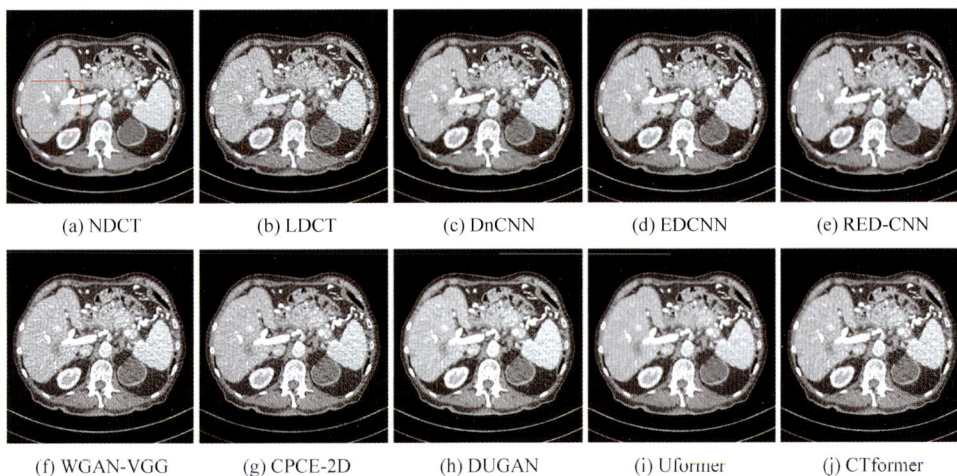

图 1-11　不同方法的去噪结果

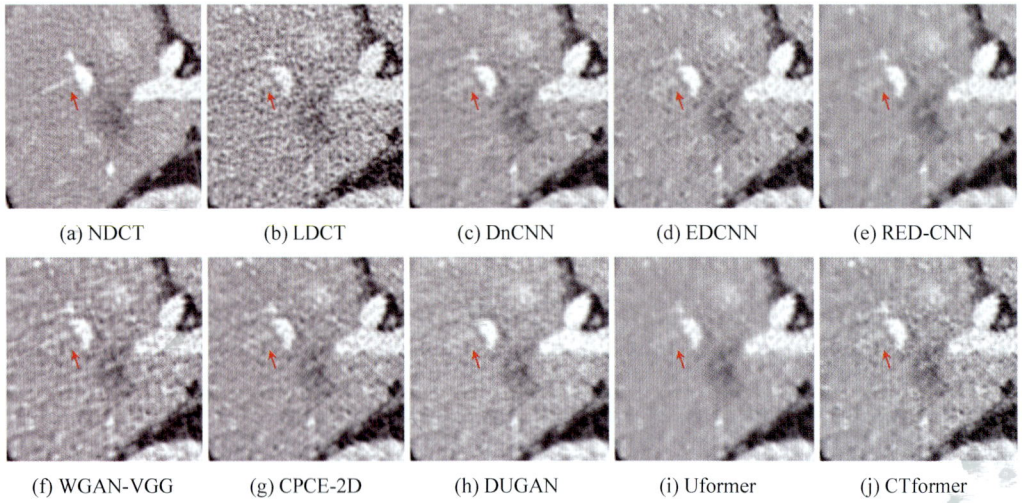

(a) NDCT   (b) LDCT   (c) DnCNN   (d) EDCNN   (e) RED-CNN

(f) WGAN-VGG   (g) CPCE-2D   (h) DUGAN   (i) Uformer   (j) CTformer

图 1-12　不同去噪方法的 ROI

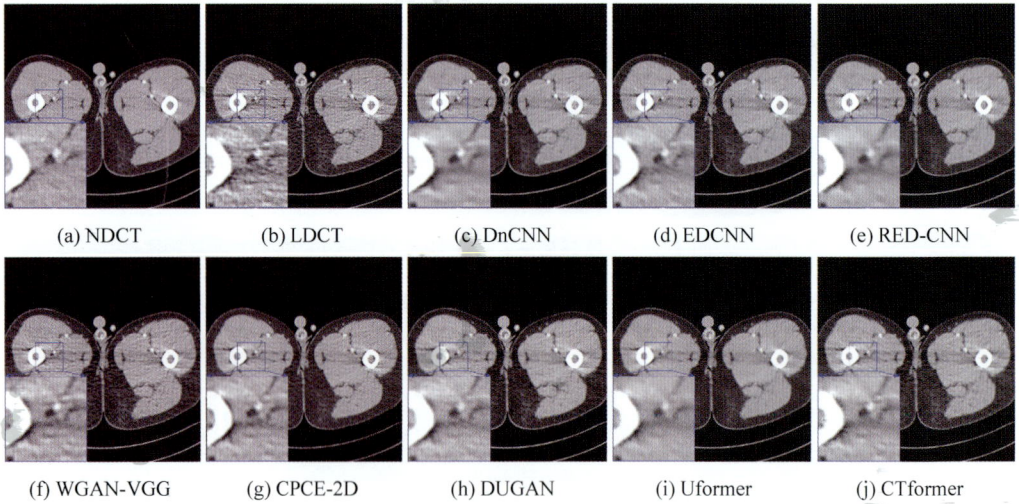

(a) NDCT   (b) LDCT   (c) DnCNN   (d) EDCNN   (e) RED-CNN

(f) WGAN-VGG   (g) CPCE-2D   (h) DUGAN   (i) Uformer   (j) CTformer

图 1-13　不同方法在腿部 CT 中的去噪结果

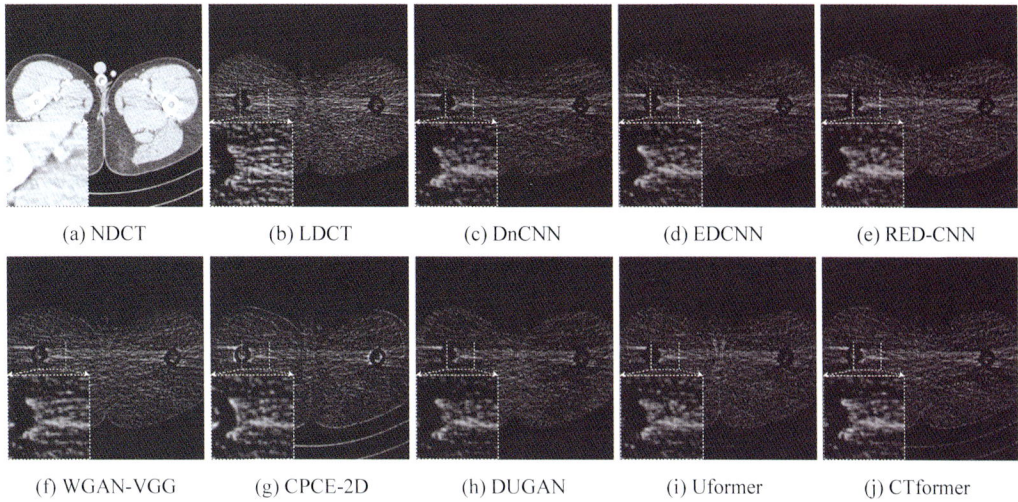

(a) NDCT　　(b) LDCT　　(c) DnCNN　　(d) EDCNN　　(e) RED-CNN

(f) WGAN-VGG　　(g) CPCE-2D　　(h) DUGAN　　(i) Uformer　　(j) CTformer

图 1-14　不同方法中腿部 CT 去噪结果与 NDCT 的差分图像

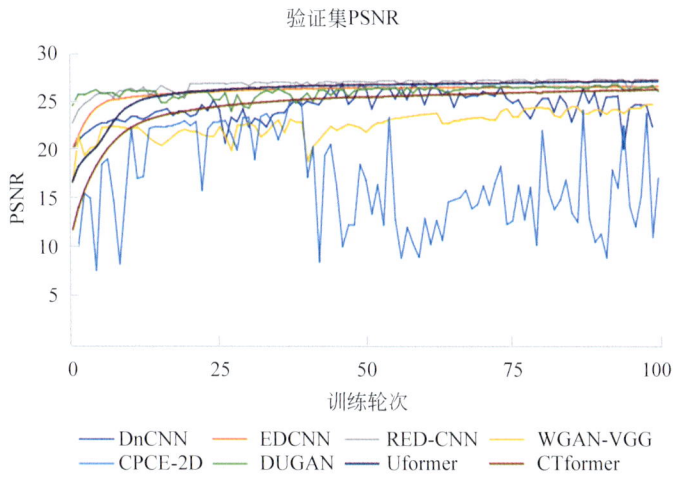

图 1-15　训练期间验证集上 PSNR 的变化

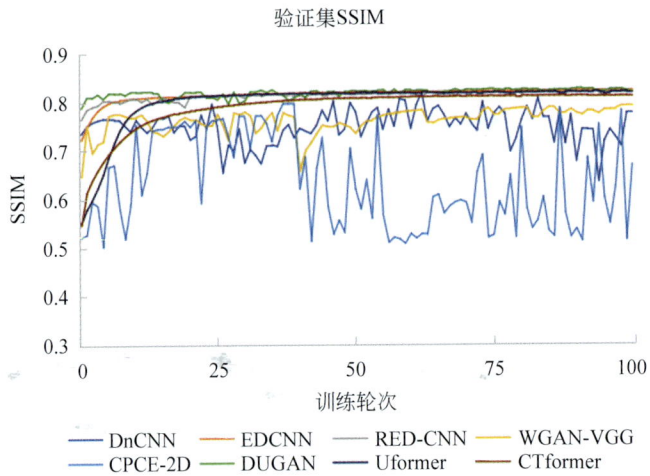

验证集SSIM

图 1-16　训练期间验证集上 SSIM 的变化

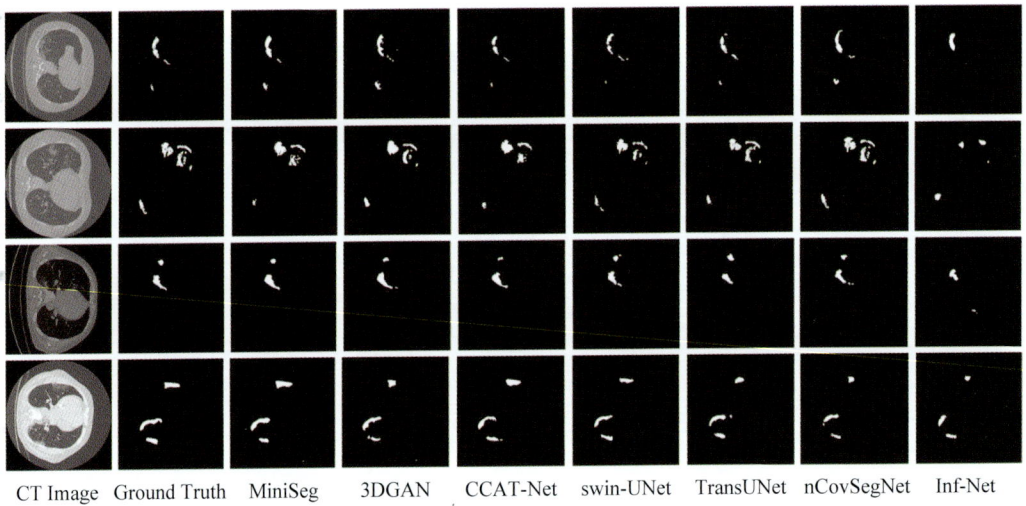

图 2-12　不同模型的分割视觉结果

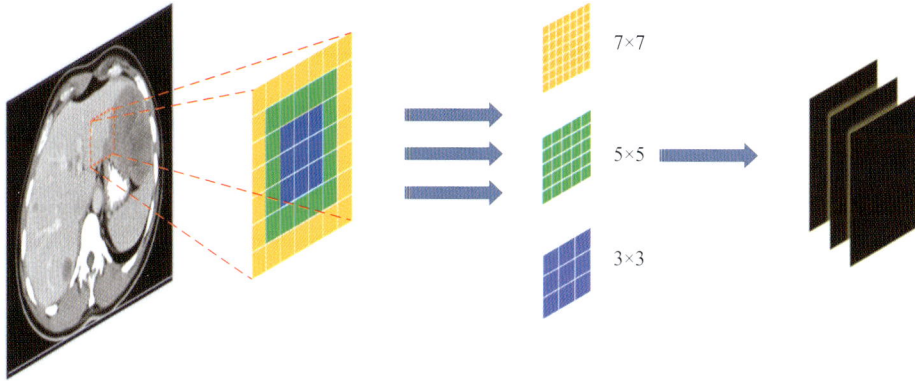

图 3-2　多特征提取

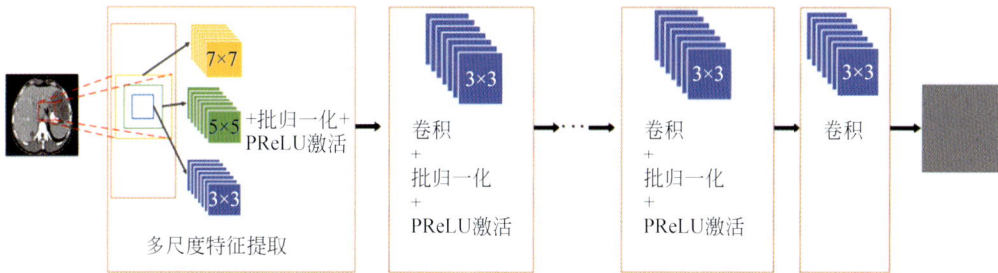

图 3-3　多特征提取 CNN 去噪模型图

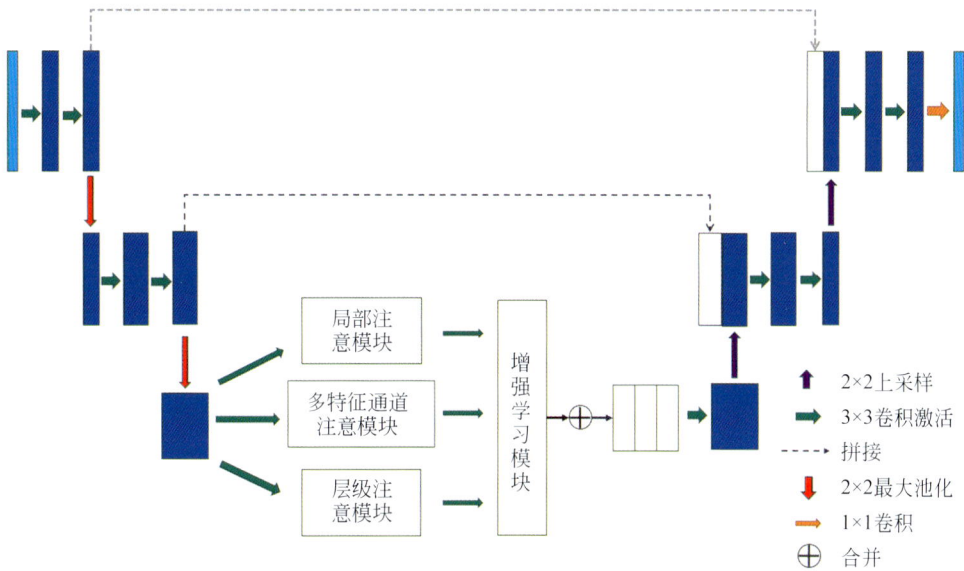

图 4-4　本章整体网络结构框架图

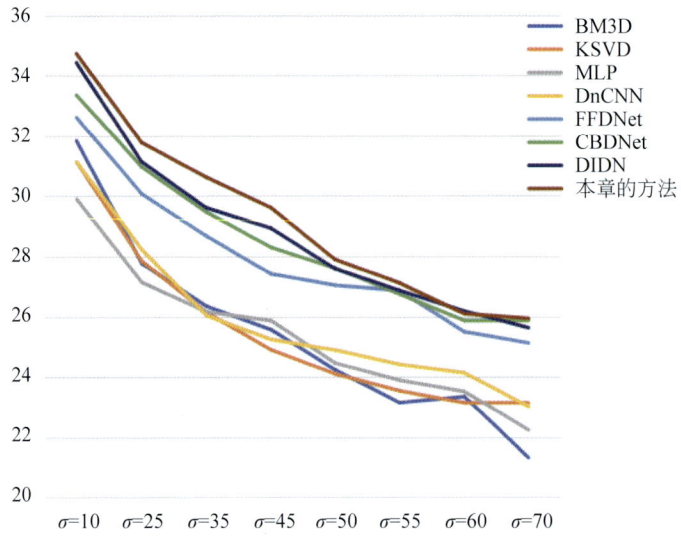

图 4-26 对比实验 PSNR 评价结果折线图

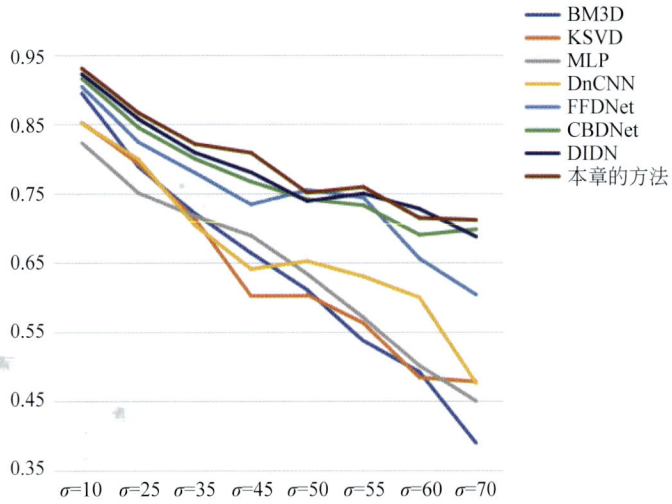

图 4-27 对比实验 SSIM 评价结果折线图

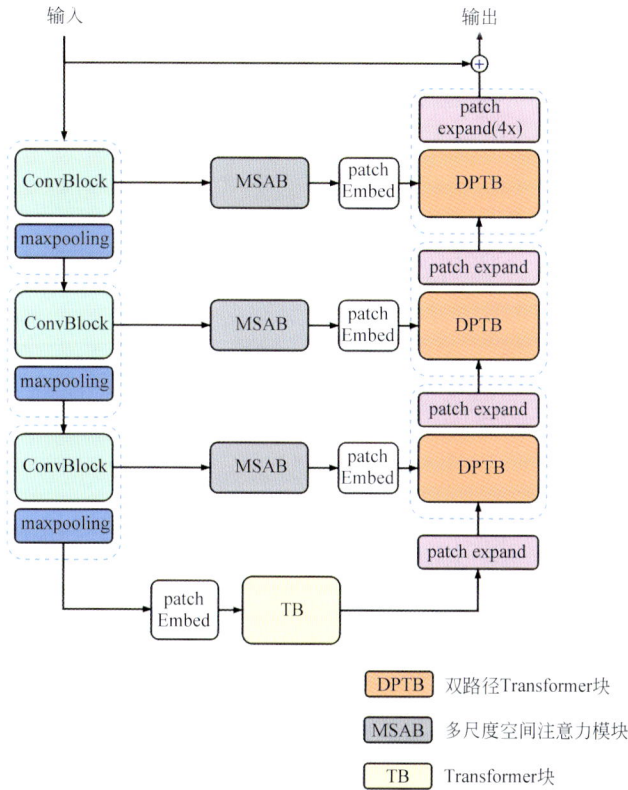

图 5-3　基于 CNN 和 Transformer 的低剂量 CT 图像去噪整体网络架构

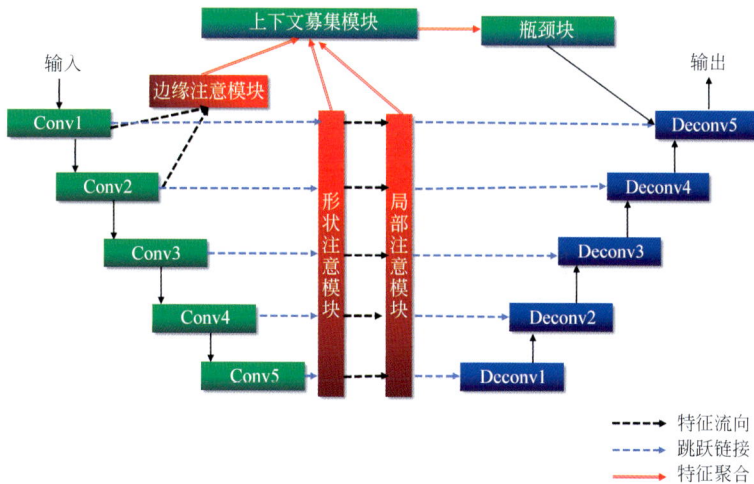

图 6-3　本章整体网络结构框架图

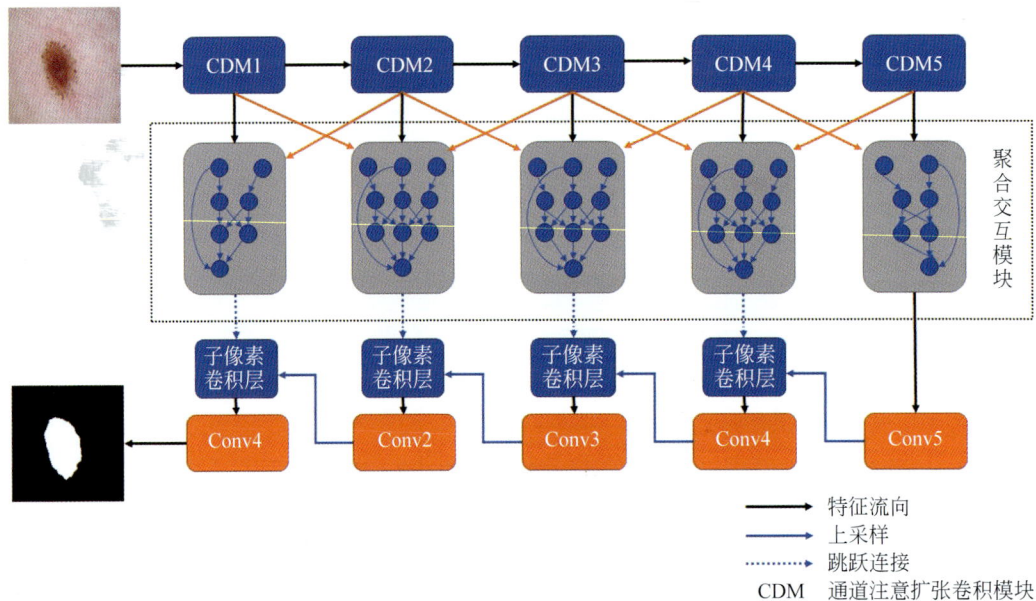

特征流向
上采样
跳跃连接
CDM 通道注意扩张卷积模块

图 7-2　本章方法整体网络结构框架图

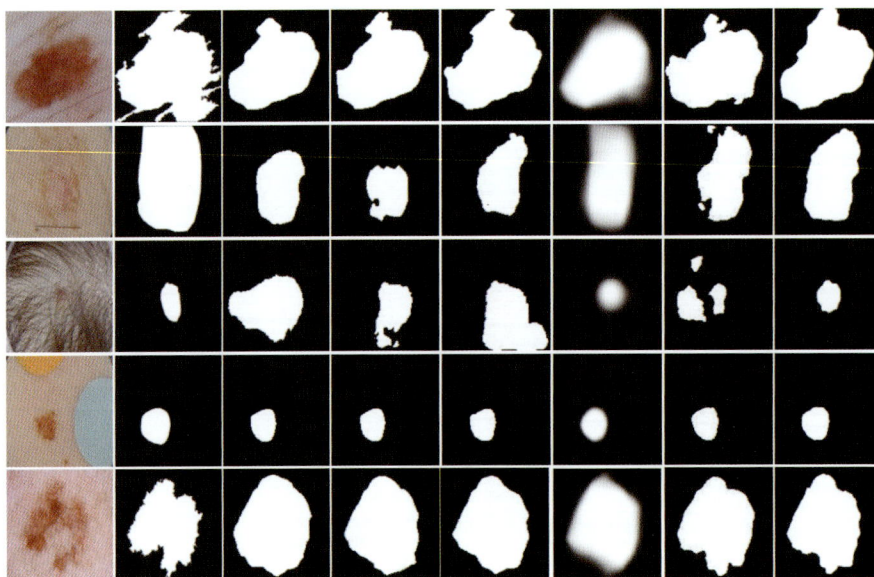

图像　　Ground Truth　　U-Net　　Attention U-Net　　U-Net++　　SLSDeep　　CompNet　　本章方法

图 7-11　ISIC 2018 黑色素瘤图像分割结果

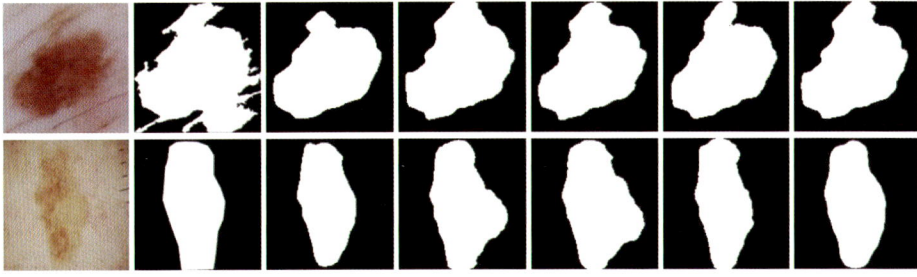

| 图像 | GT | baseline | +Dilated | +CDM | +AIM | +CDM&AIM |

图 7-12　网络模块消融实验分割结果

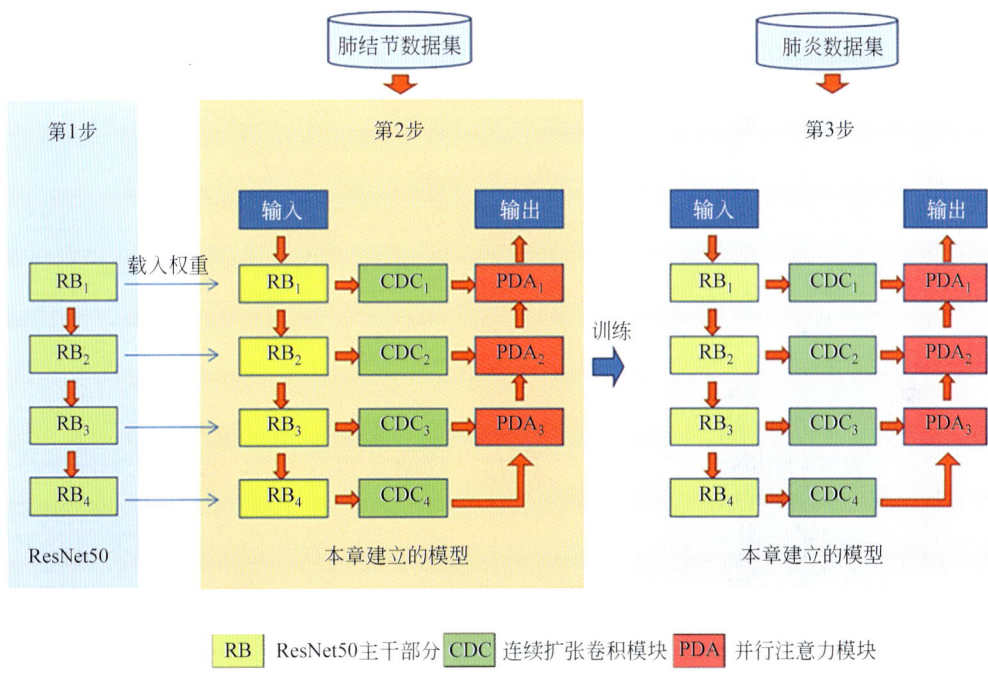

RB　ResNet50主干部分　CDC　连续扩张卷积模块　PDA　并行注意力模块

图 8-1　迁移学习步骤图

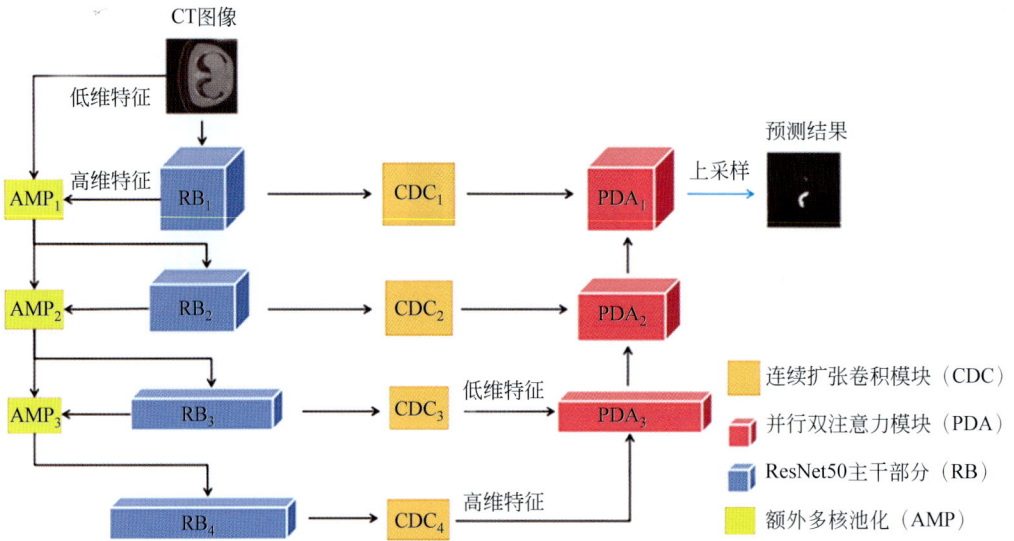

图 8-3 本章整体网络结构框架图

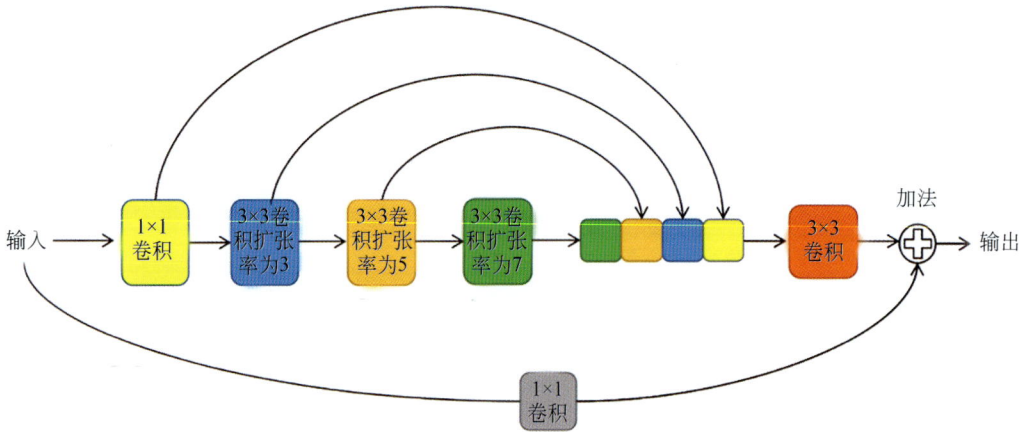

图 8-4 连续扩张卷积模块

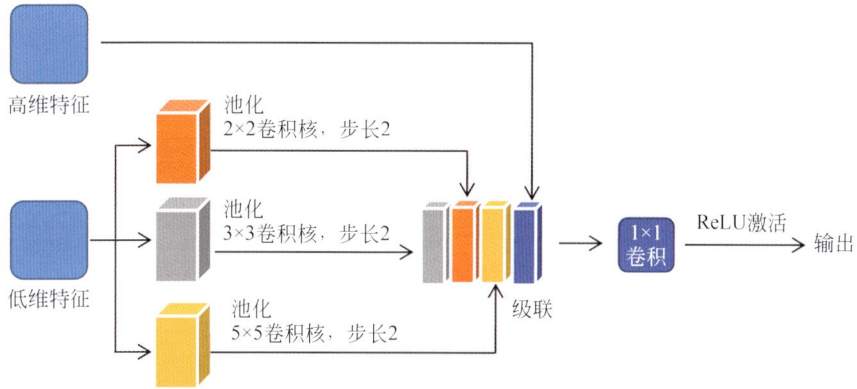

图 8-5 额外多核池化模块（AMP）

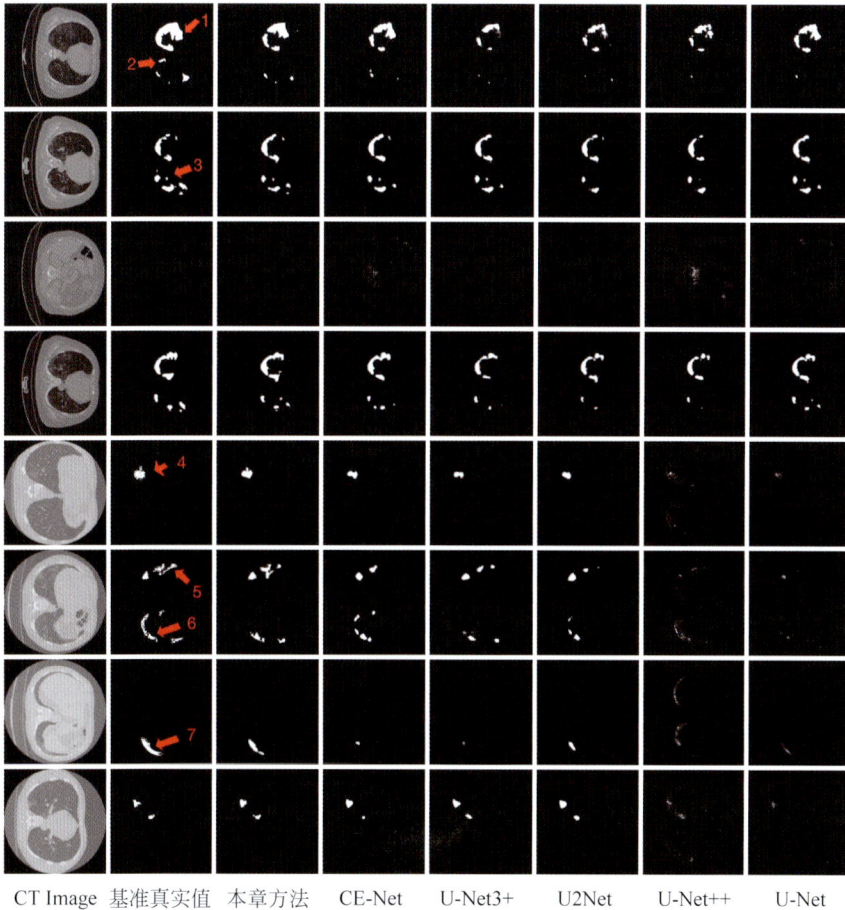

图 8-14 不同模型的病变组织分割结果

CT图像   预测结果

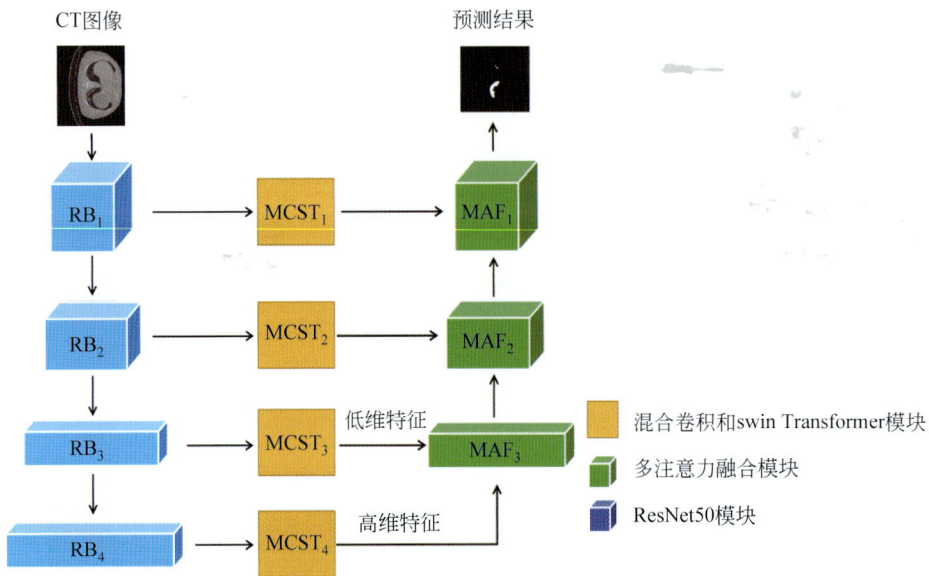

图 9-6   MCSTU-Net 网络结构图

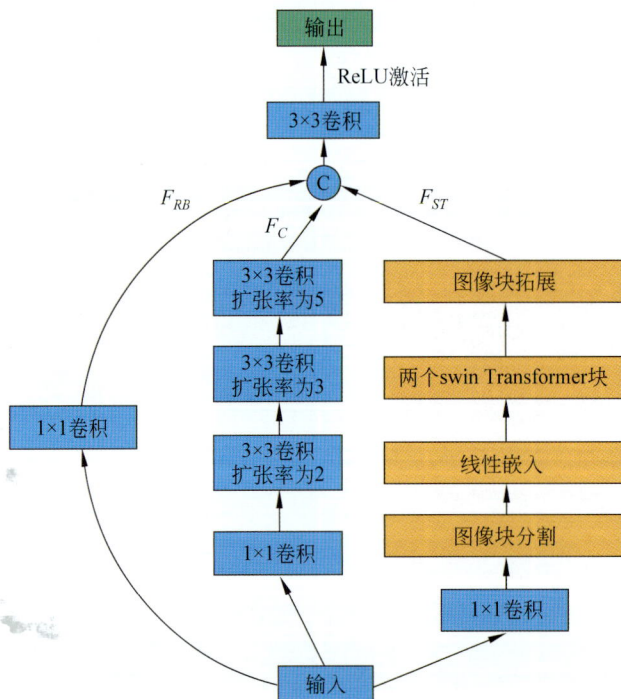

图 9-7   融合 CNN 和 swin Transformer 模块结构图

智能医学影像处理方法

Deep Learning Methods for Medical Image Processing

张 聚 等 ◎ 著

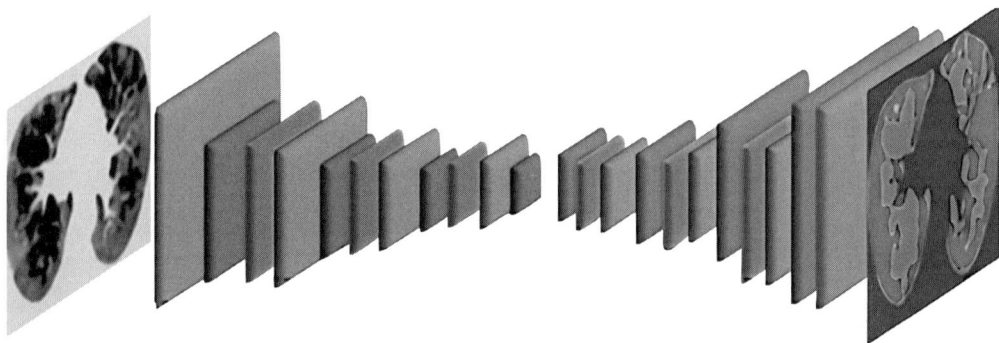

清华大学出版社

北京

内 容 简 介

　　本书系统地论述基于深度学习的医学影像智能处理方法,包括低剂量医学 CT 影像的智能去噪方法,以及医学影像中病灶的智能分割方法。主要内容包括基于深度学习的低剂量 CT 去噪方法研究进展、基于深度学习的肺部 CT 图像分割方法研究进展、基于多特征提取的低剂量 CT 图像去噪方法、基于 U-Net 和多注意力的低剂量 CT 图像去噪方法、基于 CNN 和 Transformer 的低剂量 CT 图像去噪方法、基于多层注意力机制 U-Net 的肺部 CT 图像分割网络、基于多尺度特征融合 U-Net 的皮肤病图像分割网络、基于迁移学习和 U-Net 的肺部 CT 图像分割方法、基于 Transformer 和 U-Net 的 CT 图像分割方法等。

　　全书内容是智能医学影像处理领域的新进展,也是近几年作者及其研究生团队在该领域研究工作的系统总结。本书可供学习、研究和应用医学图像智能处理方法的研究生、科研工作者和相关技术人员阅读参考。

图书在版编目(CIP)数据

智能医学影像处理方法/张聚等著. -- 北京:清华大学出版社,
2025. 6. -- ISBN 978-7-302-68992-8
　Ⅰ. R445
中国国家版本馆 CIP 数据核字第 2025JJ5537 号

责任编辑:张　玥
封面设计:吴　刚
责任校对:韩天竹
责任印制:丛怀宇

出版发行:清华大学出版社
　　　　　网　　　址:https://www.tup.com.cn,https://www.wqxuetang.com
　　　　　地　　　址:北京清华大学学研大厦 A 座　　　　　　　邮　　编:100084
　　　　　社 总 机:010-83470000　　　　　　　　　　　　　邮　　购:010-62786544
　　　　　投稿与读者服务:010-62776969, c-service@tup.tsinghua.edu.cn
　　　　　质量反馈:010-62772015, zhiliang@tup.tsinghua.edu.cn
　　　　　课件下载:https://www.tup.com.cn,010-83470236
印 装 者:三河市东方印刷有限公司
经　　销:全国新华书店
开　　本:185mm×230mm　　印　张:13.5　　插　页:6　　字　　数:304 千字
版　　次:2025 年 6 月第 1 版　　　　　　　　　　　　　　印　　次:2025 年 6 月第 1 次印刷
定　　价:62.50 元

产品编号:105658-01

前　言

医疗领域是人工智能非常有潜力的应用领域之一,越来越多的人工智能学者进入了医疗影像分析和处理行业。医疗领域的智能化分析和处理方法对于提高疾病诊断准确率、辅助临床决策、减轻医生负担、促进疾病研究等具有重要意义。

低剂量CT(Low Dose CT,LDCT)是一种辐射剂量低于常规的CT扫描。LDCT用少剂量的X射线对病变位置进行成像和诊断,广泛应用于肺部疾病的筛查和诊断等医疗场景。然而,LDCT具有严重的噪声,它们影响了图像的质量,从而影响了病变的诊断以及后续进一步的病灶自动分割。因此在进行后续的医学图像自动化处理与病灶的分割之前,有必要对医学CT图像去噪技术进行分析和研究。在较低的辐射剂量下,对低剂量CT噪声区域和细微结构纹理进行精准的分析,在对噪声区域进行高效去噪处理的同时尽可能保留纹理细节,进而获得与常规剂量CT图像(Normal Dose CT,NDCT)质量相近的CT图像,为进一步的医学图像自动化处理与病灶的自动分割提供低剂量情况下的高质量CT图像。

CT医学图像分割就是在获得高质量CT医学图像的基础上,将医学图像标注和分割出感兴趣区域的过程。它的目的是将医学图像中的器官或组织分割成适用于特定医疗应用的区域。医学图像分割具有多个不同的应用场景,如解剖结构的研究、疾病诊断、组织体积的定量、病理定位、治疗计划和临床手术。医疗图像的人工分割需要耗费专家大量的精力和时间,而且易受主观经验影响。注释和分割过程的自动化将大幅提高工作效率,并使错误最小化。对于医学图像自动处理与分析方法的研究一直是科研人员关注的热点。近几年,基于深度学习的医学图像处理和分析方法取得了重要进展,取得了一系列研究成果。

本书论述基于深度学习的医学图像智能处理方法。全书讨论的内容反映了智能医学影像处理领域的新进展,也是最近几年作者团队在该领域研究工作的系统总结。全书既包括低剂量医学图像的智能去噪方法,也论述医学影像中病灶的智能分割方法;既有相关网络和方法的系统综述,也有具体方法的深入讨论和分析;既有网络和方法的系统介绍,也有一系列实验结果的分析比较。本书将为从事医学图像智能处理领域的科技人员提供借鉴和参考,也为临床医生进行辅助诊断、治疗、疾病预测提供技术支持。

第1章和第2章是综述。主要基于2020—2023年发表的文献综述了基于深度学习的低剂量CT去噪方法研究进展,以及基于深度学习的肺部CT图像分割方法研究进展。对典型的LDCT深度学习去噪方法以及分割方法进行了实验比较、分析和总结,讨论并提出了基于深度学习的低剂量 CT 去噪和分割方法在当前与未来研究上的挑战和机遇。

第 3～5 章针对低剂量 CT 去噪问题，分别论述了基于多特征提取的低剂量 CT 图像去噪方法、基于 U-Net 和多注意力机制的低剂量 CT 图像去噪方法与基于 CNN 和 Transformer 的低剂量 CT 图像去噪方法。对于相应的神经网络和方法、网络架构和主要组成模块都做了深入的分析和介绍，并进行了一系列实验研究。在多个相关的仿真和实际数据集上，对于相关的实验结果进行了性能对比分析。

第 6～9 章针对医学影像的智能分割问题，分别论述了基于多层注意机制的 U-Net 肺部 CT 图像分割网络、基于多尺度特征融合 U-Net 的皮肤病图像分割网络，基于迁移学习和 U-Net 的肺部 CT 图像分割方法，以及基于 Transformer 和 U-Net 的 CT 图像分割方法。对于相应的神经网络和方法、网络架构和主要组成模块都做了深入的分析和介绍，并进行了一系列实验研究。在多个相关的仿真和实际数据集上，对于相关的实验结果进行了性能对比分析。

本书是近几年作者团队在相关领域研究工作的系统总结。有兴趣的读者也可以参考作者团队发表的相关论文。

(1) Ju Zhang, Weiwei Gong, Lieli Ye, et al. A review of deep learning methods for denoising of low-dose CT images. Computers in Biology and Medicine, 2024 (171)：108112.

(2) Ju Zhang, Changgan Ying, Zhiyi Ye, et al. Recent developments in segmentation of CT images using deep-learning：an overview of models, techniques and challenges. Biomedical Signal Processing and Control, 2024(91)：105970.

(3) Ju Zhang, Zhibo Shangguan, Weiwei Gong, et al. A novel denoising method for low-dose CT images based on transformer and CNN. Computers in Biology and Medicine, 2023(163)：107162.

(4) Ju Zhang, Decheng Chen, Dong Ma, et al. CdcSegNet：automatic infection segmentation from CT images. IEEE Transactions on Instrumentation & Measurement, 2023(72)：5012313.

(5) Ju Zhang, Yan Niu, Zhibo Shangguan, et al. U-net network and multi attention-based denoising of CT images. Computers in Biology and Medicine, 2023(152)：106387.

(6) Ju Zhang, Weidong Pan, Beng Wang, et al. Multi-scale aggregation networks with flexible receptive fields for melanoma segmentation. Biomedical Signal Processing and Control, 2022(68)：103950.

(7) Ju Zhang, Lundun Yu, Decheng Chen, et al. Dense GAN and multi-layer attention-based lesion segmentation method for CT images. Biomedical Signal Processing and Control, 2021(67)：102901.

（8）Ju Zhang，HaiLin Zhou，Yan Niu，et al. CNN and multi-feature extraction-based denoising of medical CT images. Biomedical Signal Processing and Control，2021（67）：102545.

本书可供学习、研究和应用智能医学影像处理领域的研究生和相关技术人员阅读参考。参与本书内容研究工作的研究生有：周海林、俞伦端、陈德臣、潘伟栋、牛彦、上官之博、马栋、龚伟伟、应长钢、叶列立、叶智毅、陈明扬、余嘉豪、刘光宇等。浙江医院程芸主任医师参与了智能医学影像处理领域研究工作的管理、研讨、咨询和指导工作。研究生陈明扬在排版、编辑和整理书稿等方面付出了大量辛勤的劳动。本书的编写还参考了国内外一系列相关文献的内容和有关的研究生学位论文。本书的研究工作和出版得到了国家自然科学基金、浙江省科技厅公益技术研究社会发展项目以及杭州师范大学教育部移动健康重点研究基地、杭州师范大学交叉科学研究项目和浙江医院合作项目的资助，在此一并表示感谢！限于作者的研究能力和水平，书中难免有不当之处，敬请读者和专家批评指正。

作　者

2025 年 2 月

目　　录

第1章　基于深度学习的低剂量 CT 去噪方法研究进展 ················ 1

1.1　LDCT 中的噪声与伪影 ·· 1

1.2　基于深度学习的 LDCT 去噪方法综述 ······················ 3

　　1.2.1　基于 CNN 的方法 ······························· 4

　　1.2.2　基于编码器—解码器的方法 ······················· 9

　　1.2.3　基于 GAN 的方法 ······························ 11

　　1.2.4　基于 Transformer 的方法 ······················· 16

1.3　数据集 ··· 19

　　1.3.1　配对和未配对数据集 ··························· 19

　　1.3.2　模拟数据集和真实数据集 ······················· 20

　　1.3.3　数据增强 ··································· 21

1.4　实验与结果讨论 ·· 21

　　1.4.1　实验参数设置 ······························· 21

　　1.4.2　主观和视觉分析 ····························· 22

　　1.4.3　定量分析 ··································· 25

1.5　挑战与未来方向 ·· 29

　　1.5.1　基于多模态的 LDCT 去噪网络 ··················· 30

　　1.5.2　双域级联去噪的深度学习框架 ··················· 30

　　1.5.3　解决配对 CT 图像稀缺性的几种方法 ··············· 31

1.6　本章小结 ··· 31

第2章　基于深度学习的肺部 CT 图像分割方法研究进展 ············ 33

2.1　深度学习与图像分割 ······································ 33

2.2　图像采集与预处理 ·· 34

　　2.2.1　数据集 ····································· 34

　　2.2.2　数据扩充 ··································· 35

　　2.2.3　损失函数 ··································· 36

　　2.2.4　评价指标 ··································· 37

2.3 CT 图像分割的深度学习模型 ……………………………… 38
 2.3.1 基于编码器—解码器的模型 …………………………… 38
 2.3.2 基于注意力的模型 ……………………………………… 40
 2.3.3 基于 Transformer 的模型 ……………………………… 42
 2.3.4 基于多尺度和金字塔网络的模型 ……………………… 43
 2.3.5 基于扩张卷积的模型 …………………………………… 44
2.4 实验与结果讨论 …………………………………………… 45
 2.4.1 实验参数设置 …………………………………………… 45
 2.4.2 主观和视觉分析 ………………………………………… 46
 2.4.3 定量分析 ………………………………………………… 46
2.5 挑战与未来趋势 …………………………………………… 47
 2.5.1 更具挑战性的数据集 …………………………………… 48
 2.5.2 应用于 CT 成像分割的可解释性 ……………………… 48
 2.5.3 缺乏完整的自动化系统 ………………………………… 48
2.6 本章小结 …………………………………………………… 48

第 3 章 基于多特征提取的低剂量 CT 图像去噪方法 ……………… 49
3.1 医学 CT 图像中的噪声 …………………………………… 49
3.2 卷积神经网络中多特征提取方法 ………………………… 50
 3.2.1 多特征提取的残差学习 ………………………………… 50
 3.2.2 多特征提取和融合 ……………………………………… 50
 3.2.3 特征提取卷积神经网络模型 …………………………… 51
 3.2.4 网络训练优化问题 ……………………………………… 53
3.3 基于多特征提取的算法实现与实验 ……………………… 54
 3.3.1 图像去噪性能评价指标 ………………………………… 54
 3.3.2 实验训练图像数据集 …………………………………… 55
 3.3.3 实验训练环境 …………………………………………… 57
 3.3.4 实验训练阶段 …………………………………………… 57
3.4 实验结果分析与对比 ……………………………………… 60
 3.4.1 实验结果分析 …………………………………………… 60
 3.4.2 与其他去噪网络对比实验 ……………………………… 62
3.5 本章小结 …………………………………………………… 63

第 4 章　基于 U-Net 和多注意力的低剂量 CT 图像去噪方法……………… 65

4.1　相关网络模型 ………………………………………………………… 65

4.1.1　U-Net 网络 ……………………………………………………… 65

4.1.2　注意力机制 ……………………………………………………… 66

4.2　基于 U-Net 网络和多通道多注意力机制的去噪网络 ……………… 68

4.2.1　局部注意模块 …………………………………………………… 69

4.2.2　多特征通道注意模块 …………………………………………… 71

4.2.3　层级注意模块 …………………………………………………… 72

4.2.4　增强学习模块 …………………………………………………… 74

4.2.5　数据预处理 ……………………………………………………… 74

4.2.6　损失函数 ………………………………………………………… 76

4.2.7　网络训练细节 …………………………………………………… 79

4.3　实验结果与分析 ……………………………………………………… 79

4.3.1　图像去噪性能评价指标 ………………………………………… 79

4.3.2　实验环境 ………………………………………………………… 79

4.3.3　实验结果分析 …………………………………………………… 79

4.3.4　与其他去噪网络对比实验 ……………………………………… 84

4.3.5　注意力模块消融实验与分析 …………………………………… 85

4.4　本章小结 ……………………………………………………………… 88

第 5 章　基于 CNN 和 Transformer 的低剂量 CT 图像去噪方法……… 89

5.1　Transformer 模型理论基础 ………………………………………… 89

5.1.1　Transformer 中的自注意机制 ………………………………… 90

5.1.2　掩码自注意力 …………………………………………………… 91

5.1.3　多头注意力 ……………………………………………………… 91

5.1.4　前馈网络 ………………………………………………………… 92

5.1.5　计算机视觉中的 Transformer ………………………………… 92

5.2　基于 CNN 和 Transformer 的低剂量 CT 图像去噪网络 ………… 94

5.2.1　整体网络架构 …………………………………………………… 94

5.2.2　基于 CNN 的编码器 …………………………………………… 95

5.2.3　多尺度空间注意模块 …………………………………………… 96

5.2.4　双路径 Transformer 模块 ……………………………………… 97

5.3　神经网络训练 ………………………………………………………… 100

5.3.1 实验数据集 ·· 100

5.3.2 网络训练细节 ·· 102

5.4 实验与分析 ··· 103

5.4.1 图像去噪性能评价指标 ·························· 103

5.4.2 实验结果分析和对比 ····························· 103

5.4.3 消融实验 ·· 108

5.5 本章小结 ··· 109

第 6 章　基于多层注意机制 U-Net 的肺部 CT 图像分割网络 ·········· 111

6.1 注意力机制 ··· 111

6.1.1 局部空间注意机制 ································· 111

6.1.2 通道空间注意机制 ································· 112

6.1.3 混合注意机制 ·· 112

6.1.4 非局部注意机制 ···································· 113

6.1.5 位置注意机制 ·· 113

6.2 多层注意机制 U-Net ···································· 114

6.2.1 边缘注意模块 ·· 114

6.2.2 形状注意模块 ·· 116

6.2.3 局部注意模块 ·· 117

6.2.4 上下文募集模块 ···································· 117

6.2.5 瓶颈模块 ··· 118

6.3 神经网络训练 ·· 119

6.3.1 损失函数的选择与改进 ·························· 119

6.3.2 实验数据集 ·· 121

6.3.3 数据预处理 ·· 122

6.3.4 网络训练细节 ·· 123

6.4 实验结果与分析 ··· 123

6.4.1 图像分割性能评价指标 ·························· 123

6.4.2 实验环境 ··· 124

6.4.3 实验结果分析和对比 ····························· 124

6.4.4 网络模块消融实验与分析 ······················ 126

6.5 本章小结 ··· 132

第 7 章 基于多尺度特征融合 U-Net 的皮肤病图像分割网络 ················ 133

7.1 编码器—解码器模型结构 ················ 133

7.2 多级特征融合 U-Net ················ 134

    7.2.1 通道注意扩张卷积模块 ················ 134

    7.2.2 聚合交互模块 ················ 136

    7.2.3 子像素卷积层 ················ 137

7.3 损失函数的设计 ················ 139

    7.3.1 损失函数的作用 ················ 139

    7.3.2 基于交叉熵的损失函数 ················ 139

    7.3.3 基于相似度度量的损失函数 ················ 140

7.4 实验数据集和预处理 ················ 141

    7.4.1 实验数据集 ················ 141

    7.4.2 数据预处理 ················ 142

    7.4.3 网络训练细节 ················ 143

7.5 实验结果分析 ················ 143

    7.5.1 分割性能评价指标 ················ 143

    7.5.2 与现有分割网络性能对比 ················ 143

    7.5.3 网络模块消融实验对比 ················ 145

7.6 本章小结 ················ 147

第 8 章 基于迁移学习和 U-Net 的肺部 CT 图像分割方法 ················ 148

8.1 相关神经网络模型 ················ 148

    8.1.1 深度残差网络 ················ 148

    8.1.2 深度学习模型 ················ 149

8.2 基于迁移学习和 U-Net 的肺部 CT 图像分割方法 ················ 149

    8.2.1 迁移学习 ················ 149

    8.2.2 系统架构图 ················ 151

    8.2.3 连续扩张卷积模块 ················ 152

    8.2.4 多核池化模块 ················ 153

    8.2.5 并行的双注意力模块 ················ 154

8.3 神经网络训练 ················ 156

    8.3.1 损失函数的选择 ················ 156

    8.3.2 实验数据集 ················ 158

8.3.3 网络训练细节 ……………………………………………… 161

8.4 实验结果与分析 …………………………………………………… 163

8.4.1 图像分割性能评价指标 …………………………………… 163

8.4.2 实验结果分析和对比 ……………………………………… 163

8.4.3 网络模块消融实验与分析 ………………………………… 165

8.5 本章小结 …………………………………………………………… 169

第 9 章　基于 Transformer 和 U-Net 的 CT 图像分割方法 …………… 170

9.1 相关理论知识 ……………………………………………………… 170

9.1.1 注意力机制 ………………………………………………… 170

9.1.2 swin Transformer ………………………………………… 173

9.2 基于 Transformer 和 U-Net 的肺部 CT 图像分割方法 ………… 176

9.2.1 MCSTU-Net ……………………………………………… 176

9.2.2 融合 CNN 和 swin Transformer 模块 …………………… 177

9.2.3 多重注意力融合模块 ……………………………………… 179

9.3 神经网络训练 ……………………………………………………… 181

9.3.1 损失函数 …………………………………………………… 181

9.3.2 数据集 ……………………………………………………… 182

9.3.3 迁移学习策略 ……………………………………………… 182

9.4 实验结果分析 ……………………………………………………… 183

9.4.1 性能评价指标 ……………………………………………… 183

9.4.2 实验环境和设置 …………………………………………… 184

9.4.3 实验结果分析 ……………………………………………… 185

9.4.4 消融实验 …………………………………………………… 190

9.5 本章小结 …………………………………………………………… 191

参考文献 …………………………………………………………………… 192

第1章 基于深度学习的低剂量CT
去噪方法研究进展

为了防止患者在CT成像中暴露于过量的辐射中,通常是通过减少X射线降低辐射剂量。随之而来的,是低剂量CT图像(LDCT)的质量下降,表现为更多的噪声和条纹伪影。因此,如何保持高质量的CT图像,同时有效降低辐射剂量,是很重要的研究课题。近年来,深度学习技术快速发展,基于深度学习的LDCT去噪方法因数据驱动和高性能的特点得到了广泛应用。因此,基于2016—2023年的文献,特别是2020—2023年LDCT图像去噪的相关文献,本研究系统综述了LDCT图像去噪领域的现状、面临的挑战和未来的研究方向。根据网络结构,将去噪网络分为基于CNN的去噪网络、基于编码器—解码器的去噪网络、基于GAN的去噪网络和基于Transformer的去噪网络4种类型,并从结构特征和去噪性能两方面对每种类型的去噪网络进行了总结。对典型的LDCT深度学习去噪方法进行了实验比较和分析。

研究结果表明,基于CNN的去噪方法通过多级卷积运算有效捕获图像细节,表现出较好的去噪效果和自适应能力。具有MSE损失的编码器—解码器网络在客观指标上取得了出色的效果。基于GAN方法,采用创新的生成器和判别器,获得在感知上与NDCT接近的去噪图像。基于Transformer的方法具有捕获全局信息的强大能力,因此具有改善去噪性能的潜力。最后分析了基于深度学习的LDCT去噪面临的挑战和机遇,并提出了未来的发展方向。

1.1 LDCT中的噪声与伪影

在CT成像中,由于其成像原理,图像噪声和伪影是不可避免的。该过程包括获取和重建两个阶段,如图1-1所示。在获取阶段,需设定诸如螺距、管电压、管电流及旋转时间等扫描参数。基于这些参数,设备发射X射线并执行扫描。X射线穿透人体时会发生衰减,随后衰减的射线由探测器接收,并通过光电转换、信号放大、A/D转换过程传输至重建计算机。在重建阶段,计算机利用预设参数和各种重建算法对投影数据进行加权计算,从而生成图像域中的CT数字图像。

噪声是造成计算机断层扫描图像质量下降的关键因素之一[1]。因此,在深入研究CT图像前,进行去噪处理至关重要。在CT图像中,噪声通常表现为与周围像素明显对比的孤立像素点或像素块。它以无序的形式随机出现在图像的任何区域,从而干扰图像

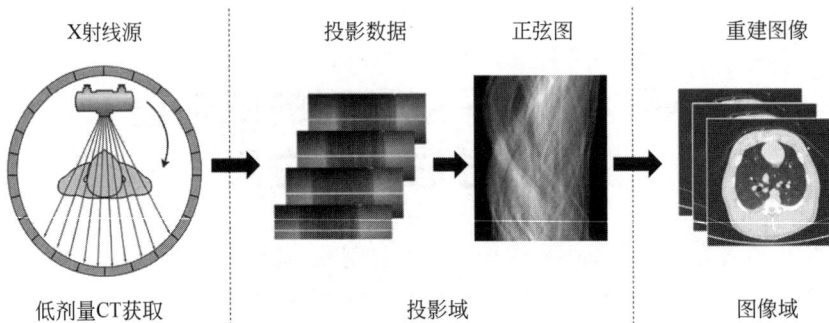

图 1-1　从采集到重建的 CT 过程（见彩图）

的可观信息。图 1-2 显示了 CT 图像中的噪声和伪影,其中第 1 列是常规剂量图像,第 2 列是对应的 1/4 剂量图像,第 3 列是前两列图像的差异图。这些图像清楚地展示了噪声对 CT 图像视觉效果的显著影响,而黄色箭头指示的区域展示了各种因素引起的伪影现象。

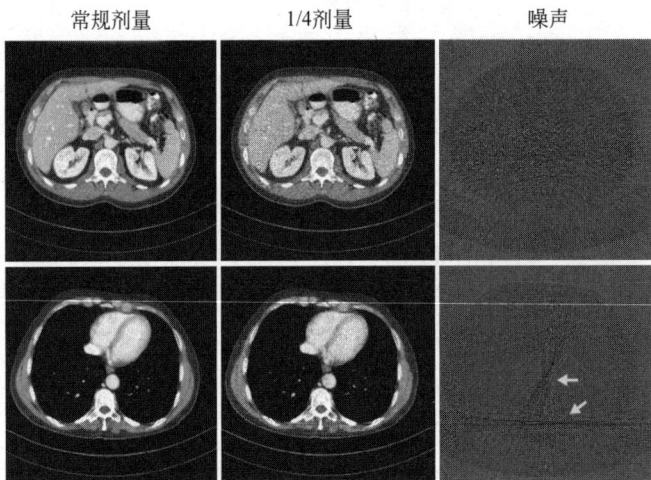

图 1-2　常规剂量 CT、1/4 剂量 CT、噪声（见彩图）

　　CT 图像中的伪影受多种因素影响,可能对临床诊断产生负面效果[2]。

　　① 运动伪影:当患者在 CT 扫描过程中改变体位或脏器位置时,可能导致图像数据排列混乱,从而产生模糊、无法识别的图像结构。这种伪影称为运动伪影。

　　② 金属伪影:患者体内或体表的异物,尤其是金属,会造成伪影。金属伪影通常因扫描时金属和人体组织密度差异极大而产生,表现为沿高密度物体周围的放射状排列。减少金属伪影的方法包括让患者取下可移动金属物品;调整扫描角度,避免固定金属物体进入扫描区域;提高 KV 值,减少线束硬化效应;采用薄层扫描减少部分容积伪影,或使用

专门的金属伪影校正软件。

③ 射线束硬化伪影：当高密度组织与低密度组织相邻时，可能出现射线束硬化伪影。这种伪影表现为条状或环状，可通过在 X 线源与人体之间加装过滤装置，选择避开骨性结构的扫描计划，或使用线束硬化矫正软件来减少。

④ 直线状伪影：不当的扫描参数设置，如过低的参数、探测器响应不一致、投影数据测量转换误差，或低采样频率，都可能导致直线状伪影。

⑤ 光子饥饿伪影：当探测器接收到的射线剂量不足时，会产生光子饥饿伪影。抑制方法包括增加管电流、注意病人摆位、优化扫描参数等。

⑥ 部分容积效应伪影：由于像素对应的体素可能包含不同密度的组织，导致该像素的 CT 值为不同组织 CT 值的平均值，称为部分容积效应。当扫描对象部分进入扫描层或小于扫描层厚度时，就会出现这种伪影，通常表现为条形、环形或大片干扰的伪影。采用薄层扫描可以减弱其效应。

1.2　基于深度学习的 LDCT 去噪方法综述

本节将基于深度学习的 LDCT 去噪方法按照网络结构总结为 4 类，如图 1-3 所示，分别为基于 CNN 的方法、基于编码器—解码器的方法、基于 GAN 的方法和基于 Transformer

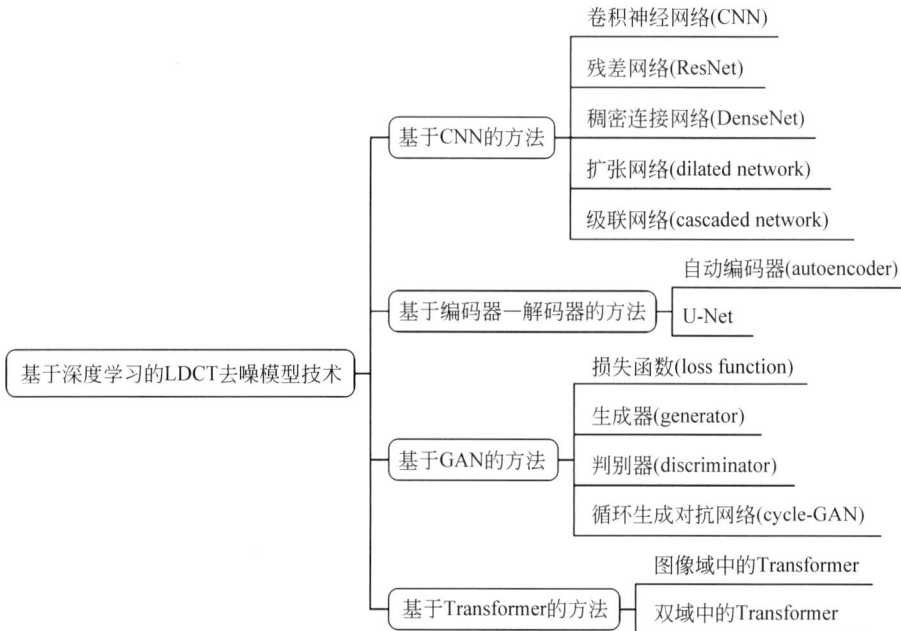

图 1-3　深度学习网络在低剂量 CT 去噪中的分类

的方法,并将在每小节详细介绍这4类去噪方法的网络结构特点、去噪性能以及典型方法实例。

1.2.1 基于 CNN 的方法

1. 卷积神经网络(CNN)

由于 CNN 在特征学习和特征映射方面的卓越能力,它们在接受充足的训练数据时能有效地学习高级特征和精确的数据表示[3]。因此,基于 CNN 的去噪技术在医学图像处理,特别是 LDCT 图像去噪中得到了广泛应用。

在深度学习驱动的 LDCT 图像去噪方法中,一般不采用标准 CNN 结构中的全连接层。例如,Kang 等[4]提出的一种基于 CNN 的 LDCT 去噪网络如图 1-4 所示,在其 CNN 模块的末端未使用全连接层。原因在于在医学图像去噪任务中,最终的输出图像通常为 $512×512$ 像素,使用全连接层不仅会显著增加计算成本,还可能导致空间信息的丢失。

在基于 CNN 的去噪网络中,LDCT 图像作为输入,对应的 NDCT 图像作为标签。输入图像在网络中经历多次卷积操作后生成去噪图像。通过计算去噪图像与对应 NDCT 图像之间的差异来计算损失函数,然后对该损失函数进行优化。在这一过程中,基于 CNN 的去噪网络逐渐学习 LDCT 图像与 NDCT 图像之间的映射关系,直到输出的去噪图像尽可能接近 NDCT 图像,如图 1-4 所示,用于小波域 LDCT 去噪的 CNN 架构[5]。

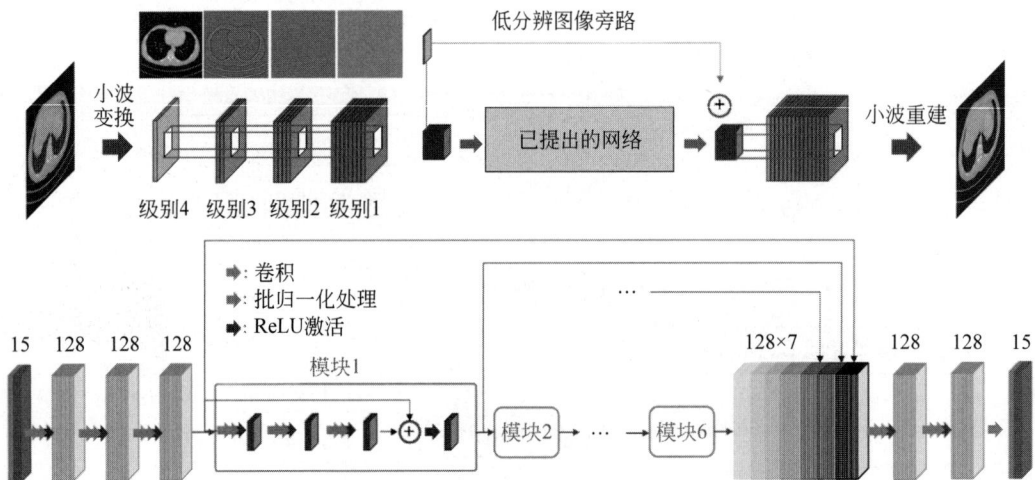

图 1-4　用于小波域 LDCT 去噪的 CNN 架构

可以对 LDCT 图像的降噪过程进行如下建模。用 $X \in R^{m×n}$ 表示 LDCT 图像,用 $Y \in R^{m×n}$ 表示对应的 NDCT 图像,则两者间的关系式可以表示为

$$X = \sigma(Y) \tag{1-1}$$

其中,$\sigma: R^{m \times n} \to R^{m \times n}$ 表示 NDCT 图像因量子噪声而导致的图像质量衰减过程。因此,可以将去噪问题转换为找到某个函数 f:

$$f = \underset{f}{\mathrm{argmin}} \| f(X) - Y \|_2^2 \tag{1-2}$$

其中,f 被视为 σ^{-1} 的最佳近似值。因此,基于深度学习的去噪模型要在训练过程中不断优化目标函数 f,使之尽可能地接近 LDCT 和 NDCT 图像之间的映射函数 σ^{-1},从而进行 LDCT 图像的去噪。

Chen 等[6]提出了一种简化的 CNN 架构,用于 LDCT 图像去噪。该模型采用了 3 层卷积层加 ReLU 激活函数,并在输入图像及其特征图周围施加 1 像素的零填充(zero padding),以确保经过每次卷积计算后特征图的尺寸保持不变。尽管结构简单,但它在视觉质量和量化指标上均优于传统方法。

随后,基于 CNN 的低剂量 CT 去噪方法继续发展,主要集中在损失函数和网络深度上。Gou 等[7]为了解决使用均方误差(mean-square error,MSE)损失函数导致的过度平滑和细节丢失问题,在 CNN 框架中引入梯度正则化。具体来说,网络将 Sobel 边缘检测算子应用于恢复图像和 NDCT 图像,以获取各自的梯度图,并计算这两个梯度图之间的 MSE 损失。这种结合图像域的 MSE 损失与梯度域 MSE 损失的方法有助于增强去噪结果的图像细节。

此外,提高网络的深度也被认为能增强去噪性能。Singh 等[8]指出,由于去噪技术限制,噪声 CT 图像与去噪图像之间的残差分量可能仍然保留一些未被充分考虑的结构细节和微小伪影。他们提出了一种新的 CNN 去噪方法。使用三层 CNN 网络处理初步去噪图像,并利用 DnCNN 提取残差分量中的微小结构细节,将这些细节与先前的去噪图像相加,从而得到最终的精细 CT 图像。

2. 残差网络(ResNet)

更深的 CNN 可以进行更加复杂的特征模式提取,理论上更深的网络可以得到更好的结果,但实际上一味通过叠加层的方式来增加网络深度可能会导致梯度消失和爆炸,出现网络训练难以收敛甚至随着层数增加网络性能反而下降的问题。为了解决这个问题,He 等提出了残差学习(Residual Learning)框架,该模块使用一种能够连接不同卷积层的 Shortcut 连接结构,使得冗余层能够更容易地学习恒等映射,避免了网络退化,也保证了反向传播更新参数时,不会导致梯度消失。

在常规的 CNN 中,对于输入 X,需要直接学习一个潜在的映射函数:

$$H(X) = X \tag{1-3}$$

而在基于残差学习框架的 CNN 中,可以将问题转换为学习一个残差函数:

$$F(X) = H(X) - X \tag{1-4}$$

可以看出,残差函数比映射函数更容易优化,因此残差网络大大降低了深层网络学习的难度。

基于深层卷积神经网络的 LDCT 去噪算法利用残差学习来避免过深的网络发生梯度爆炸和梯度消失问题是普遍性的做法。Kang 等[4] 提出了一种深层卷积神经网络结合小波变换的方法,网络利用 ResNet[9] 的思想学习残差图像,将每个卷积模块的输出都连接到通道联结层,保证深层网络能够顺利训练,获得更好的去噪性能。此外,网络使用小波变换,根据频率将输入图像分成 4 个层次,然后将这 4 个层次合成通道数为 15 的图像,并输入到网络主体当中,这在一定程度上分离出了高频子带中的噪声。Ataei 等[10] 提出的 Cascaded CNN 网络通过预测 LDCT 与 NDCT 图像之间的残差特征来简化去噪问题。Yang 等[11] 提出了一种用于 LDCT 图像去噪的 3D-ResNet,首先提出了一种 2D 残差网络 2D-ResNet,为了让网络能够捕获相邻 CT 图像之间的空间关联信息,在此基础上改进为 3D-ResNet。不同于 2D 模型只针对单张 CT 图像进行特征提取,3D 模型能够对多张相邻 CT 图像同时进行处理,能够考虑 3D 的组织结构,在边缘保持和噪声伪影抑制方面都有更好的效果。Yin 等[12] 也提出了一种 3D 的残差卷积网络,不同之处在于该网络是一种在多个域执行去噪处理的三阶段渐进的混合网络,网络包含正弦域网络(SD-Net)、滤波反投影(FBP)、图像域网络(ID-Net)三个独立的阶段。分别作用在正弦图域和图像域的 SD-Net 和 ID-Net,在提高 LDCT 图像质量方面起到了互补的作用。

3. 稠密连接网络(DenseNet)

与 ResNet 相似,DenseNet[13] 也采用跳跃连接(skip connections)来缓解梯度消失问题,从而提升网络性能。DenseNet 中的 dense 模块展示了每个卷积层与其后续所有层之间都存在跳跃连接,这意味着 dense 模块中的每个卷积层都能接收到所有先前层的特征图。

DenseNet 与 ResNet 的主要区别在于信息传递方式。ResNet 通过跳跃连接将信号从前一层传递到后续层,并执行求和(summing)操作,而 DenseNet 则通过跳跃连接将每一层的输出与所有先前层的输出合并,然后将合并后的结果传递给所有后续层,通过拼接(concatenating)操作在维度上进行融合。这种方法确保了层间信息流的最大化,加强了特征的重用,并提高了网络学习特征的能力。然而,与求和操作相比,拼接操作会增加特征的通道数,进而导致更多的参数和更大的计算量。这是 DenseNet 的一个重要考虑点,尤其是在处理大型网络和复杂数据时。

在实践中,一些基于 ResNet 的网络通过使用拼接替代求和操作[14]改进。此外,密集连接(densely connected)结构通常与残差学习相结合,在网络中共同发挥作用。例如,Ming 等[15] 提出了一种用于 LDCT 图像去噪的 DenseNet。为了降低训练难度,他们简化了密集连接,仅将所有卷积模块的输出特征图连接到最后一个拼接层,并结合残差学习,旨在最大化网络中各层间的信息流动,同时降低训练难度。

类似地,Liang 等[16]对 DenseNet 结构进行了简化,采用了与 Ming 等[15]相反的策略,将输入特征图通过跳跃连接连接到所有后续层。他们的网络特别引入了一种能够在优化过程中自适应提取边缘特征的边缘增强模块,将输出的多通道特征图作为网络主体的输入,以增强生成图像的边缘细节。

密集连接结构在特征提取方面应用广泛。例如,Yang 等[17]提出的基于 CNN 的去噪网络包含特征细化网络(feature refinement network,FRN)和动态感知网络(dynamic perception network,DPN)两个子网络。FRN 通过 3 个连续的残差密集模块提取不同级别的特征,并将其传递给 DPN,以优化特征表达。DPN 包含基于动态卷积[18]的动态扩张卷积(dynamic dilated convolution),帮助网络处理不同级别的输入。

4. 扩张网络(Dilated Network)

在 LDCT 图像去噪任务中,感受野的大小对于捕获图像的整体结构信息至关重要。较大的感受野使网络能够识别图像中的整体结构,从而有助于保持输出图像中器官和组织的结构稳定性。因此,扩展感受野的大小通常能提高去噪的准确性。

在深度学习中,一种增加感受野的最直接方法是增加卷积核的大小和网络的深度。借助于残差学习,CNN 可以构建更深的网络结构,从而扩大感受野。然而,这种方法也随之增加网络中的参数量。

另一种有效的方法是使用扩张卷积(dilated convolution)[19]来扩展感受野,这种方法不需要增加额外的网络参数。扩张卷积通过在标准卷积核中插入零权重(weights of zero)来实现感受野的扩展。例如,如图 1-5 所示,3 个卷积核的尺寸均为 3×3,其中图 1-5(a)展示的是标准卷积(扩张率为 1),此时生成的特征图中每个元素的感受野为 3×3;图 1-5(b)展示的是扩张率为 2 的扩张卷积,生成的特征图中每个元素的感受野为 7×7;图 1-5(c)

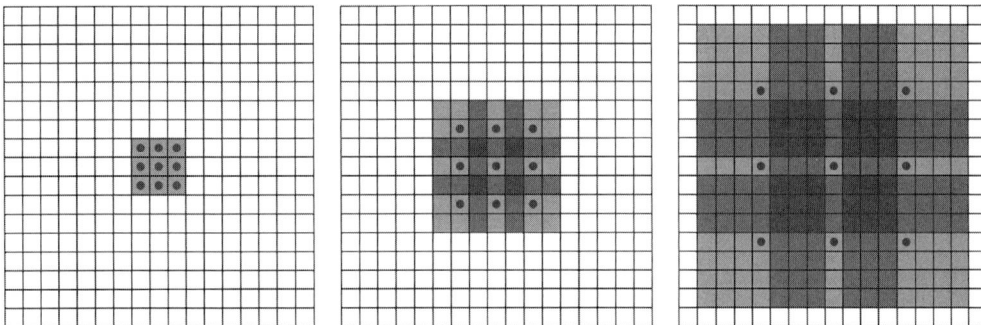

(a) 标准卷积　　　　(b) 扩张率为2的扩张卷积　　　　(c) 扩张率为4的扩张卷积

图 1-5　标准卷积和扩张卷积

展示的是扩张率为 4 的扩张卷积,生成特征图中每个元素的感受野为 15×15。通过调整扩张率,扩张卷积可以有效地扩展感受野,而不会导致参数数量的显著增加。这使得扩张卷积成为 LDCT 图像去噪中的一种重要技术。

Gholizadeh-Ansari 等[14]开发了一种结合残差学习和扩张卷积的去噪网络。该网络利用扩张卷积在较少的网络层数和较低的计算成本下获得良好的去噪效果。继续他们的研究,Gholizadeh-Ansari 等[20]进一步提出了使用不同扩张率的扩张卷积代替标准卷积,以在使用更少卷积层的同时获取更多的上下文信息(contextual information)。

此外,类似文献[16]的研究,他们在网络的开始部分使用了 4 个 Sobel 核作为不可训练的滤波器,用于计算输入图像的二维梯度(2D gradient)。将这些计算结果与输入图像结合,以便网络更有效地捕捉图像边缘。

Jiang 等[21]在使用扩张卷积扩展感受野和利用残差学习降低网络学习难度的基础上提出了一种多尺度并行方法,用于提取多尺度的特征。在特征提取层,他们使用不同大小的卷积核作为 3 个分支,以提取不同尺度的图像信息。此外,在特征提取层之后,他们利用两个平行的深层和浅层卷积结构分别学习高级特征和低级特征。

Shiri 等提出的去噪网络结合了残差学习和具有不同扩张率的扩张卷积。在一个由肺炎阳性患者的超低剂量 CT(ultra low dose CT)图像和全剂量 CT(full dose CT)图像组成的配对数据集上,他们证明了基于深度神经网络的 LDCT 图像去噪方法能够生成质量可接受的去噪 CT 图像。这些研究展示了通过创新的网络设计和结构优化,深度学习方法在医学图像处理领域,特别是在 LDCT 图像去噪任务中的有效性和潜力。

5. 级联网络(Cascaded Network)

由于 CNN 的网络大小、数据量和训练时间的限制,CNN 无法一次性完全消除所有噪声。此外,当网络遇到过强的噪声或在训练数据集中出现罕见的图像模式时,可能会在生成的恢复图像中引入新的伪影。传统的解决方法是改进 CNN 的结构和深度,并提供更多的训练样本。尽管在结果中可能仍有少量残余伪影,但经过训练的 CNN 去噪器通常能抑制大部分噪声。

为了提高去噪效果,可以首先应用一个 CNN 去噪网络于训练数据进行初步去噪。随后,使用处理后的数据集训练新的 CNN 网络,以去除残留的图像伪影。这些独立训练的网络可以通过构建级联神经网络,在迭代中逐步细化去噪结果。

Wu 等[22]提出了一种级联训练网络。他们首先在训练数据集上训练第一个 CNN 网络进行 LDCT 图像的去噪,然后将生成的恢复图像与原 LDCT 图像在通道上叠加,形成新的数据集。接着,使用这个新的训练数据集训练另一个具有相同结构的 CNN 网络。通过重复此过程,级联 CNN 能够构建更深的网络结构,有效抑制噪声和伪影。

Ataei 等[10]在 Wu 等的研究基础上进行了改进,同样级联了两个结构相同的 CNN 模型。不同之处在于,Wu 等提出的两个 CNN 网络通过预测 LDCT 与 NDCT 图像间的残差图来简化去噪问题。而在 Ataei 等[10] 的方法中,第一个 CNN 网络采用感知损失(perceptual loss)直接生成接近 NDCT 图像的 LDCT 恢复图像。第二个 CNN 旨在预测先前网络生成的恢复图像与 NDCT 图像间的残差图,从而在一定程度上实现更好的去噪效果。这些研究展示了通过复杂的网络结构和级联训练技术,深度学习在 LDCT 图像去噪中的高效性和潜力。

1.2.2　基于编码器—解码器的方法

1. 自动编码器

自动编码器(Autoencoder)作为一种深度学习模型,主要应用于无监督学习场景,由编码器(encoder)和解码器(decoder)两大部分构成。这种神经网络模型的核心功能是通过编码器对输入数据进行降维,从而生成一种压缩的中间表示,称为编码。随后,解码器将这一中间表示重构回原始输入数据,称为解码。在自动编码器的训练过程中,通过编码和解码输入数据,并利用预设的损失函数计算重构数据与原始输入数据之间的误差。接着通过反向传播算法调整网络参数,以减少这一误差,逐步提升模型的准确性。由于自动编码器在整个训练过程中仅使用输入数据,而不依赖于任何标签数据,因此属于无监督学习模型。

除了在无监督学习中的应用,自动编码器也可以被用于监督学习任务中,主要作为一种有效的特征提取工具。在这种情况下,自动编码器通过学习得到的压缩表示有助于提取输入数据的关键特征,为后续的监督学习任务提供有价值的数据表示。

在 LDCT 图像去噪领域,基于自动编码器的方法得到了广泛应用。这些基于自动编码器的去噪模型能够从含有噪声的 LDCT 图像中提取有效的数据表示,并重构出清晰、完整的 LDCT 恢复图像。通过这种方式,自动编码器不仅降低了 LDCT 图像中的噪声水平,还保留了图像中重要的结构和细节信息,从而在医学成像分析和诊断中发挥重要作用。

为应对传统自动编码器在下采样过程中丢失图像细节的问题,Chen 等[23] 设计了结合 ResNet 和自动编码器架构的 RED-CNN 去噪网络,用于 LDCT 图像去噪。如图 1-6 所示,RED-CNN 由 5 个卷积层和 5 个反卷积层对称构成,区别于标准自动编码器,它未采用下采样和上采样层,而是使用统一 5×5 卷积核,减少了下采样导致的结构细节损失。网络通过跳跃连接对应的卷积层和反卷积层,避免训练中的梯度消失,并确保输出图像保留更多结构与对比度细节。凭借卓越的去噪效果和简洁结构,RED-CNN 成为对比基准方法之一。

基于 RED-CNN,Fan 等[24] 引入了二次滤波替代原结构的卷积和反卷积层,提高了去噪性能。Zamyatin 等[25] 将 RED-CNN 扩展为适用于多视图的 3D 网络,采用卷积层替换

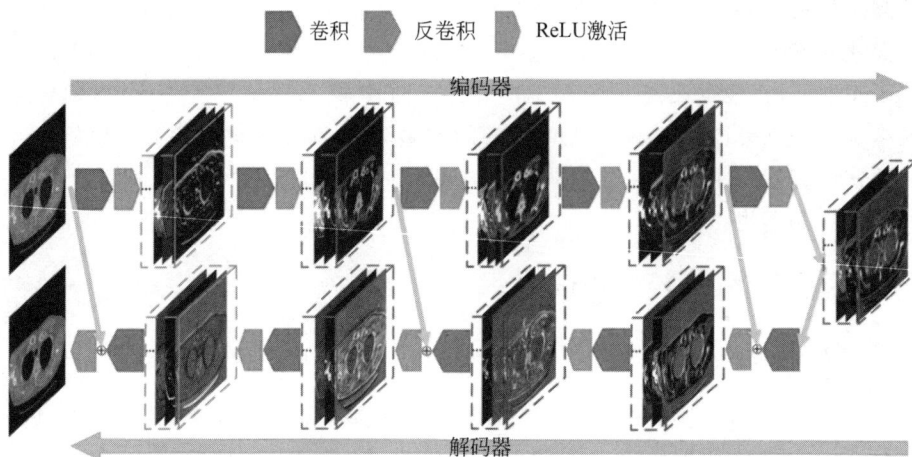

图 1-6　RED-CNN 架构

所有反卷积层，转变为 CNN 框架，并简化跳跃连接。

2. U-Net

U-Net 和自动编码器均采用编码器—解码器结构，但二者在构造上存在明显差异。U-Net的编码器和解码器结构对称，形成 U 形布局，故得名 U-Net。图 1-7 展示了 U-Net 的结构，其中编码器和解码器结构一致，反映出其对称性。而自动编码器不同，其编码器和解码器的结构可能有所差异[26]。

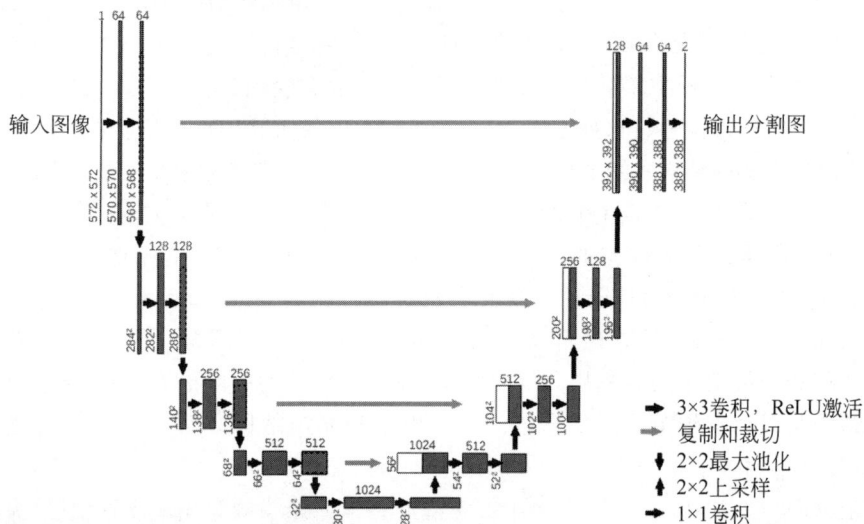

图 1-7　U-Net 网络结构

先前提及的 RED-CNN 及其变体采用了跳跃连接的技术,将编码器与解码器的对应层连接。U-Net 也存在类似的跳跃连接结构,但与 RED-CNN 的主要区别在于连接方式。RED-CNN 大多通过求和操作将特征从编码器层传递至对应的解码器层。相比之下,U-Net 采用连接操作,将传递至解码器的图像特征与解码器的原有特征在通道方向上叠加。这种方式使得解码器能从编码器获取更丰富的特征细节,增强了网络的特征传递能力。

U-Net 最初在生物医学图像分割领域[27]大放异彩,特别是在 2015 年的 ISBI 细胞追踪挑战赛中显著超越了当时的最先进水平[28]。近年来,U-Net 在 LDCT 图像去噪领域的应用也取得了显著成果,证明其在医学图像去噪中的有效性。

Cheslereean-Boghiu 等[29]提出了一种在正弦图域和图像梯度域分别使用两个 U-Net 进行去噪的双域模型。该模型在两域间通过 FBP 算法重建图像,有效过滤了正弦图中的稀疏视图和上采样伪影,从而实现更优的去噪效果。Wang 等[30]针对 LDCT 成像中的不均匀分布问题提出了域自适应网络 DADN,包括噪声估计模块和 U-Net 重建模块。后者通过在"卷积+ReLU 层"后引入改进的 SPADE 模块[31],如 SPADE ResBlk,使网络更有效地学习多尺度噪声分布。

与基于自动编码器的去噪方法类似,基于 U-Net 的 LDCT 去噪方法通常与 GAN 结合,作为生成器生成去噪图像。例如,HFSGAN[32]的生成器含有两个 U-Net 子网络,一个主干网络生成去噪图像,另一个网络学习 LDCT 图像的高频分量到 NDCT 图像高频分量的映射,以抑制噪声。U-Net 还能作为判别器,辅助生成器训练。Huang 等[33]提出的 DUGAN 使用基于 U-Net 结构的判别器,一个判别器用于识别 LDCT 和 NDCT 之间的全局和局部差异,另一个判别器基于图像梯度域的判别器用于缓解条纹伪影问题,增强去噪图像的边缘细节。

1.2.3　基于 GAN 的方法

生成对抗网络(Generative Adversarial Network,GAN),由 Goodfellow 等在 2014 年提出[34],是一种创新的无监督学习方法,因其卓越性能迅速成为研究热点。如图 1-8 所示,GAN 的基本结构包含两个主要部分:生成器(Generator)和判别器(Discriminator)。生成器 G 接受随机噪声 z 作为输入,产生数据 $G(z)$;判别器 D 则接收来自 G 的生成数据及其对应的真实数据,负责对这两类数据进行区分。这两个子网络之间形成了一种动态的"博弈"关系:生成器 G 致力于生成越来越逼真的数据,而判别器 D 则努力提高其区分生成数据 $G(z)$ 与真实数据 y 的能力。通过交替训练这两个网络,目标是使生成的数据与真实数据几乎无法被区分,从而提高生成数据的真实性。

WGAN-VGG 是一种基于 GAN 的 LDCT 图像去噪网络。在原始 GAN 中,输入 z 是高斯分布采样的随机噪声,而在基于 GAN 的 LDCT 图像去噪网络中,输入 z 是 LDCT 图像。可以用 $z \in R^{N \times N}$ 表示 LDCT 图像,用 $x \in R^{N \times N}$ 表示对应的 NDCT 图像,将去噪

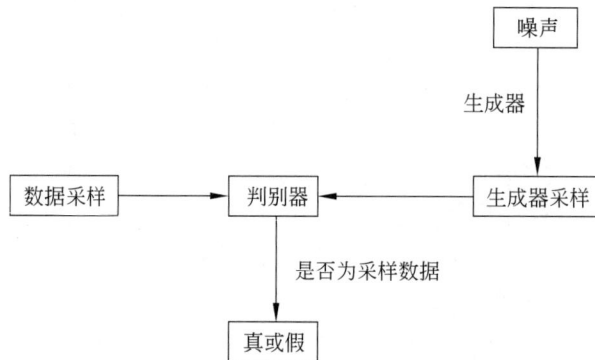

图 1-8　生成对抗网络(GAN)架构

问题转换成为找到某个函数 G,使得:

$$G:z \rightarrow x \qquad (1\text{-}5)$$

GAN 是一种对给定数据的分布进行建模的方法,求得 G,使得 z 映射至 x 的过程可以视为 LDCT 图像的分布 P_x 逐步靠近 NDCT 图像的分布 P_z。要逐步完成这个训练过程,就需要解决式(1-6)所示的极大极小问题:

$$\min_{G} \max_{D} L_{\text{GAN}}(D,G) = E_{x \sim P_x}\big[\log D(x)\big] + E_{z \sim P_z}\big[\log(1 - D(G(z)))\big] \qquad (1\text{-}6)$$

其中,E 表示指定分布的期望值,L 表示对抗损失(Adversarial Loss),P_x 和 P_z 分别表示 NDCT 图像和 LDCT 图像的数据分布。

在深度学习驱动的去噪研究中,以 CNN 和编码器—解码器为基础的方法常用 MSE 评估去噪图像与 NDCT 图像间的误差。这种方法虽在像峰值信噪比(PSNR)和均方根误差(RMSE)等实验指标上表现良好,但却忽视了纹理细节对视觉感知的重要性,导致生成图像可能出现模糊、过度平滑或缺乏纹理细节,影响临床诊断的准确性。

Wolterink 等[35]首次将 GAN 应用于 LDCT 图像去噪,通过生成器与判别器间的对抗训练优化对抗损失,最小化真实分布与生成分布间的杰森-香农(JS)散度或库尔贝克-莱布勒(KL)散度。这种方法有效地使去噪图像在视觉效果上更接近 NDCT 图像,证明基于 GAN 的对抗损失训练可以有效保留图像的边缘和纹理信息。继此之后,众多研究人员在 GAN 的基础上提出了许多针对 LDCT 图像去噪的创新工作,如对对抗损失、生成器和判别器的创新改进,以及使用 CycleGAN 解决医学图像数据集稀缺的问题。

1. 损失函数

在 LDCT 图像去噪中,损失函数(loss function)的选择对去噪效果至关重要。对抗损失虽然提高了图像的真实性,但其对噪声的抑制能力不及 MSE 损失。许多基于 GAN 的去噪方法结合多种损失函数形成混合损失,以提升图像的纹理细节保留和去噪效果。

You 等[36] 提出的 SMGAN 融合对抗损失、L1 对抗损失和结构损失,在有效抑制噪声的同时保留纹理和结构特征。Yi 等[37] 的锐度感知(Sharpness-aware GAN)通过锐度检测网络学习锐度信息,保留边缘细节。感知损失(Perceptual Loss)的结合则通过比较预训练深度网络特征提高图像细节和减少伪影。

Wasserstein GAN(WGAN)[38] 通过 Wasserstein 距离衡量分布距离,解决了训练不稳定和模式崩塌问题,尤其在结合梯度惩罚的 WGAN-GP[39] 中表现更佳。WGAN 被广泛应用于 LDCT 去噪,如 Yang 等[40] 的 WGAN-VGG 和 Hu 等[41] 的 m-WGAN。

最小二乘 GAN(Least Squares GAN,LSGAN)[42] 以最小二乘损失替代交叉熵损失,提高了 GAN 训练的稳定性和生成图像质量。在 LDCT 去噪中,LSGAN 被应用于解决训练问题,例如 Ma 等[43] 提出了结合最小二乘损失、结构相似性损失和 L1 损失的去噪网络。最小二乘损失通过与偏离距离成比例的惩罚,保证数据不过度偏离目标,克服了梯度消失问题,且在 PSNR 和 SSIM 指标上表现优异。

2. 生成器

在基于 GAN 的去噪研究中,生成器(Generator)的结构创新是关键。GAN 的生成器在结构上与 CNN 及编码器—解码器有明显差异,其优化对抗损失提高了生成图像的真实性。尽管生成器的基本作用与传统去噪网络相同,均可通过 L1 或 L2 损失进行训练,但对抗损失是 GAN 去噪网络的核心特征。

为增强去噪能力,研究人员在生成器中整合了残差学习、密集连接、扩张卷积等 CNN 的特有结构,或采用自动编码器和 U-Net 作为主要架构。例如,Wolterink 等[35] 采用带有残差学习的 3D-CNN 作为生成器,通过 Voxel-Wise 损失保留了 CT 图像的空间相关性和细节。Shan 等[44] 的 CPCE-3D 网络使用类似 U-Net 的自动编码器结构,并通过传递路径连接编解码器特征图,实现了 2D 模型到 3D 模型的迁移学习,提高了训练效率和去噪性能。Li 等[45] 的 3D-CNN 生成器则采用自注意力(Self-Attention)机制处理 CT 切片内部和切片间的长距离依赖,有效捕捉空间全局关系。这些创新结构显著提升了 GAN 去噪网络的性能。

Yang 等[32] 的研究中提出的生成器包含两个 U-Net 子网络,分别处理 LDCT 图像的高频和低频分量。低频分量承载图像的主要内容,高频分量包含细节,如噪声、伪影和病理信息。对高频通道的专门处理提升了网络对细节的敏感度。

Zhang 等[46] 设计了一种伪影和细节注意力生成对抗网络。该网络通过多通道生成器专门处理不同类型的信息。其包含 3 个分支:主特征提取通道、伪影和噪声注意力子通道(用于提取干扰信息的特征),以及边缘特征注意力子通道(用于提取组织边缘细节)。

Bera 等[47] 在生成器中引入了非局部模块,以增强去噪效果。与传统卷积层不同,非局部模块针对每个像素计算其与相邻像素间的相关性,从而更准确地捕捉不同特征间的关联。

在 Liu 等[48]的研究中，LDCT 图像中的噪声与所谓的异常特征相关联。他们提出的 DFSNE-Net 网络基于 U-Net 构建，包括 MSC-DFPM 模块（用于感知更多偏差特征）和 SISA-FM 模块（用于过滤和传输偏差特征），使网络能够准确估计噪声，避免虚假信息的产生。这些研究展示了通过生成器结构创新，提高去噪网络性能的多样化方法。

3. 判别器

在基于 GAN 的去噪方法中，判别器（Discriminator）的作用至关重要。它的主要任务是区分生成器生成的去噪图像和相应的 NDCT 图像。通过对抗损失，判别器的判别结果反馈给生成器，指导后者生成更加接近真实的去噪图像。

判别器的分辨真假能力直接影响 GAN 去噪方法的性能。一个高效的判别器能够精准地识别生成图像与真实图像间的微妙差异，促使生成器产生更高质量的去噪图像。这种对抗性学习过程是 GAN 去噪方法的核心，判别器的性能优化是提升整个系统效果的关键。

Huang 等[51]在 DU-GAN 去噪网络中采用 U-Net 作为判别器，如图 1-9 所示。编码器阶段的输出包含了图像的整体信息，而解码器阶段的输出则含有丰富的纹理细节。通过计算 LDCT 与对应的 NDCT 之间的误差，可以分别捕捉图像的全局和局部信息。DU-GAN 包含两个基于 U-Net 的判别器，一个处理图像域，以表示去噪图像与常规图像之间的全局和局部差异；另一个处理图像域处理经 Sobel 算子计算的梯度图，以缓解条纹伪影问题，并增强去噪图像的边缘细节。

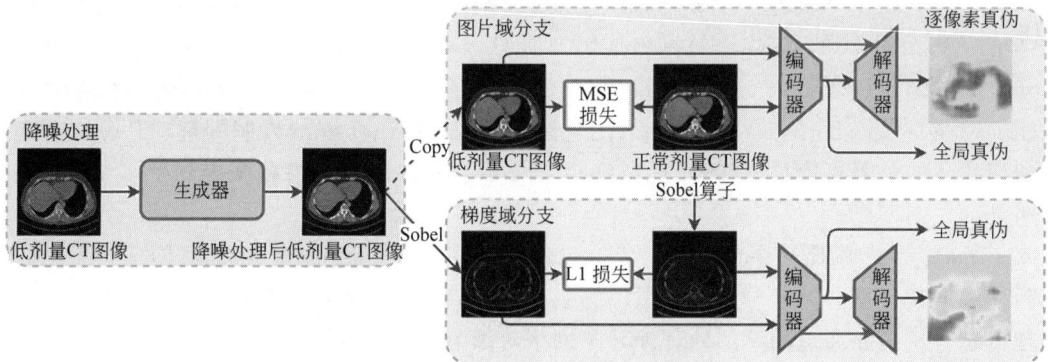

图 1-9 DU-GAN 的总体框架

Du 等[49]在判别器中引入了视觉注意力（Visual Attention）机制，以便更准确地定位受噪声影响的区域。这使得判别器不仅关注整体图像的一致性，而且能够评估局部区域及其周围结构的一致性，进而指导生成器生成具有更精细结构细节的去噪图像。

在 Chi 等[50] 提出的方法中,以 U-Net 为核心的生成器被设计为利用解码器中每个反卷积层输出的特征。他们设计了由多个结构相同的判别器组成的联合判别器网络。每个子网络不仅接收由生成器生成的图像和相应的 NDCT 图像,还分别处理解码器中每一层的反卷积结果。判别器的最终结果是各子网络输出的综合,从而使网络对不同尺度的噪声和伪影更为敏感。

Bera 等[47] 提出了一种自注意力谱归一化马尔可夫补丁判别器。与传统判别器不同,这种判别器能够关注图像中每个不同位置的信息,类似于在图像的每个位置应用多个局部判别器。每个局部判别器评估图像的特定区域,引导生成器生成更真实的图像。

4. 循环生成对抗网络

在临床实践中,由于难以同时获取患者的不同剂量 CT 图像,获取成对的 LDCT 和 NDCT 图像颇具挑战。传统的基于监督学习的去噪方法通常通过在 NDCT 图像中加入噪声来模拟 LDCT 图像,从而构建用于模型训练的配对数据集。尽管实验证明这些方法能够减少 LDCT 图像中的噪声和伪影,但网络的实际性能往往受限于模拟数据集的质量和模拟噪声与实际噪声之间的差异。因此,研究和开发能够利用非配对医学图像数据集进行训练的深度学习方法尤为重要。

近年来,有研究人员尝试直接在非配对数据集上应用 GAN,取得了一定成效。例如,Park 等[52] 提出通过优化生成图像分布与 NDCT 图像分布之间的 Kullback-Leibler 散度及其 L2 损失来训练去噪生成器,相较于 LDCT,生成图像在噪声控制方面有所提升。针对基于非配对数据集的 GAN 框架,LDCT 去噪方法可能导致的生成图像失真或产生新的伪影问题,Yin 等[53] 认为同一类型的图像在纹理细节上虽然存在差异,但在语义特征空间中仍具有相似性。基于此,他们提出了一种多感知损失,旨在引导生成的图像在特征空间中更接近 NDCT 图像,同时有效去除噪声。此外,还采用 L2 损失来计算和优化生成图像与 LDCT 图像之间的误差,以保证生成图像的真实性。

基于循环对抗生成网络(cycle-GAN)的 LDCT 图像去噪方法能够有效利用非配对数据集学习从图像域 X 到图像域 Y 的映射[54],从而达到图像去噪的效果,还能维持原有的图像结构不发生改变。cycle-GAN 较原始 GAN,在于它有两个生成器和两个判别器,还增加了循环一致性损失函数(cycle consistency loss)。在网络的训练过程中,其中一个生成器学习从 LDCT 图像域 X 到 NDCT 图像域 Y 的映射 $G: X \to Y$,另一个生成器学习从 Y 到 X 的映射 $F: Y \to X$,而循环一致性损失的作用在于对生成器进行约束,使得

$$F(G(x)) \approx x, G(F(y)) \approx y \tag{1-7}$$

在非配对 LDCT 和 NDCT 图像数据集的应用中,x 和 y 分别代表 LDCT 和 NDCT 图像。这种设置旨在鼓励生成器产生与输入图像相关联的去噪图像,并且防止由于 LDCT 和 NDCT 图像间客观结构差异导致生成图像出现伪影问题。Kang 等[55] 提出了

一种用于 LDCT 图像去噪的 cycle-GAN 方法。除了循环一致性损失之外,该方法还使用了身份损失(identity loss)[54],以防止生成器产生原始 LDCT 图像中不存在的伪影。Tang 等[56] 提出了一种基于先验图像信息的 cycle-GAN 非配对 LDCT 去噪网络。为确保 cycle-GAN 输出的图像与输入 LDCT 图像内容准确对应,除了采用循环一致性损失进行监督外,还使用传统 BM3D 去噪算法处理 LDCT 图像,并计算其输出与生成器输出的 L1 损失,结合生成器的损失函数,以此约束网络学习 LDCT 图像的特定内容。Huang 等[57] 在其 cycle-GAN 基础的 LDCT 去噪网络中引入了注意力机制,包括 Criss Cross 自注意力(CCSA)和通道注意力(CA)模块。CCSA 模块能够获取非局部水平和垂直特征,而 CA 模块能自适应地重新分配每个特征图的权重,以更充分地利用每个通道的特征信息。Zhao 等[58] 设计了基于视觉 Transformer(vision Transformer)的全局相似性描述符和基于 ResNet 的局部相似性描述符,用于测量两个 CT 样本之间的全局和局部相似性,并以无监督方式进行对比学习训练。此外,他们还提出了全局和局部相似性引导的判别器损失,以确保在有效去除噪声的同时保留图像内容。在训练期间,使用解剖学上相似的 LDCT 和 NDCT 伪对,主导网络的参数更新,从而避免了由于图像内容不匹配而导致的内容损坏。由于伪对样本中的噪声不是多个噪声的混合,因此去噪网络可以更精确地对噪声的概率分布进行建模。

针对 cycle-GAN 去噪时的一个缺陷——训练阶段需要两个独立的生成器,从而导致需要学习更多参数,并对训练数据量提出更高要求,Gu 等[59] 提出了一种仅保留一个生成器的 cycle-GAN 去噪网络。在训练过程中,唯一的生成器不仅完成去噪过程,还结合自适应实例标准化(AdaIN)层来模拟生成噪声的过程,从而替代了第二个生成器的作用,完成整个网络的训练。由于 AdaIN 参数生成器规模较小,因此能够显著减少网络需要训练的参数量,使网络训练更加稳定。

1.2.4　基于 Transformer 的方法

Transformer 架构完全靠注意力机制来描述输入与输出间的依赖关系,最初主要应用在自然语言处理领域,获得了领先的性能。视觉 Transformer(ViT)[60] 的出现标志着 Transformer 在图像处理领域的成功应用,其在图像识别、检测和语义分割等任务上展示了卓越的性能,成为该领域的热门模型架构。虽然 Transformer 在低级视觉任务的应用较为有限,但已有研究表明,ViT 在图像超分辨率、去噪等低级视觉任务上也展现出了优异的性能。

相比于 CNN 卷积层中的卷积操作只能感知局部区域而不能有效地进行长距离依赖性建模,Transformer 的优势在于能够更擅长地捕捉全局信息和长距离特征交互。这一优势源其结构特点,即 Transformer 可以依靠自注意力机制捕获上下文之间的全局交互,从而获得良好的表现。标准 Transformer 的输入是一维的令牌嵌入序列(sequence of token embeddings），为了处理二维的 LDCT 图像，首先需要将输入图像拉伸为由 n 个一维的令牌嵌入序列组成的令牌序列：$T_a \in R^{n \times d_a}$。其中，n 表示令牌的个数，d_a 为每个令牌的长度。Transformer 模块包括层归一化（layer normalization，LN）、多头自注意力（multiple-head self-attention，MSA）、多层感知机（multilayer perceptron，MLP）以及残差连接。在 MSA 层中，输入（T_a），首先通过 3 种不同的权重矩阵（W_Q）、（W_K）、（W_V）进行变换，以生成 3 种张量，分别对应查询（query，Q）、键（key，K）和值（value，V）。MSA 的输出可表述为 $\mathrm{MSA}(\boldsymbol{Q}, \boldsymbol{K}, \boldsymbol{V}) = \mathrm{softmax}\left(\dfrac{\boldsymbol{Q}\boldsymbol{K}^{\mathrm{T}}}{\sqrt{d_k}}\right)\boldsymbol{V}$。其中，$\sqrt{d_k}$ 为张量 $\boldsymbol{K}$ 的长度，MSA 表示多头自注意力机制，可以独立学习获得多组不同的线性投影来变换 $\boldsymbol{Q}$、$\boldsymbol{K}$、$\boldsymbol{V}$。MSA 表达式的含义可以分为 3 个步骤，首先计算当前向量和其余向量之间的分数 $S = \boldsymbol{Q} \cdot \boldsymbol{K}^{\mathrm{T}}$，这些分数决定当前向量对其余向量的关注程度。然后对分数进行归一化 $S' = \dfrac{S}{\sqrt{d_k}}$，以增强梯度稳定性。最后利用 Softmax 将分数转换为概率后乘以值向量 $\boldsymbol{V}$，得到最终的输出。

在医学图像领域，Transformer 已经应用于医学图像配准、分类和分割。尽管稀少，但也已经有研究人员尝试将 Transformer 应用于 LDCT 图像去噪，并取得了优秀的成果。这些工作大致可以分为两种类型，第一类就是在图像域中执行去噪任务，是一种图像后处理的过程，而第二类侧重于对正弦图域的图像特征进行分析，构建双域的级联去噪网络。

1. 图像域中的 Transformer

在图像去噪的研究领域，结合 Transformer 和传统 CNN 的方法已成为主流。Zhang 等[61]提出了一种基于 Transformer 的去噪网络，该网络针对高频和低频 sub-band 进行分别处理。首先利用高斯滤波器将 LDCT 图像分为高频和低频两部分，再通过卷积层处理，并结合 Transformer 提取纹理特征，最终通过基于 CNN 的解码器重建高质量的 LDCT 图像。Zhu 等[62]介绍了基于 swin Transformer 的编码器—解码器去噪网络，该网络包含一个全卷积高频特征提取子网络，并将输出与 LDCT 图像合并，以增强高频特征，随后使用 swin Transformer 编码器—解码器结构去除噪声，并结合多种损失函数，以优化性能。Zhang 等[63]的 U-Net 去噪网络结合了 CNN 和 Transformer，以提取和恢复 CT 图像特征，引入了双路径 Transformer 模块（dual-path transformer block，DPTB）和多特征空间注意力模块（multi-feature spatial attention block，MSAB），以改善特征提取效率。

Luthra 等[64]针对常规 Transformer 仅关注长距离依赖而忽略相邻像素影响的问题，提出了一种集成局部增强模块的 LDCT 图像去噪网络。Li 等[65]为了弥补 Transformer 在局部信息处理上的不足，向其 MLP 中加入卷积模块，形成 LCL 模块，以提升 Transformer

在长距离图像信息处理上的能力。

Chen 等[66]在 3D-CT 图像去噪中应用了 Transformer,并提出了 LIT-Former。为降低计算成本,引入了高效多头自注意力模块和高效卷积前馈网络,有效处理了三维图像中的局部信息。Wang 等[67]则完全依赖 Pure Transformer 结构,采用了一种令牌到令牌的扩张模块(Token2Token dilation block),通过重新整形、循环移位和扩张展开等操作,实现了高效的特征编码和解码过程。

2. 双域中的 Transformer

同时对正弦图像(Sinogram)和图像域去噪处理的网络一般被称为双域或混合域去噪网络。双域网络常用于解决稀疏视图或 CT 图像的重建过程中常见的金属伪影问题。然而,近年来也出现了一些同时在正弦图域和图像域执行去噪任务的基于 Transformer 的去噪方法。通常的去噪流程是首先利用专门为正弦图域数据设计的去噪网络对投影数据进行去噪,然后采用图像重建算法将处理过后的投影数据进行重建,得到 CT 图像,最后利用专门为图像域设计的去噪网络对 CT 图像进行处理,生成最终的去噪图像。由于双域去噪网络的输入为投影数据,而输出是 CT 图像,因此在网络的训练和工作流程中要考虑设计重建算法,使得图像数据能够在正弦图域和图像域中顺利传导。实际上,可以归为两种不同的解决方案,例如,Li 等[65]提出的 DDDPTransformer,沿用了传统的 FBP 重建算法,两个子网络分别针对投影数据和图像数据独立训练,在训练过程中没有产生数据交互。此外,若利用 CTNet[68],可以实现正弦图域和图像域的转换,完成端到端的训练。

在基于 Transformer 的网络中,将二维图像转换为 Transformer 可处理的一维向量是关键步骤,这直接影响着网络的去噪性能。特别是在 CT 图像去噪中,空间关系的考虑至关重要。将二维图像分割成小块(patch)作为输入时,可能会破坏图像中的数据一致性。与之相对的是,正弦图本质上是由一维投影数据组成的,其中每行数据代表特定角度下的投影。

以 Yang 等[69]提出的正弦图像空间(Sinogram Image Space Transformer,SIST)为例,这是一种针对正弦图域的基于 Transformer 的去噪网络,图 1-10 所示为 SIST 的整体结构。Transformer 的自注意力机制能够提取不同视角投影之间的关系,有利于网络学习不同视角下的通用特征,从而提升去噪效果。SIST 利用正弦图域的内部结构来实现 LDCT 图像的去噪。正弦图中的每个点都有一个相应的共轭点,两者构成共轭结构。在 CT 成像过程中产生的泊松噪声会破坏这种结构,影响图像质量。因此,SIST 提出了内部损失来约束正弦图中的共轭对,帮助维持其内部结构,进而抑制噪声。同时,SIST 还包括一个基于 U-Net 的图像域重建模块,进行互补去噪。

Wang 等[70]提出了正弦图重构 Transformer 模块(Sinogram Reconstruction Transformer,

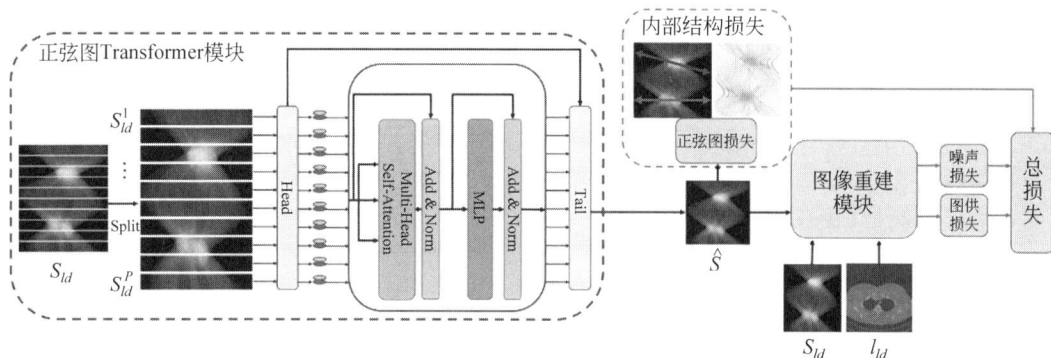

图 1-10　SIST 整体架构

SRT），它结合了 CNN 和 Swin-Transformer 结构，既处理正弦图域中的长距离依赖性，又保持局部建模能力。为了解决正弦图域和图像域之间可能存在的偏差，SRT 引入了可微分的双域一致性层（DuDo Consistency Layer），以保持重建的正弦图与真值 CT 图像的一致性。通过这种方式，SRT 能够有效地在正弦图域和图像域间平衡信息，提高去噪性能。

1.3　数　据　集

1.3.1　配对和未配对数据集

在基于深度学习的 CT 图像去噪方法中，使用配对医学图像数据集进行训练是常见的做法。这种方法通过训练去噪网络学习 LDCT 图像与 NDCT 图像之间的映射关系达到去噪目的。实验证明，这些方法能够取得出色的去噪效果。然而，这种方法的性能在很大程度上依赖模拟 LDCT 图像的质量，因此，高质量的配对数据集成为这类方法取得高效去噪性能的关键因素。

由于临床实践中难以获得同一患者不同剂量的配对 CT 图像，配对数据集的获取尤为困难。这导致通常需要通过模拟 LDCT 图像或寻找替代扫描对象的方式来解决配对数据集的获取问题。

与此同时，存在大量非配对的 CT 图像数据集。这类数据集通常结合了不同剂量和内容不同的 CT 图像，但它们的主要缺陷在于图像内容的不一致性。这种不一致性可能导致去噪网络恢复图像时产生原 LDCT 图像中不存在的伪影，甚至可能造成恢复图像中器官结构和细节的变形，进而影响去噪 CT 图像在临床诊断中的有效性。因此，这一挑战对去噪网络的设计提出了更高要求，需要网络能够有效区分和处理不同图像之间的差异，同时确保恢复图像的临床诊断价值。

1.3.2　模拟数据集和真实数据集

在临床实践中,由于避免非必要 X 射线辐射的考虑,患者很少同时接受 LDCT 和 NDCT 的 CT 扫描,因此医学图像去噪数据集中的 LDCT 图像通常是通过向 NDCT 图像添加噪声制作而成。添加噪声的方式主要有两种:一是在投影域添加泊松噪声,二是在图像域添加高斯白噪声。

在投影域添加泊松噪声能较好模拟 CT 成像中的量子噪声。该过程首先将 NDCT 图像通过滤波投影转换为正弦图数据,然后添加泊松噪声,并经过滤波反投影生成对应的 LDCT 图像。尽管这个过程计算成本较高,但所生成的 LDCT 图像噪声更接近真实噪声分布。另外,图像域中添加高斯白噪声能模拟 CT 成像中的电子噪声。这是一种更便捷的方式,但缺点在于高斯白噪声并不能很好地模拟真实噪声分布。尽管在模拟噪声构建的数据集上实现的优秀效果不能保证在真实图像上也能产生相同效果,但在方便程度以及一些性能衡量标准(如去噪能力、边缘保留能力和结构保留能力)上使用模拟数据集得出的效果仍具有一定合理性。

在 LDCT 图像去噪领域,以下是几个常用的模拟数据集。

① 2016 NIH-AAPM 梅奥诊所低剂量 CT 挑战赛(The 2016 NIH-AAMP-Mayo Clinic Low Dose CT Grand Challenge),提供了来自 10 名患者病例的共 2378 张大小为 512×512 的腹部 CT 扫描图像,图像由 CT 扫描仪器在 120kVP 管电压和 200mAs 有效剂量的参数设置下扫描和重建,图像的层厚有 1mm 和 3mm 两个版本。为了模拟低剂量水平的图像,将泊松噪声插入每个病例的投影数据中,进而获得对应于全剂量 1/4 噪声水平的 LDCT 图像。

② 癌症影像档案馆(The Cancer Imaging Archive,TCIA),包含常见癌症相关的 DICOM 格式的医学图像,其影像模态包含了 CT、MRI 等。该数据库提供了多种包括人体多个部位的 CT 扫描图像数据集(QIN Lung、QIN Breast、RIDER Lung CT 等)的详细说明和直接下载链接。

③ 国家生物医学/癌症影像档案馆(The National Biomedical/Cancer Imaging Archive,NBIA/NCIA),提供了来自 165 名患者病例的共 7015 张大小为 256×256 的包括人体多个部位的 NDCT 图像,对应得到的低剂量水平图像通过将泊松噪声插入每个正常剂量图像的投影数据中获得。

④ 胸部数据集(Thoracic dataset),提供了 407 对来自体模胸部模型的 CT 图像,切片厚度为 0.75mm,由 CT 扫描仪器在 120kVP 管电压条件下,控制管电流水平为 480mAs 和 60mAs 生成。

利用其他生物替代人体获取配对数据集是一种获取真实数据集的方法。使用 CT 扫描仪,通过调整扫描参数来控制管电流和管电压,在不同剂量范围内对生物进行 CT 扫描,以产生不同剂量水平的 CT 图像,从而直接获得真实的配对 CT 图像,且易于调整辐射剂量生成多种不同噪声水平的数据集。此外,体模(Phantom)研究是一种获取真实噪声分布的 LDCT 图像的方式[71],但是这种方法难以模拟 CT 图像中的器官结构以及纹理细节,故难以应用于临床的图像去噪工作。下面简单介绍在 LDCT 图像去噪领域经常使用的真实数据集。

① 真实猪仔数据集(Real Piglet dataset),提供了 850 张大小为 512×512 的死亡小猪 CT 图像,切片厚度为 0.625mm,通过使用 GE 扫描仪在 100kVP 管电压条件下,调整管电流的范围从 300mAs 到 15mAs,对死亡小猪进行 CT 扫描和重建,其中 300mAs 用作常规剂量水平,其余的剂量水平图像通过在此基础上分别减少为原来剂量的 50%、25% 和 5% 获得。

② 麻省总医院(Massachusetts General Hospital,MGH),提供了来自 40 名遗体的 4 种不同剂量水平的 CT 图像,通过使用 GE 扫描仪扫描获得。

1.3.3　数据增强

为了在现存数据量的基础上,让有限的数据产生等价于更多数据的价值,就需要通过数据增强方法增加训练样本的数量以及多样性,提升模型鲁棒性和泛化性,并避免过拟合问题。接下来介绍 LDCT 图像去噪实验中常用的数据增强方法。

① 图像分块(Image Patches)。由于先前所述的原因,在临床实践中难以从同一个患者身上获取仅剂量不同的配对 CT 图像,因此现有的配对医学图像数据集往往存在数据量较少的问题。可以通过切片扩充数据量来解决这个问题。具体而言,在将图像送入去噪网络进行处理之前,设定块尺寸大小、滑动间隔距离和块序号,将配对 CT 图像切分为多个块,这样能使得训练样本的数量大大增加,进而提高模型的泛化能力,同时因为块当中的纹理细节的占比相对更大,所以也能让网络更加注重于局部纹理细节。

② 图像变换操作(Image Transformation Operations)。因为绝大多数的同体位、同体态的医学图像相似度非常高,而某些组织病变在视觉上的表现可能仅仅只是在相似度极高的背景组织中的细微变化,所以医学 CT 图像数据集往往具有明显的同质化特征,这会使得网络在训练过程中发生过拟合问题。因此在模型训练之前,对数据集中的 CT 图像执行变换操作,包括旋转、水平或垂直翻转、缩放等数据增强操作来避免过拟合问题常有必要。

1.4　实验与结果讨论

1.4.1　实验参数设置

所有实验在配置有 Intel i7 CPU 和 32GB RAM 的 PC 上进行,使用 Python 平台的

PyTorch框架,并在 GTX 3090 图形处理单元卡上完成网络训练。实验中,首先将 DICOM 或 IMA 格式的图像数据转换为以 Hounsfield 单位(HU)表示的 NumPy 数组,并对数据进行最小—最大归一化处理。在训练阶段,将每张 CT 图像裁剪成 4 个 64×64 大小的小块(patch),每批输入 32 张图像,因此每批输入 128 个小块(批的尺寸大小 batch size 为 128)。训练直至模型收敛,最大进行 200 个训练轮次(epoch)。在优化方面,使用 Adam 优化器优化所有模型参数,学习率根据相关文献设置。

实验使用的真实数据集为 2016 NIH-AAMP 梅奥诊所低剂量 CT 挑战赛,包含 2378 张常规剂量 CT 图像及其对应的 1/4 剂量 CT 图像,来自 10 名匿名患者。其中 8 名患者的图像作为训练集,患者编号 L506 的 CT 图像作为测试集。模拟数据集是从 TCIA(The Cancer Imaging Archive)下载的 Qin LUNG CT Dataset,它包含 3841 张常规剂量 CT 图像,来自 46 名患者。通过向预处理后的图像数据添加不同标准差(15、30、45、60、75)的高斯噪声模拟不同剂量的 LDCT 图像,形成 5 种不同噪声水平的配对数据集。使用 45 名患者的 CT 图像作为训练集,编号 R0274 的患者 CT 图像作为测试集,构成模拟数据集。

实验对比了 7 种 LDCT 图像去噪方法,包括 DnCNN、EDCNN、RED-CNN、WGAN-VGG、CPCE-2D、DUGAN、Uformer 和 CTformer。EDCNN 是基于 DenseNet 结构和可训练 Sobel 算子的边缘增强去噪网络;RED-CNN 为经典自编码器去噪网络;WGAN 优化 GAN 损失函数中的 Wasserstein 距离,增加跳跃连接,以提高训练稳定性;DUGAN 在图像域和图像梯度域同时使用判别器;Uformer 是纯 Transformer 结构应用于自然图像去噪;CTformer 是首个用于 LDCT 图像去噪的纯 Transformer 方法;TransCT 是基于 Transformer 的自编码器,也是首个用于 LDCT 图像去噪的 Transformer 方法。

1.4.2 主观和视觉分析

LDCT 图像去噪的核心目标在于在最大限度地消除噪声和抑制伪影的同时保留重要的纹理细节,如血管、结节和病灶,以及器官的整体结构和边缘。为了直观比较不同去噪方法的性能,我们从测试集中随机选取图像,并应用各种去噪技术进行处理。图 1-11 展示了来自患者编号 L506 的一张腹部 CT 图像(切片厚度为 1mm)在应用不同去噪方法后的结果。图 1-12 放大了图 1-11 红色矩形框内的感兴趣区域(ROI),用以对比各方法在噪声抑制方面的效果。图 1-13 则展示了另一张切片厚度为 1mm 的 CT 图像在经过不同去噪处理后的效果。图 1-14 展示了图 1-13 中的 NDCT 图像与各去噪方法输出结果之间的差分图像,以及白色矩形框标记的感兴趣区域(ROI),用于比较各方法在抑制伪影方面的效能。这些比较有助于全面评估各种去噪技术在临床应用中的实际效果和潜在价值。

从图 1-11 可以看出,与 NDCT 图像(图 1-11(a))相比,LDCT 图像(图 1-11(b))含有更多噪声,这可能干扰临床诊断。然而,图 1-11(c)~图 1-11(j)展示的去噪方法均有效改善了 LDCT 图像的质量。具体来看,DnCNN、EDCNN 和 RED-CNN(图 1-11(c)~

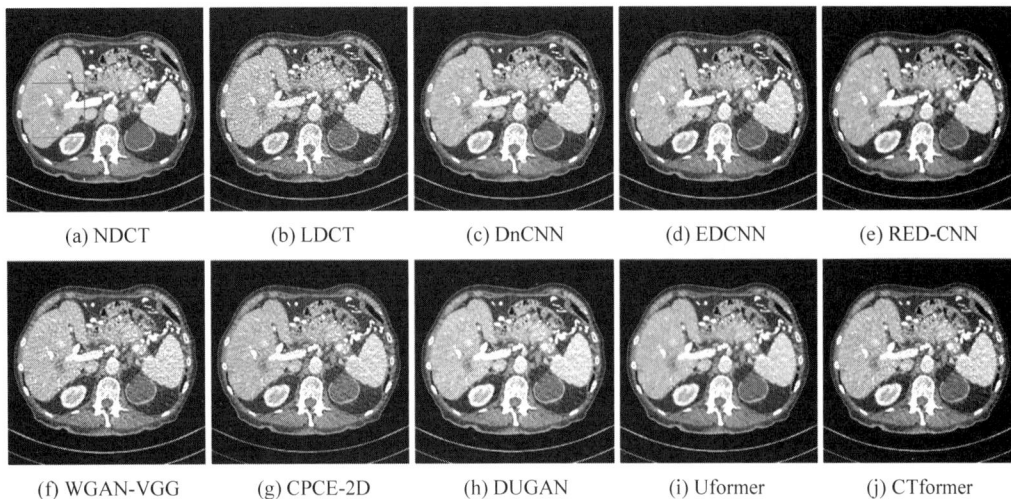

(a) NDCT　　　(b) LDCT　　　(c) DnCNN　　　(d) EDCNN　　　(e) RED-CNN

(f) WGAN-VGG　　(g) CPCE-2D　　(h) DUGAN　　(i) Uformer　　(j) CTformer

图 1-11　不同方法的去噪结果(见彩图)

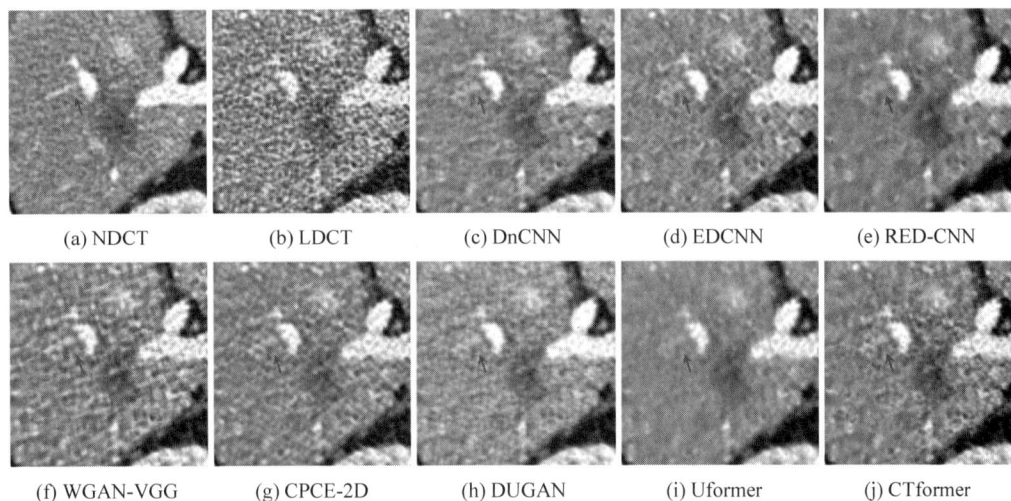

(a) NDCT　　　(b) LDCT　　　(c) DnCNN　　　(d) EDCNN　　　(e) RED-CNN

(f) WGAN-VGG　　(g) CPCE-2D　　(h) DUGAN　　(i) Uformer　　(j) CTformer

图 1-12　不同去噪方法的 ROI(见彩图)

图 1-11(e))均显示出良好的去噪效果。其中,RED-CNN(图 1-11(e))的去噪效果最显著,但其输出结果在视觉上过于平滑。通过观察图 1-12 中的对应 ROI(e),可以发现病灶边缘模糊,以及红色箭头指示的白色纹理细节未能得到良好还原。这主要是由于使用 MSE 作为损失函数,导致网络过分专注于像素级损失,而忽略了纹理细节的保留。

与之相比,EDCNN(图 1-11(d))虽然也使用 MSE 损失函数,但其设计的 Sobel 边缘

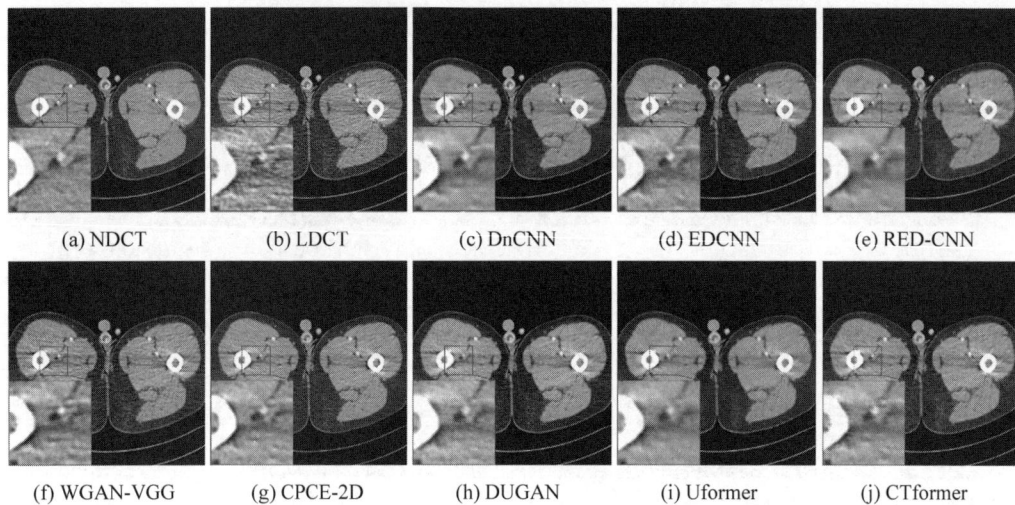

(a) NDCT　　(b) LDCT　　(c) DnCNN　　(d) EDCNN　　(e) RED-CNN

(f) WGAN-VGG　　(g) CPCE-2D　　(h) DUGAN　　(i) Uformer　　(j) CTformer

图 1-13　不同方法在腿部 CT 中的去噪结果(见彩图)

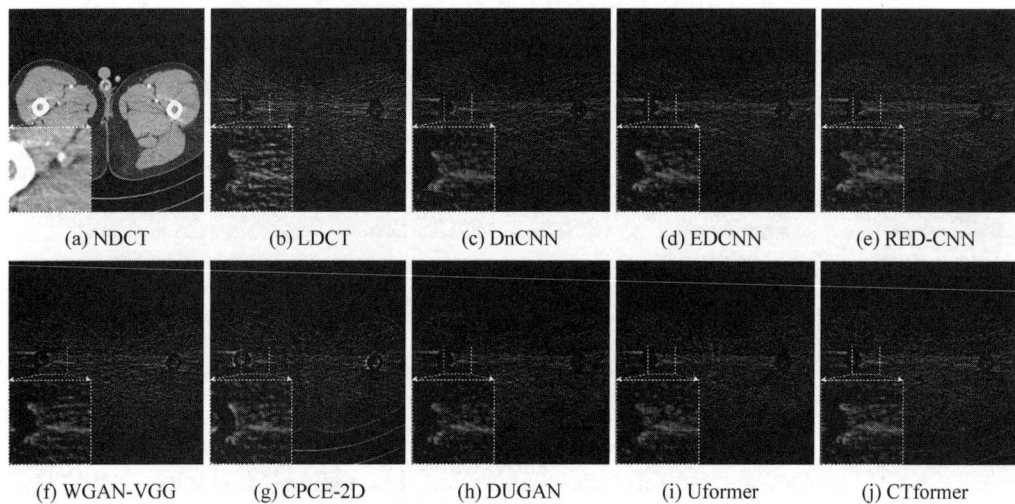

(a) NDCT　　(b) LDCT　　(c) DnCNN　　(d) EDCNN　　(e) RED-CNN

(f) WGAN-VGG　　(g) CPCE-2D　　(h) DUGAN　　(i) Uformer　　(j) CTformer

图 1-14　不同方法中腿部 CT 去噪结果与 NDCT 的差分图像(见彩图)

增强模块和多尺度感知损失(multi-scales perceptual loss)有助于避免过度平滑的问题,并提供更好的视觉观感。这体现在生成的图像中有更丰富的纹理细节。从图 1-12 的 ROI 中可以看出,相比于 RED-CNN,EDCNN 去噪图像中的病灶部分细节更丰富,红色箭头指示的纹理更显著,器官和病灶的边缘也更清晰。进一步对比图 1-14(d)和图 1-14 中的 LDCT 图像局部差分图像,可以看出 EDCNN 和 REDCNN 在抑制伪影方面均有不错的表现。

在比较图 1-11(f)~图 1-11(h)所展示的基于 GAN 的去噪方法——WGAN-VGG、CPCE-2D 以及 DUGAN 时,可以观察到这些方法的去噪效果虽略逊于前述基于 CNN 或自编码器的去噪方法,但它们在保留丰富纹理细节和整体结构方面表现优秀,没有造成关键图像信息的模糊。这反映出基于 GAN 的去噪方法与基于 CNN 或自编码器的方法在理念上的不同。WGAN-VGG 和 CPCE-2D 在损失函数设计上未采用 MSE,而是使用了基于 Wasserstein 距离的对抗损失和感知损失,使得去噪网络更注重生成与 NDCT 图像更接近的结果,而不仅仅局限于噪声抑制。

特别地,DUGAN(图 1-11)作为一种基于 GAN 的去噪方法,在视觉效果上明显优于 WGAN-VGG,并且同时保留了纹理细节和锐利的器官边缘。通过对比图 1-14(f)~图 1-14(h),可以看到这 3 种方法都在一定程度上抑制了伪影,其中 DUGAN 在伪影抑制效果上表现最佳。DUGAN 结合了图像域和梯度域的 MSE 损失,因而在噪声抑制方面表现更为出色。另外,DUGAN 的生成器是一个 RED-CNN 子网络,但通过结合最小二乘对抗损失,缓和了过度平滑的问题,从而在噪声抑制、伪影抑制以及保留结构细节方面实现了恰当的平衡。

观察图 1-11(i)和图 1-11(j),可以看出基于 Transformer 的方法在去噪效果、伪影抑制以及保持整体结构方面都表现出色。从图 1-12(h)和图 1-12(i)展示的 ROIs 来看,Uformer 在噪声抑制和纹理细节处理上比 CTformer 更为清晰,这归因于 Uformer 结合了基于 CNN 的局部增强模块,补偿了 Transformer 在处理局部细节方面的不足。然而,与 RED-CNN 类似,Uformer 产生了过度平滑的问题,导致红色箭头指示的白色纹理未能得到充分还原。此外,通过比较图 1-14(i)与其他去噪方法的输出图像,可以看出 Uformer 在伪影抑制方面表现显著,从视觉上更接近对应的 NDCT 图像。

1.4.3　定量分析

在图像去噪领域,尽管人眼可以直观评价去噪成效,但仅凭视觉主观判断并不足以精确衡量算法性能。故此,采用定量指标对去噪结果进行评估显得尤为重要。本节介绍了评价不同去噪方法效果的客观量化指标:峰值信噪比(PSNR)、结构相似性指数(SSIM)和均方根误差(RMSE)。

峰值信噪比(PSNR)是一种广泛应用的图像质量客观评价指标,通常用来衡量图像处理程序的效果。以分贝(dB)为单位,PSNR 值越高,图像失真越小。PSNR 超过 40dB,表明恢复图像与原始非降噪计算断层扫描(NDCT)图像极为接近;在 30~40dB,图像失真较明显;在 20~30dB,图像质量较差;低于 20dB,则表明图像质量不可接受。

PSNR 的计算公式为:

$$\text{MSE} = \frac{1}{H \times W} \sum_{i=1}^{H} \sum_{j=1}^{W} (X(i,j) - Y(i,j))^2 \tag{1-8}$$

$$\text{PSNR} = 10 \log_{10} \frac{(2^n - 1)^2}{\text{MSE}} \tag{1-9}$$

其中,MSE 表示生成的恢复图像 X 与对应 NDCT 图像之间的均方误差;X 表示生成的恢复图像,Y 表示对应 NDCT 图像;H、W 分别表示图像的高度和宽度;n 为每像素的比特数,一般为 8。

结构相似性指数(Structural Similarity,SSIM)是表示两张给定图像之间相似度的客观指标,可以度量生成的恢复图像与原始图像之间的匹配程度。SSIM 越大,说明生成的恢复图像与对应 NDCT 图像越相似。它的特点在于可以对比两张图像之间的亮度、对比度和结构误差,相比于 PSNR,SSIM 更符合人眼对图像质量的判断。

它的计算公式为:

$$\text{SSIM}(X,Y) = \frac{(2\mu_X \mu_Y + C_1)(2\sigma_{XY} + C_2)}{(\mu_X^2 + \mu_Y^2 + C_1)(\sigma_X^2 + \sigma_Y^2 + C_2)} \tag{1-10}$$

其中,X 表示生成的恢复图像,Y 表示对应 NDCT 图像;μ 用于计算图像的平均亮度,μ_X 和 μ_Y 分别表示 X 和 Y 的平均灰度值;σ 用于计算图像的对比度,σ_X 和 σ_Y 分别表示 X 和 Y 的标准差;σ_{XY} 表示 X 和 Y 的协方差;C_1 和 C_2 是两个不同的常数,用于保证分母为 0 时的稳定性。

均方根误差(RMSE)用于比较生成的恢复图像与对应 NDCT 图像的像素误差。RMSE 越小,表示生成的恢复图像质量越好。RMSE 对较大的误差非常敏感。

它的计算公式为:

$$\text{RMSE}(X,Y) = \sqrt{\text{MSE}} = \sqrt{\frac{1}{H \times W} \sum_{i=1}^{H} \sum_{j=1}^{W} (X(i,j) - Y(i,j))^2} \tag{1-11}$$

其中,X 表示生成的恢复图像,Y 表示对应 NDCT 图像。

在本研究的定量分析阶段,我们计算并对比了不同去噪方法的 3 项客观指标:PSNR、SSIM 和 RMSE。Mayo 数据集上的表现结果如表 1-1 所示,而图 1-15 和图 1-16 分别展示了不同方法在验证集上 PSNR 和 SSIM 随训练轮次(epoch)的变化情况。

表 1-1   Mayo 测试集上对不同方法进行的定量比较

方法/性能	PSNR	SSIM	RMSE
LDCT	24.4688	0.8246	24.6370
DnCNN	26.7486	0.7995	18.5089
EDCNN	28.1206	0.8576	16.0984
RED-CNN	28.3997	0.8484	15.5059
WGAN-VGG	26.7027	0.8353	18.9325

续表

方法/性能	PSNR	SSIM	RMSE
CPCE-2D	25.9946	0.8321	20.3530
DUGAN	27.8717	0.8568	16.5176
Uformer	28.3197	0.8537	15.6510
CTformer	27.8008	0.8416	16.7139

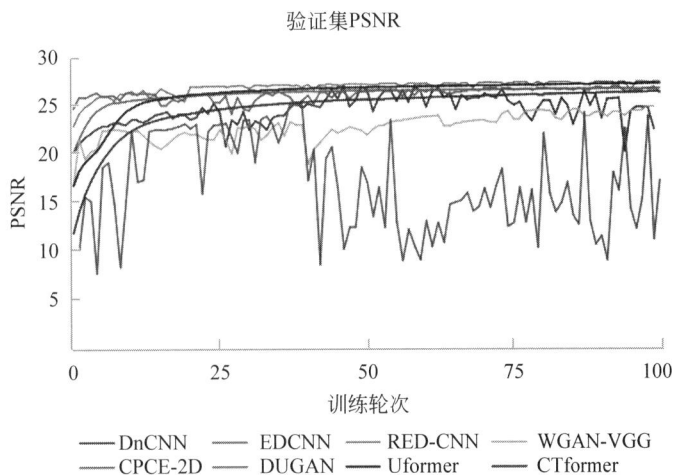

图 1-15　训练期间验证集上 PSNR 的变化（见彩图）

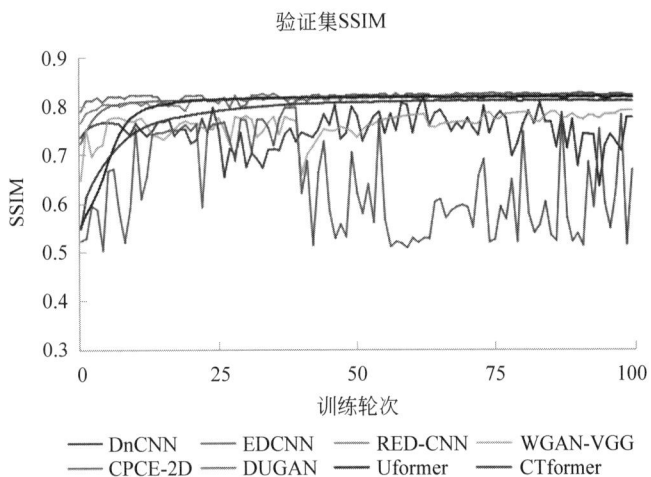

图 1-16　训练期间验证集上 SSIM 的变化（见彩图）

DnCNN 作为较早运用深度学习进行图像去噪的方法之一，在 LDCT 数据集上取得了一定成效。但根据图 1-15 和图 1-16 的展示，其在约 75 个训练轮次后，PSNR 和 SSIM 的表现呈现下降趋势。而作为一种较早的去噪方法，REDCNN 在 PSNR 和 RMSE 上表现突出，这主要归因于其损失函数仅采用 MSE，与这两个评价指标紧密相关。然而，定性对比实验(图 1-11(e))揭示，由于过度平滑和丢失结构细节，REDCNN 在视觉感知上的表现不尽如人意，这导致其 SSIM 得分相对较低，与 PSNR 和 RMSE 上的高分形成鲜明对比。相比之下，EDCNN 采用了结合 MSE 损失和感知损失的复合损失函数，以提升视觉效果。虽然在 PSNR 和 RMSE 指标上略逊于 REDCNN，但 EDCNN 在 SSIM 上表现更佳。如图 1-16 所示，EDCNN 的 SSIM 曲线在大约 10 个训练轮次后持续稳定地高于 REDCNN，这反映在定性实验中，也体现了其相对于 REDCNN 更加真实和优越的视觉效果。

从图 1-15 训练期间验证集上 PSNR 的变化可以观察到，WGAN-VGG、CPCE-2D 和 DUGAN 的 PSNR 值在训练过程中经历了不断的波动，并随着训练轮次(epoch)的增加逐渐趋于稳定，总体呈现上升趋势。这种现象是基于 GAN 框架的去噪方法在训练过程中由于生成器和判别器间的不断对抗学习而产生的。然而，WGAN-VGG 和 CPCE-2D 在训练稳定性方面表现较差，特别是 CPCE-2D 在约第 40 个训练轮次后 PSNR 曲线出现剧烈波动，显示出收敛困难的问题。这一现象也在表 1-1 中得到体现，其中 WGAN 在多个评价指标上并未展现出色的成绩，这可能是由于其仅采用对抗损失和感知损失作为损失函数的结果。

在表 1-1 中对比 CTformer 和 Uformer 的客观指标，可以看出 Uformer 在所有数值上均优于 CTformer。观察图 1-15 中的 PSNR 曲线，Uformer 的曲线始终高于 CTformer，并且在大约第 25 个训练轮次后，超越了 EDCNN 和 DUGAN 的 PSNR 曲线。进一步地，训练 100 个轮次后，CTformer 的曲线接近收敛，而 Uformer 的曲线与 REDCNN 相近，并呈现上升趋势。在图 1-16 训练期间验证集上 SSIM 的变化曲线也观察到类似趋势，Uformer 的 SSIM 曲线始终位于 CTformer 之上，这证明了 Uformer 在 LDCT 图像去噪任务中的优异性能。另一方面，CTformer 的 SSIM 曲线在大约 50 个训练轮次后趋于稳定。这两个观察结果均突显了基于 Transformer 的去噪方法在 LDCT 图像去噪任务中的卓越表现。

计算量需求也是衡量去噪方法性能的重要指标。表 1-2 展示了各个去噪方法的模型参数量，完成上述设置的实验训练流程所需的训练时间，以及各去噪方法对 500 张 CT 图像进行处理的平均操作时间。表中 WGAN-VGG、CPCE-2D 和 DUGAN 的参数项目包含 G 和 D，分别表示生成器和鉴别器的参数。标签中的训练时间和运行时间的单位都是秒。此外，我们在比较中加入了传统的 BM3D 方法。

表 1-2　不同去噪方法的计算成本

方法/性能	参　数　量	训 练 时 间	推断测试时间
BM3D	/	/	2.0481
DnCNN	7.0×10^4	23066.59	0.2495
EDCNN	8.1×10^4	24052.65	0.1951
RED-CNN	1.8×10^6	23007.13	0.2303
WGAN-VGG	G：5.6×10^4，D：7.7×10^6	21689.50	0.1992
CPCE-2D	G：5.8×10^6，D：7.7×10^6	23324.83	0.2062
DU-GAN	G：2×10^5，D：1.1×10^8	32045.90	0.1945
Uformer	5.3×10^6	39219.98	0.3631
CTformer	1.7×10^6	30188.23	0.3137

从表中可以看出,和基于深度学习的方法相比,传统的去噪方法 BM3D 无须经过模型训练过程,就能直接执行图像去噪工作,而其余的深度学习去噪方法在设定的实验设置上平均需要 7.5 小时才能完成模型的训练。但是在推断测试时间项上,BM3D 要远大于其余深度学习方法。而基于深度学习的去噪方法在推断测试时间项上基本处于同一量级,且基本与各自模型的参数量成正相关,其中,DUGAN 在测试图像上的执行时间最短。对比 RED-CNN 和 DUGAN 可以发现,后者的参数量比前者要大两个数量级,但是后者的推断测试时间却小于前者,这是由于基于 GAN 的去噪方法在训练完成后,其判别器并不会参与后续的图像去噪过程,这个过程只需要依赖生成器,因此只需要对比 RED-CNN 与 DUGAN 的生成器的参数量。此外,基于 Transformer 的 Uformer 拥有较大的参数量,其推断测试时间普遍高于其余的深度学习方法。

1.5　挑战与未来方向

LDCT 去噪领域正受到诸多研究者的关注,同时也产生了许多相关的贡献,尤其是基于深度学习的去噪方法迅速发展,为医学工作者临床诊断工作效率的提高起到了不可忽视的作用。因此,在本次的工作中,我们对近年来在 LDCT 去噪领域的优秀工作,主要是对基于深度学习的 LDCT 图像去噪方法进行了全面的总结和分析。基于上述工作,接下来将从抑制噪声及伪影性能、网络模型、数据集问题等多个角度探讨 LDCT 图像的研究现状以及未来方向。

1.5.1　基于多模态的 LDCT 去噪网络

在临床诊断中,CT 图像的质量,特别是其对噪声和伪影的抑制能力,对于确保诊断的准确性至关重要。近年来,众多学者提出了一系列优秀的去噪方法,显著提升了 CT 图像的质量。尽管如此,存在的挑战提示我们探索新的去噪途径。

首先,对于噪声的抑制,基于深度学习的方法,如 2017 年提出的 RED-CNN 去噪网络,虽然展现出优秀的性能,也暗示着这一领域可能正接近性能瓶颈。为了进一步提升去噪效果,考虑采用多模态信息进行辅助可能是一个可行方向。传统的单模态去噪方法,例如大多数仅以 CT 图像为输入的网络,受限于成像原理带来的噪声,如 X 射线在人体中的反射和散射以及电子元器件产生的噪声,这限制了去噪性能的进一步提升。相比之下,多模态图像能综合不同成像技术的特点,如 MRI、CT、PET 等,为去噪网络提供更丰富的特征信息,从而有效地去除噪声和伪影,提升去噪性能。然而,如何协调不同模态间的差异以及如何有效地融合多模态信息,仍是值得研究的课题。

其次,在抑制伪影方面,虽然大多数基于深度学习的去噪方法主要关注噪声去除,但伪影的抑制同样重要。噪声和伪影在 CT 图像中的表现形式具有差异性,意味着抑制噪声有效的方法不一定能同样有效地抑制伪影。例如,针对 CT 图像中的金属伪影的专门研究已经表明,特定类型伪影的去除需要特定的方法。因此,未来的研究需要同时考虑噪声和伪影的共性和差异性,探索针对两者的综合抑制方法。

综上所述,深入利用多模态信息以提高去噪网络性能,以及综合考虑噪声和伪影的去除,都是未来 LDCT 图像去噪领域值得探索的重要方向。

1.5.2　双域级联去噪的深度学习框架

深度学习在 LDCT 图像去噪领域的发展历程反映了对提高去噪性能的不断追求。最初的深度学习去噪网络仅包含 3 层卷积结构,尽管结构简单,但其去噪效果已超越当时的先进传统方法。随后,基于编码器—解码器结构的 RED-CNN 网络成为与各种去噪方法比较的基准。针对使用 MSE 损失函数训练的网络导致 CT 图像过度平滑的问题,众多学者从优化视觉效果的角度出发,提出了边缘增强模块和感知损失(perceptual loss)等解决方案,旨在使生成的 CT 图像更接近 NDCT 图像的观感。

基于 GAN 的去噪网络,通过使用对抗性损失训练,展现出优于传统 CNN 的效果,并具有较大的结构灵活性。这激发了众多学者对 GAN 的生成器、判别器和损失函数进行改进,促成了基于 GAN 网络的多种变体的产生,使得基于 GAN 的去噪网络数量庞大。

近年来,Transformer 在图像处理领域的卓越表现引起了 LDCT 去噪研究者的广泛关注。相比于传统的基于深度神经网络的去噪网络,Transformer 提出了更高的计算和数据要求,同时,它着重利用自注意力机制来学习长距离依赖性,但忽视了 CT 图像对细微纹理的需求,这正是深度卷积网络的优势所在。因此,提出将深度卷积网络与 Transformer 相结合的模型,对于提高网络的去噪性能具有重要意义。

从去噪方法所面向的 CT 图像不同成像阶段的角度来看,在深度学习方法迅速发展之前,早期研究已提出了在正弦图域对投影数据执行去噪的滤波和迭代重建方法,以及在图像域对重建图像进行后处理的方法。然而,当前大多数基于深度学习的 LDCT 图像去噪方法主要集中在重建后的 CT 图像处理,忽视了投影数据中的噪声统计特性,仅有少数研究提出在正弦图域使用深度学习方法进行去噪。因此,未来的 LDCT 图像去噪研究不应仅局限于图像域或正弦图域,而应综合考虑两个域中的噪声分布特征,构建级联或接力式去噪方案,以实现相对于传统方法的全面先进性。

1.5.3　解决配对 CT 图像稀缺性的几种方法

为减少患者 X 射线辐射风险,通常难以同时获取低剂量和常规剂量的 CT 图像。因此,构建医学图像去噪数据集时,人们通常通过向 NDCT 图像添加噪声来模拟 LDCT 图像,这种方法只能部分模拟真实 CT 图像的噪声种类和分布。

有研究者采用体模研究来替代真实人体进行 CT 图像数据采集,从而提高 LDCT 图像的真实性。在体模研究中,丙烯酸插入棒(acrylic insert)被用来模拟人体内如肺部或肝脏的大肿块及低对比度病变,骨插入棒(bone insert)模拟钙化组织和高对比度组织边界。这种方法为解决医学图像配对数据集稀缺问题提供了新的思路。虽然利用体模中的插入物在一定程度上能模拟人体组织和病变,但其 CT 扫描图像在组织形态和密度上仍与真实人体解剖结构有显著差异。然而,随着医学和材料技术的发展,构建更精细乃至仿真级别的体模,以解决配对数据集稀缺问题,成为研究者可共同努力的方向。

此外,为解决 CT 图像获取源问题,也考虑利用其他哺乳动物,如通过扫描死亡小猪获取真实数据集。这种方法确保了 LDCT 图像中噪声和伪影的真实性。然而,鉴于临床诊断主要针对人类,使用其他生物数据集代替人体数据集对去噪网络的泛化能力提出挑战。迁移学习的应用,例如利用基于其他生物数据集或自然图像的预训练网络训练目标网络,对解决医学图像数据集稀缺问题具有意义。同时,研究者也尝试将迁移学习与 GAN 相结合[72],通过将模拟 CT 噪声域转换至真实 CT 噪声域来提升模拟数据的真实性,这也是未来值得探索的研究方向。

1.6　本　章　小　结

CT 是一种广泛应用于临床医学的高质量医学成像方式。为了避免患者在 CT 扫描过程中受到生理上的损害,通常使用比常规剂量更小的剂量完成 CT 扫描,然而较低的辐射剂量导致生成的 CT 图像产生噪声和伪影现象,而严重干扰临床诊断的准确判断。为了提高 CT 图像质量,提升临床诊断的准确度,近年来出现了许多出色的去噪算法。因此,我们在这项工作中对 CT 图像的去噪工作做出了全面总结。

本章概述了 LDCT 图像的基本概念以及成像过程,简要介绍了造成 CT 图像质量衰减的两大现象,即噪声和伪影,以及它们的表现形式和产生原因。然后,对基于深度学习的去噪技术进行了详细的分类介绍。接着,简要介绍了在模型训练过程中常用的 CT 图像数据集。最后,在实验环节对具代表性的去噪方法进行了详细的对比。实验分析表明,基于 GAN 的去噪方法在定性评估和客观评估环节都表现出优异的成绩,但新兴的基于 Transformer 的去噪方法也同样具有不俗的表现,未来具有很大的发展空间。此外,本章节探讨了 LDCT 领域的现存去噪技术的优势和缺陷,并提出该领域存在的一些问题,为未来的 LDCT 去噪技术发展方向提供了建设性参考。

第 2 章　基于深度学习的肺部 CT 图像分割方法研究进展

近年来,随着深度学习技术的快速发展,基于深度学习的 CT 图像分割方法因具有数据驱动和高性能的特点而获得了良好的分割效果,受到了广泛欢迎。但目前还没有相关的综述全面介绍和论述 Transformer 等结构在 CT 图像中的分割任务。因此,本章基于2016—2023 年,特别是 2020—2023 年的相关文献,对 CT 图像分割的现状、面临的挑战和未来的研究方向进行了系统综述。根据网络结构将 CT 图像分割方法分为基于编码器—解码器的模型、基于注意力的模型、基于多尺度和金字塔的模型以及基于Transformer 的模型。同时,总结了目前公开可用的 CT 数据集和图像分割评估指标,用于评估和训练网络。此外,还讨论了数据增强方法和损失函数。对有代表性的几种方法进行了实验比较、分析和总结。讨论并提出了 CT 图像深度学习分割在当前和未来研究上的挑战和机遇。

2.1　深度学习与图像分割

随着医学影像技术的进步,多种设备和技术被广泛用于疾病的诊断与评估,如 X 射线、CT、锥形束 CT、磁共振成像(MRI)、功能性磁共振成像以及超声成像等。在肺炎的诊断中,X 射线和 CT 是两种主要的影像学检查方法。X 射线检查具有操作简便、成本低廉的优势,能初步判断病变位置,但对早期病变细节的检测能力有限,准确性较低。而 CT检查更敏感,能更清楚地揭示肺部微小病变,这是 X 射线难以觉察的。CT 图像中肺炎的典型特征包括毛玻璃阴影、小叶间隔增厚、小叶间亚麻突出和实变区。胸部 CT 扫描在肺炎治疗中扮演着关键角色。然而,传统的手动或半自动分割技术耗时且需依赖医生判断,且结果可能受专家经验影响。因此,临床环境中迫切需要自动化的肺部感染分割技术。

自从人工智能问世以来,其在医疗领域的应用因其高预测性和准确性而广受推崇。特别是在医学成像领域,AI 及其子领域机器学习和深度学习的应用正以前所未有的速度增长,极大地减轻了医生的工作负担,同时显著提升了检测和诊断的效率。AI 技术能够分割感兴趣的区域,精确捕捉胸部 CT 图像中的细节结构,进而轻松提取用于诊断和其他医疗应用的自我学习特征。本研究综合了近三年内基于胸部 CT 图像的深度学习分割方法的最新进展,对新近发表的方法以及历史上的经典方法进行了深入探讨。首先,本章聚焦于近三年深度学习在 CT 图像分割中的应用,深入分析了网络结构与方法及其优缺点。

接着,汇总了当前公开的数据集和评估指标,为网络的评估与训练提供参考。此外,还探讨了数据增强和损失函数改进策略,旨在增强模型的泛化能力,优化模型性能与准确度。

本章详细介绍了胸部 CT 图像分割的技术,包括深度学习及其在此领域的应用。综述的核心部分包括 5 种基于深度学习的医学图像分割网络结构:编码器—解码器结构、注意力机制、Transformer、多尺度与金字塔网络结构、扩展卷积,以及这些方法在肺部 CT 图像分割中的应用。此外,还讨论了评估指标、数据集共享以及数据增强方法。最后,讨论了当前面临的挑战、未来趋势,并提出了结论性意见。

2.2 图像采集与预处理

2.2.1 数据集

本节讨论目前被广泛使用于训练和测试的肺部 CT 图像公开数据集。

大量高质量的数据集是模型训练的必要条件,是 CT 图像分割过程中迫切需要的。由于隐私问题,现有的大多数研究都基于大型私人注释数据集,而这些数据集无法从单个机构获得,因此公开的 CT 数据集非常少,这阻碍了基于 CT 的人工智能分割方法的研发。虽然有些数据集已经向公众开放,但标记数据的任务非常耗时,使用者通常需要花大量时间才能标记出 CT 图像的感染区域,使得这些现有的公共数据集与训练所需的数据相比非常稀少。表 2-1 显示了当前公开可用的数据集及其相关信息。

表 2-1　数据集

作　　者	数　据　集	相　关　信　息
Yang 等(2020)	CT dataset	包含来自 216 名患者的 349 张肺炎 CT 图像以及 463 张正常 CT 图像
Ma 等(2021)	CT-Seg	20 个 CT 体积(左 1 肺:右 1 肺;感染由两名放射科医生标注,并由经验丰富的放射科医师验证)
Morozov 等(2020)	MVosmeddata	包含 50 份由俄罗斯莫斯科市政府医院提供的已注释的 CT 扫描
意大利医学与介入放射学会(SIRM)(2020)	Medseg	它由两部分组成。一部分包含 9 个胸部 CT 体积,共计 829 个 CT 切片(其中 373 个切片已被放射科医生评估为阳性并进行了分割)
Afshar 等(2021)	CT-MD	包含来自 76 个健康案例的胸部 CT 体积;171 名肺炎患者;以及 60 名患有其他类型社区获得性肺炎(CAP)的患者
Wang 等(2020)	UESTC	包含 120 个 3D CT 扫描。其中 70 个体积由非专家进行了注释,而 50 个体积则由专家进行了注释
Joseph 等(2020)	Chest Xray dataset	该公共数据集包含 40 多名患者的 CT 图像,每位患者平均有 300 个轴向 CT 切片

2.2.2　数据扩充

为了解决模型过拟合问题,并提高其泛化能力,研究者们采用了多种方法来弥补训练数据的不足。其中,数据增强是一种常用技术,它通过在有限的数据集上应用各种几何变换(如翻转、旋转、裁剪、变形和缩放)来人工扩展数据集,从而增加数据的多样性。

在半监督学习方面,其主要目的是利用有限的标记数据和大量未标记数据来提升模型性能。文献[73]中提出了一种基于随机抽样的半监督分割策略,该策略首先使用所有标记图像和伪标签图像构建训练数据集,然后从随机选取的未标记数据中生成带有伪标签的 CT 图像,并将这些伪标签图像与标记图像合并,以此不断扩充训练数据集。这种方法有效提升了训练数据集的规模和多样性。

GAN 也是一个重要的半监督方法。GAN 由一个生成器和一个判别器组成,生成器用于捕捉数据分布,并生成与真实训练数据相似的样本,而判别器则用于区分这些样本是真实数据还是生成的数据。Zhang 等开发的改进型 dense GAN 在 DCGAN 的基础上引入了 5 层密集块(dense block),如图 2-1 所示。这些密集块允许每一层都接收前面所有层学习到的特征图,从而使网络更加紧凑和高效,并减少了梯度消失的问题。通过利用 dense GAN 生成的肺部 CT 图像可以显著提高模型在新数据上的泛化能力,实验结果也证明了这种方法在提升分割效果方面的有效性。

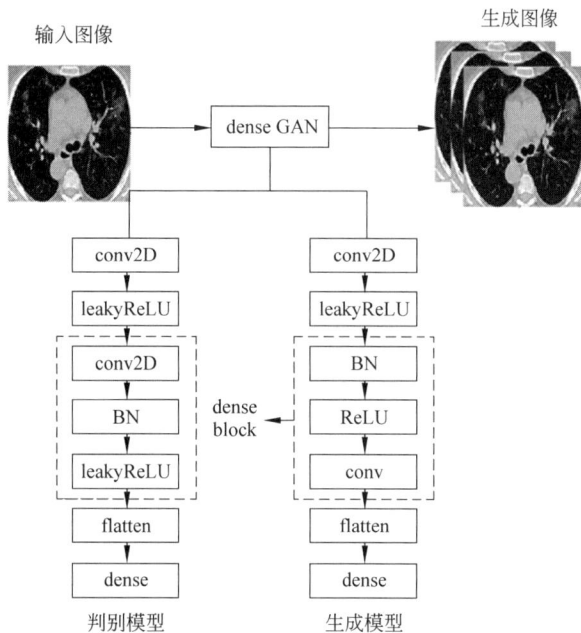

图 2-1　dense GAN 网络的架构

　　无监督增强方法专用于提升分割网络性能。这种方法通过概率选择度量自动挑选测试集中的部分数据,并加以注释,进而用选定的数据点及其预测掩码重新训练和强化初步训练的模型,以增强其在多样化测试集上的泛化能力。具体操作包括从感染的胸部 CT 图像中提取肺炎感染区域,然后将其嵌入健康的胸部 CT 图像中,创建合成的 CT 图像对及其相应的感染掩模。通过使用健康肺部掩模剪裁掉非感染区域,生成新的感染 CT 图像,并根据合成感染 CT 图像调整合成感染掩模。

　　一种生成病灶区域的高效无监督策略如图 2-2 所示,包括随机形状生成、噪声应用和图像过滤。该策略分两步进行:首先生成类似病灶的形状,主要通过计算过程生成椭圆形结构;接着制造类似病灶的纹理,通过噪声生成、滤波和调整大小或裁剪操作实现。然后,将合成的病灶放置在肺部区域内随机位置的斑点中。最终,通过比较每个体素点处的肺面积和合成病变的最大值生成带有合成"病变"的图像。

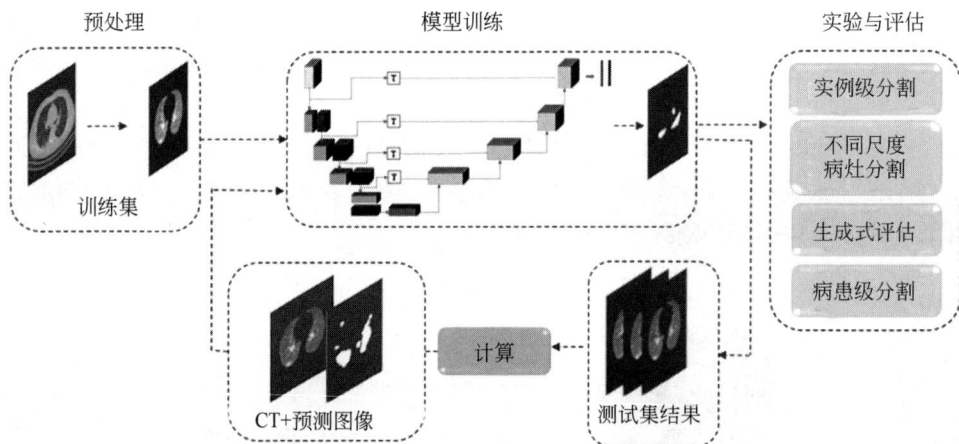

图 2-2　生成病灶区域的 Rate 架构

　　一种两阶段跨域迁移学习框架能有效弥补标记数据不足的问题。首先,利用在 ImageNet 上训练的模型提取跨领域知识;其次,使用 LIDC-IDRI 据集进行预训练,该数据集是目前用于肺结节检测的最大 CT 数据集,提供了许多外观与肺炎 CT 图像相似的胸部 CT 图像。通过这一阶段的迁移学习,可以填补两个领域之间的空白,引入相邻领域的重要知识,从而提高分割精度。最后,利用肺炎 CT 图像对模型进行训练,以在小数据集上实现有效分割。

2.2.3　损失函数

　　损失函数是衡量模型预测结果与实际数据之间差异的关键指标,它不仅代表了模型在数据拟合中的平均损失,还反映了预测能力。此函数在模型参数调优中起到指导作用,旨在提升模型性能和准确度。根据应用场景,损失函数分为回归损失和分类损失两种。回归损失包括平均绝对误差(mean absolute error,MAE)和均方误差(MSE),前者量化预测值与真实值的平均误差,后者则计算误差的平方和。在分类损失中,Dice 损失和交叉熵损失是常用方法,Dice 损失衡量样本相似度,交叉熵损失评估分布间距离,助力模型预测概率密度的精确性。

在肺炎 CT 图像分割中,即便是专家标注也可能存在噪声。对于噪声鲁棒(noise-robust)的 Dice 损失函数针对噪声标签具有较高鲁棒性。Milletari 等[71] 所提出的 Dice 损失函数可平衡前景与背景类别。文献[75]表明,MAE 在某些方面优于交叉熵和 MSE,但其对每个像素的均等处理导致在复杂数据集和深度神经网络应用中表现不佳。结合 Dice 和 MAE 的优势,噪声鲁棒的 Dice 损失被证明更适合噪声标签和深度 CNN 的分割任务。

在 Saeedizadeh 等的研究中,为检测 CT 图像中的病理性肺炎区域,开发了新的连接促进正则化损失函数。该研究发现,通过在训练损失函数中引入显式调节项,可以提高预测分割区域的连接性。采用全变分(total variation,TV)作为损失函数的一部分,因其梯度更新在计算上更高效,同时能够减少像素间较大差异,产生更紧密、平滑的分割结果。

2.2.4 评价指标

从胸部图像输入中分割肺炎的大多数方法都使用了一些流行的基于分类和分割问题的性能指标。真正例(true positive,TP)和真反例(true negative,TN)分别代表了"正类"和"负类"正确预测的数量。在医学图像中,正类代表的是病变组织,负类代表的是非病变组织。假正例(false positive,FP)和假反例(false negative,FN)分别代表了对"正类"和"负类"的错误预测数量。TP 代表实际为病变组织像素,实际也被正确分割。FN 代表实际为病变组织像素,却被错误分割为正常组织的像素。以下是评判模型优劣时最常使用的指标。

Dice 相似系数(dice similarity coefficient,DSC),也就是 $F1$ 值:DSC 用于测量预测的肺部感染(P)与真值(G)之间的相似性。DSC 定义为

$$DSC = \frac{2 |P \bigcap G|}{|P| + |G|} = \frac{2TP}{2TP + FP + FN} \tag{2-1}$$

灵敏度(sensitivity,SEN)也称为召回率,SEN 表示被正确分割的肺部感染的百分比:

$$SEN = \frac{TP}{TP + FN} \tag{2-2}$$

特异性(specificity):SPE 表示被正确分割的非感染区域的百分比:

$$SPE = \frac{TN}{FP + TN} \tag{2-3}$$

灵敏度表示正确分割出的病变组织像素与所有病变组织像素的比例。灵敏度是对分割性能的一种有效衡量方法,它对分割不足很敏感,分割精度不足会导致的灵敏度分数较低。在医学图像领域,灵敏度比特异度更重要,因为将病变组织分割为正常组织,比将正常组织分割为病变组织带来的后果更加严重。

阳性预测率(positive predictive value,PPV),也是阳性预测值(precision,PRE),PRE表示肺部感染区分割的准确性,公式如下:

$$\text{PRE} = \frac{\text{TP}}{\text{TP} + \text{FP}} \tag{2-4}$$

准确率(accuracy):在医学图像分割领域,准确率定义为正确预测的像素数与标签图像中所有像素数的比例,此比例不区分像素属于病变区还是非病变区。准确率通过对每个像素的预测准确性进行累计计算,从而提供了对模型整体像素预测效能的评估。

$$\text{accuracy} = \frac{\text{TP} + \text{TN}}{\text{TP} + \text{FP} + \text{TN} + \text{FN}} \tag{2-5}$$

交并比(intersection over union,IoU),也就是杰卡德指数(Jaccard index):定义为预测分割图 P 和真值图 G 之间的交叉面积,除以两个图之间的联合面积,范围在 0 和 1 之间。公式如下:

$$\text{IoU} = \frac{|P \bigcap G|}{|P \bigcup G|} = \frac{\text{TP}}{\text{TP} + \text{FN} + \text{FP}} \tag{2-6}$$

MAE:计算每个像素的预测标签和真值标签之间的绝对误差,并取所有像素的平均值。公式如下:

$$\text{MAE} = \frac{1}{w \times h} \sum_{x=1}^{w} \sum_{y=1}^{h} |P(x,y) - G(x,y)| \tag{2-7}$$

其中,h 和 w 是输入图像的高度和宽度,(x,y) 表示预测图和真值图中每个像素的坐标。

体素重叠误差(volumetric overlap error,VOE)表示分割结果的错误率,与 Dice 相似系数类似,它将 Dice 相似系数公式中的与操作换成了减法操作,其中 0 表示最好的分割结果,公式如下:

$$\text{VOE} = \frac{2|P - G|}{|P| + |G|} \tag{2-8}$$

2.3 CT 图像分割的深度学习模型

2.3.1 基于编码器—解码器的模型

从另一个角度思考,可以把 CNN 的特征提取看作一个编码器,将原始的图片编码成有利于机器学习的中间表达形式,而解码器就是把中间表示解码成输出。Long 等[76]提出了全卷积网络(fully convolution network,FCN),这是基于深度学习的语义图像分割模型中的一个里程碑,如图 2-3 所示。受 FCN 和编码器—解码器网络启发的几个模型最初是为医学/生物医学图像分割而开发的,但现在也在医学领域之外使用。Ronneberger 等[77]提出了 U-Net,用于有效分割生物显微图像。U-Net 架构由两部分组成,如图 1-7 所示,一部分是捕获上下文的收缩路径,另一部分是实现精确定位的对称扩展路径。在此背景下,针对不同问题开发了 U-Net 的各种扩展。例如,Zhou 等[78]重新设计了通过嵌套的密集跳过路径连接的 U-Net 架构;Oktay 等[79]利用注意力机制提出了基于网格的门控 U-Net 结构;Cicek 等[80]提出了用于 3D 图像的 U-Net 结构,如图 2-4 所示。

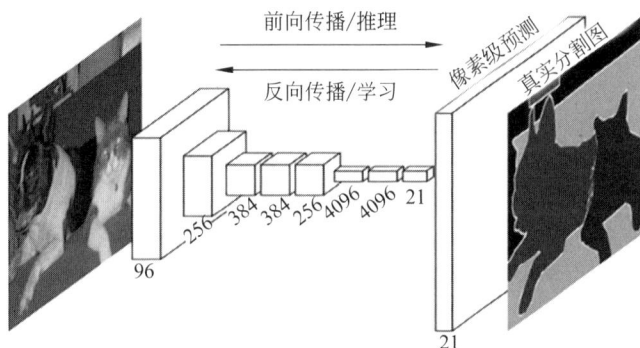

图 2-3　全卷积网络对每个像素任务进行密集预测

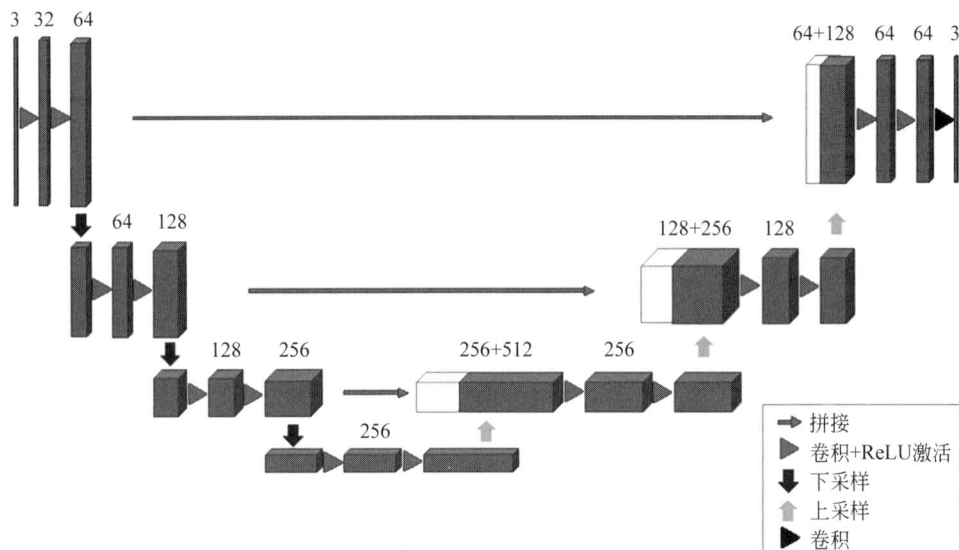

图 2-4　3D U-Net 架构

一种基于轻量级深度学习的鲁棒特征学习算法,如图 2-5 所示,用于胸部 CT 图像中的肺炎异常分割。在对称编码器—解码器架构中构建具有深度方向压缩和拉伸的全卷积变形深度块,实现了网络中的高效梯度流。

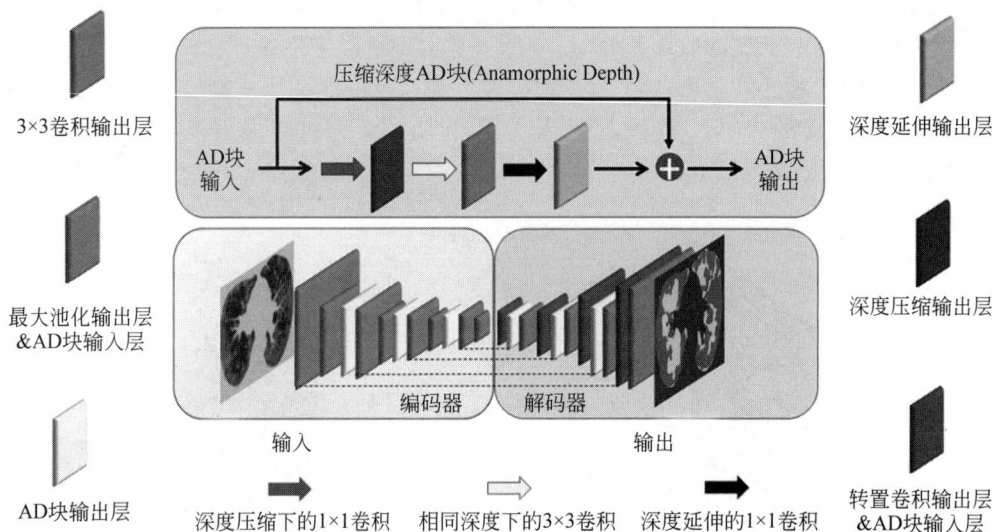

图 2-5　Anam-Net 架构

一种以 U-Net 为核心的肺炎分割模型,模型的编码器通过堆叠卷积层来提取复杂的语义特征,并采用激活特征图来增强连续卷积层的效果,从而更准确地标识出肺炎感染区域,同时抑制无关信息的干扰。该模型还引入了一种多尺度注意力机制,以扩大感受野,并精细调整特征图。辅助分支网络采用两层变压器作为编码器,有效融合全局特征信息,保留空间信息,使模型在采样时能保持更完整的实例相关信息。

鉴于肺炎感染区域通常在多个层面上扩散,呈现出 3D 特性,将三维分割问题沿 x-y、y-z、x-z 3 个平面分解为 3 个二维问题,开发了一个动态模型来模拟感染区域的扩散,生成与真实数据高度相似的训练数据。引入 3D 注意力模型来提取空间特征,如图 2-6 所示,并强化对目标区域的关注。通过特定的 ROI 提取方法,他们获取了高比例损伤区域的体素块,并实施了补丁机制策略,以适应 3D 网络,并去除冗余背景信息。此外,组合损失函数的引入有助于引导梯度优化,使网络训练更加高效和精确。

2.3.2　基于注意力的模型

神经网络中的注意力机制是一种在有限计算资源下优化资源分配的方案,用于处理信息超载问题。该机制通过集中处理对当前任务更关键的信息降低对其他信息的关注度,甚至过滤掉无关信息,从而提高任务处理的效率和准确性。在计算机视觉领域,注意

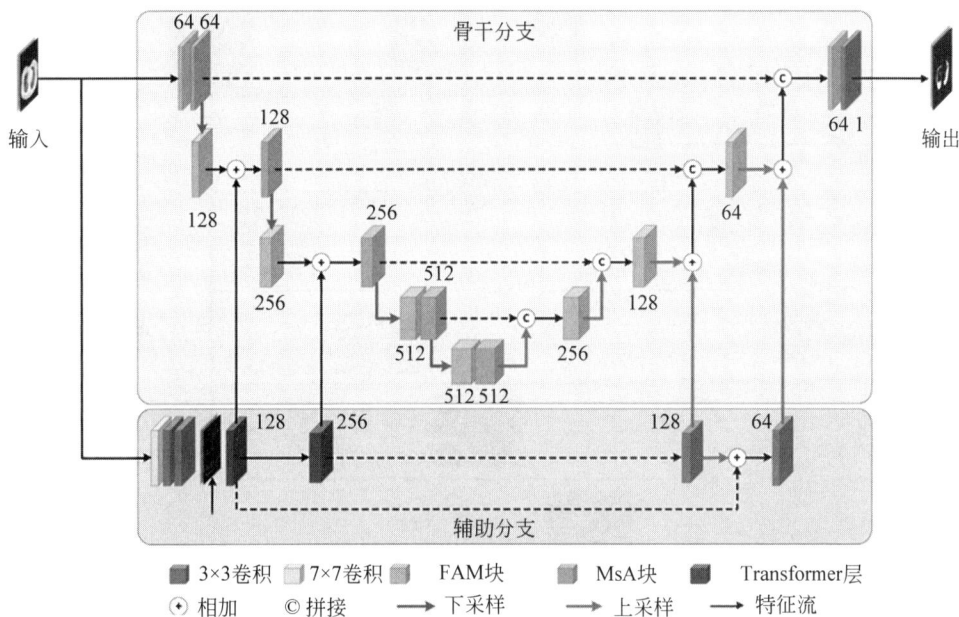

图 2-6 基于 3D U-Net 的病变提取

力机制被广泛应用于细化特征图,无论是在空间维度、通道维度,还是两者的结合。

在肺炎图像分割领域,由于病变边界的模糊不清,难以与正常组织区分。为了解决这个问题,利用边缘检测的思想设计了一个融合每一层特征的边缘引导模型,如图 2-7 所示,然后从高层特征到底层特征一步一步地使用反向注意力(reverse attention)模块,然后进一步提取每一层的隐藏细节,并最终融合每一层特征,使网络能够充分提取难以注意到的细节。

研究者提出了一种自动分割肺部感染的网络,该网络综合考虑了边界、上下文和语义属性。他们在编解码结构中进行了精细设计:首先利用注意力引导的全局上下文从编码器特征中筛选重要信息用于解码器,突出重要的空间和边界位置,并为全局上下文依赖性建模;其次引入边界注意力,以添加边界监督学习和细化边界图,实现清晰的分割边界;最后,设计了语义引导单元来聚合多尺度高级特征,并制定语义引导图,以细化解码器特征。

一种扩展的双注意力 U-Net(dilated dual attention U-Net,D2A U-Net)架构如图 2-8 所示,用于自动分割肺炎 CT 切片中的肺部感染。通过双重注意力策略细化特征图,并产生更丰富的特征表示。门注意力模块(gate attention module,GAM)改进网络中的跳过连接,融合特征和语义丰富的门信号,同时在模型解码器中引入解码器注意力模块(decoder attention module,DAM),以提高分割模糊病变时的解码质量。

另一项研究提出了一种双 U 形扩张注意网络,分为粗分割和细分割网络。研究者设

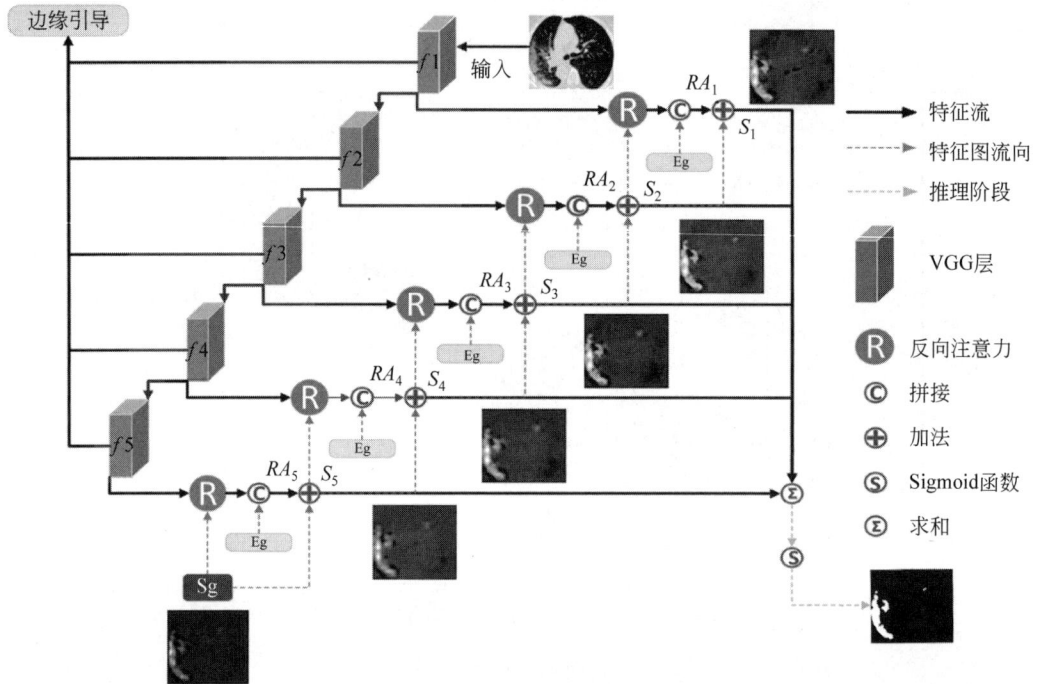

图 2-7 GFNet 模型的架构

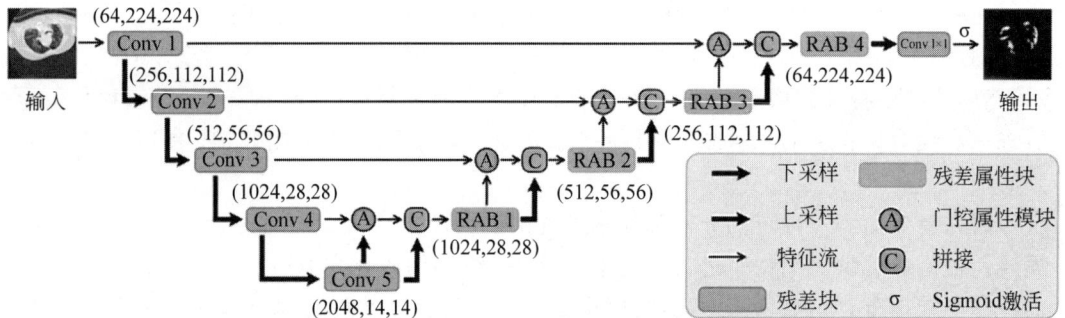

图 2-8 D2A U-Net 架构

计了扩张卷积注意(dilated convolution attention, DCA)机制, 用于获取多尺度上下文信息, 并关注通道信息, 并将此机制加入到细分割网络中, 降低了分割边界的错误率, 提高了病变分割的性能。

2.3.3 基于 Transformer 的模型

Transformer 在自然语言处理(natural language processing, NLP)任务中已广泛应

用,其创新之处在于放弃传统的循环神经网络(recurrent neural network,RNN)结构,转而采用自注意力(self-attention)机制,实现模型的并行训练及全局信息的掌握。该模型通常先在大型文本语料库中训练,再对特定小型任务进行微调,以提高计算效率和准确度。2020 年,ViT 成为首个以纯 Transformer 为主干的模型。该模型通过将图像分割成众多子块并转化为线性嵌入序列,类似 NLP 中的词组序列,以此为 Transformer 输入。2021 年,Liu 等[81] 提出 swin Transformer,作为计算机视觉的通用骨干网络(backbone),通过滑动窗口机制限制注意力计算在不重叠的局部窗口内,并实现跨窗口连接,显著降低了图像处理的计算量。

一种基于 Transformer 的半监督肺炎肺部病变分割方法,其编码器和解码器结合了 CNN 和 swin Transformer 块,其中 CNN 块负责提取局部特征,而 swin Transformer 块则有效提取长期相关性。通过 CNN 块获取浅层低层信息和 swin Transformer 提取深层高层语义信息,此框架还采用平均教师结构,以提高目标质量,教师模型利用学生模型的指数移动平均(exponential moving average,EMA)权重。

此外,MMViT-Seg———一种轻量级的并行分支医学图像分割模型结合了 Transformer 和 CNN 的优势,既利用 CNN 提供的局部空间细节信息,也充分捕获 Transformer 编码的全局上下文信息。其编码器采用 MV2Block[82] 和 MobileViT 块作为基础模块,并通过注意力机制构建了两条相互连接的并行路径。MobileViT 块可解决训练数据有限时出现的诱导性偏差问题。MMViT-Seg 具有约 1M 个参数,属于轻量级,尤其在数据有限的情况下,如肺炎数据集,能显著提高诊断效率和计算速度。

2.3.4　基于多尺度和金字塔网络的模型

针对肺炎肺部感染区域的特征变化和边界混淆问题学者提出了一个基于 3D 卷积的深度学习方法,并设计了特征变异块,如图 2-9 所示。通过使用信道注意力和空间注意力机制,能有效增强肺炎分割的特征表示。还引入了渐进式空洞空间金字塔池化(progressive atrous spatial pyramid pooling,PASPP),该技术通过使用多级并行融合分支可以处理具有挑战性的形状变化,进而提高分割性能。

针对训练数据有限的问题学者提出了一个极小网络,用于高效地分割肺炎。该网络采用了注意力分层空间金字塔(attention hierarchical spatial pyramid,AHSP)模块,它首先构建了一个基于扩展深度可分离卷积的空间金字塔,用于学习多尺度语义特征。然后通过分层融合增强多尺度特征的表达能力,并在注意力机制的指导下融合这些特征。这种注意力机制有助于突出重要信息,并过滤噪声。MiniSeg 模型基于 AHSP 设计,具有仅83K 个参数,大大减少了传统图像分割方法的参数数量。在肺炎数据集上,该模型与先进的分割方法相比,显示了良好的性能和高效性。

一种基于图卷积的金字塔全局上下文推理方法用于肺炎肺部感染的分割。该方法首

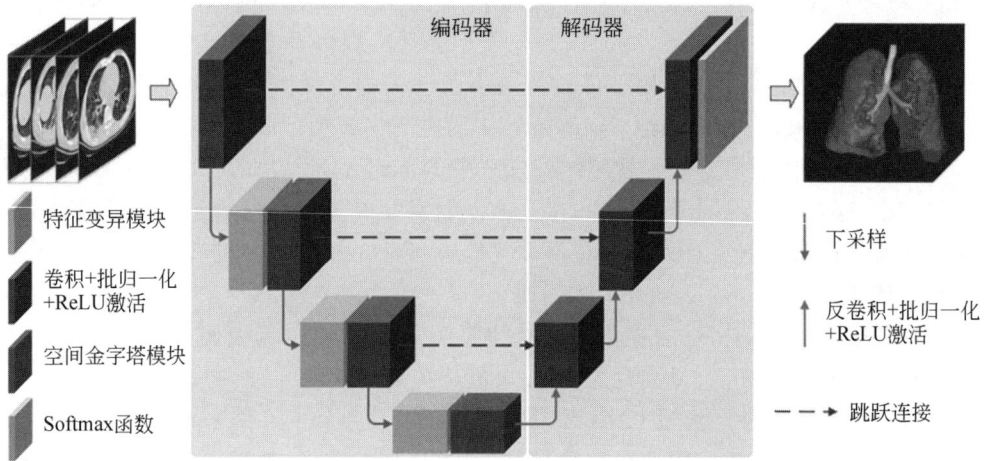

图 2-9　SegNet 架构

先使用显著性感知投影机制,将感染相关的像素投影到新坐标空间中的图节点。然后,通过在不同尺度的平行金字塔级别上进行特征采样和二次采样生成精细和粗糙的特征表示,以便于跨节点信息传播。最后,通过多尺度融合,将每个尺度的关系感知特征与原始特征图融合,提高了模型在分割不规则或小型感染区域方面的有效性。

2.3.5　基于扩张卷积的模型

扩张卷积,又名空洞卷积(atrous convolution),在标准卷积的基础上增加了一个超参数,称为扩张率,该超参数指的是卷积核的间隔数量。空洞卷积最初是为解决图像分割的问题而提出的。是针对图像语义分割问题中下采样会降低图像分辨率、丢失信息而提出的一个卷积网络,如图 1-5 所示。利用添加空洞,从而在不增加计算成本的情况下扩大感受野。让原本 3×3 的卷积核,在相同参数量核计算量下拥有 5×5(扩张率为 2)或者更大的感受野,从而无须下采样。

基于编码器—解码器的模型的一个限制,是由于编码过程中的分辨率损失而导致细粒度图像信息的丢失。在编码器部分和解码器部分使用具有扩张卷积的残差块来获得多尺度的特征,以帮助在训练过程中保留信息和填充细节。

残差扩张 U-Net 网络使用了一系列扩张卷积,并将它们与沿跳跃连接的相应高级特征连接起来,以减少编码器和解码器特征之间的语义差距。由于连接特征之间具有语义差距,因此通过不同的扩张率来调整滤波器的视野。另外,他们在编码和解码路径上用残差块替换基本的 U-Net 块,并用挤压和激励单元跟踪每个剩余块,用于全局信息嵌入的挤压和特征重新校准的激励。然而,他们并没有进一步修改用于分割的损失目标函数来克服数据不平衡的问题。

　　多尺度扩张卷积网络(multiscale dilated convolution network,MSDCNet)提出一种多尺度特征捕获块(multiscale feature capture block,MSFCB),如图 2-10 所示,将 U-Net 中后两个规则卷积的序列替换为不同速率的扩张卷积,覆盖相应的大小特征,以获得感受野的补集,利用上下文信息捕获高级特征。并在两个块之后移除池化层,以进一步减少下采样过程中的信息丢失,然后使用多尺度特征融合(multiscale feature fusion,MFA)模块融合在不同尺度上学习的特征来获得多尺度病变特征。最后添加一个暂退法(dropout),以便在训练期间从神经网络中随机丢弃单元。实验证明,即使使用不同的骨干网络,使用扩张卷积的网络总是优于基准模型(baseline)方法。

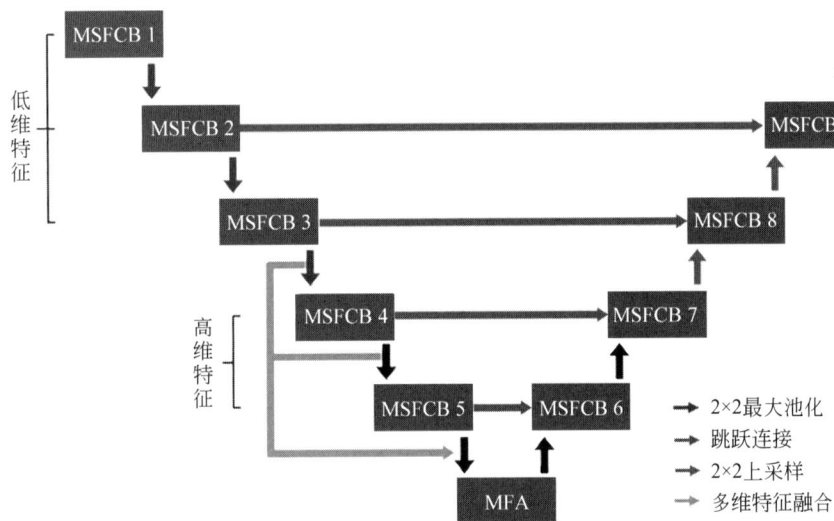

图 2-10　MSDC-Net 架构

2.4　实验与结果讨论

2.4.1　实验参数设置

　　所有实验均在配备英特尔 i7 CPU 和 32GB RAM 的 PC 上进行,使用 Python 平台和 PyTorch 框架。网络的训练在图形处理单元卡(GTX 3090)上完成。在预处理过程中,图像被转换为 NumPy 格式,并将每个三维图像标准化到[0,1]。从三维体积中提取二维切片用于训练案例。将批的规模大小(batch size)设置为 24,并执行最多 100 个训练轮次(epochs)。在优化过程中,使用 Adam 优化器优化模型的所有参数。学习率参考相应文献设置。

2.4.2　主观和视觉分析

在当前医学领域,医学成像是诊断、外科手术准备、实施及评估的关键。图像分割,即将图像细分为多个部分,更关注特定区域的语义对象而非图像中的全部数据。其目标在于识别代表有意义对象部分的区域,以便分析。

医学图像分割作为一种普遍方法,已成为研究热点。其过程如图 2-11 所示:①获取医学成像数据集,深度学习中通常分为训练集、验证集和测试集,分别用于训练模型、确定网络结构及验证泛化能力。②预处理和扩展图像,包括标准化和数据增强,如随机旋转和缩放,以扩大数据集规模。③应用医学图像分割方法进行分割,并输出结果。④评估性能,需设定有效性能指标进行验证。

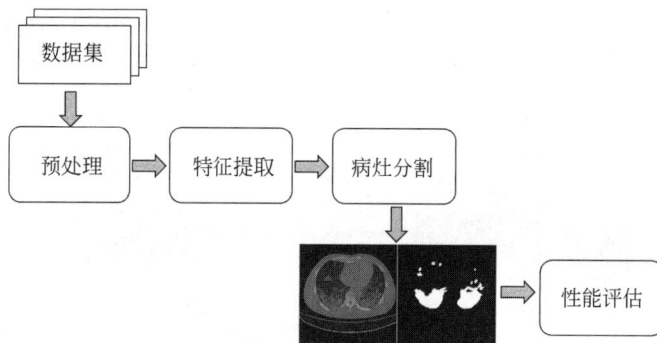

图 2-11　CT 影像分割工作流程

胸部 CT 图像分割面临多重挑战,包括感染肺部区域的复杂多变组织结构、纹理、大小和位置的高度变异,以及感染区域相对于整个肺部 CT 图像所占比例较小,导致正负样本失配。此外,由于难以收集足够的标记数据来训练深度模型,且获取高质量像素级注释成本高且耗时。

传统图像分割方法如阈值分割算法[83]、边缘检测分割算法[84]、区域分割算法[85]、活动轮廓模型分割方法[86]和图切割方法[87]等,普遍存在计算速度慢、噪声水平高和易受主观因素影响的问题。因此,为提高准确性和适用性,深度学习技术被广泛应用于医学图像分割,包括著名的深度神经网络(deep neural network,DNN)架构,如 CNN、编码器—解码器和自动编码器模型、GAN 及 Transformer 等。这些架构在多种分割方法中普遍使用。

2.4.3　定量分析

在定量分析中,使用 DSC、SEN、SPE 和 PRE 作为评估指标,分别在 CT-Seg 和 Mosmeddata 数据集上测试了 7 种方法。结果显示,这些模型在两个数据集上的表现有显著差异,尤其是在 Mosmeddata 上表现较差,原因是该数据集的标注标准不统一。swin-UNet 的 DSC 相对较低,可能因为纯 Transformer 模型在小数据集上的性能不足。TransUNet、CCAT-Net、MiniSeg 等结合了 Transformer 和 CNN,显示出更好的定位和特征提取能力。nCovSegNet 通过迁移学习在小型数据集上取得了显著进步。3DGAN 在 MosMedData 上通过 GAN 核心获得最佳性能,展示了在不同数据集上模型性能的差异性和挑战。

图 2-12 展示了对比方法的分割视觉结果,清晰地显示了 Inf-Net 分割的结果与真实标注(ground truth,GT)有所不同。这是因为该方法使用的半监督模型能自动生成与真实 GT 略有差异的大量伪标签,模型分割的结果更接近这些伪标签的 GT。从视觉角度看,所有 7 种方法都能大致分割出与 GT 相似的形状,预测图无法完全达到真实情况的效果,但感染区域基本被分割出来。对于轮廓细节的处理仍然存在缺陷。在第 2 行的分割中,GT 标记中有大片不规则且不连续的感染区域,大大增加了分割的难度。大多数评估模型都能分割出感染区域,但只有 MiniSeg 保留了不规则和不连续的特征。

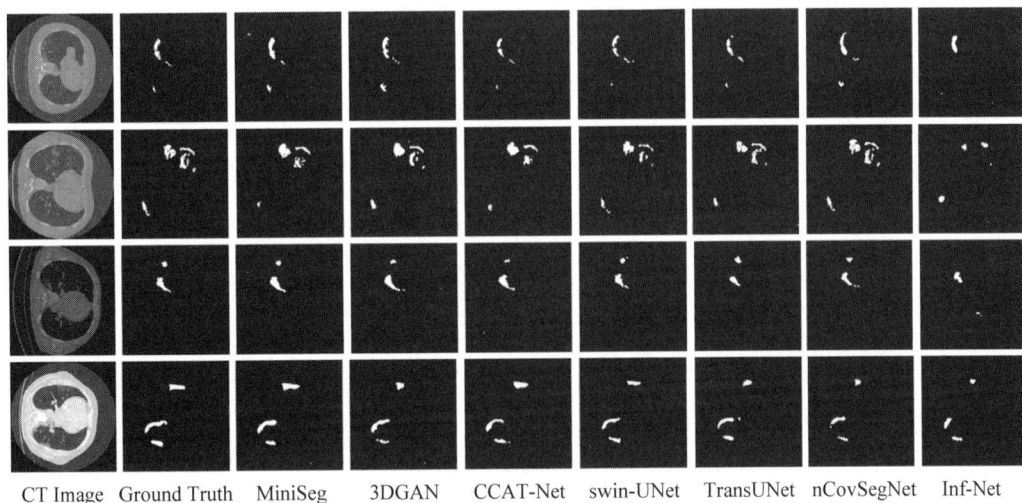

CT Image　Ground Truth　MiniSeg　3DGAN　CCAT-Net　swin-UNet　TransUNet　nCovSegNet　Inf-Net

图 2-12　不同模型的分割视觉结果(见彩图)

2.5　挑战与未来趋势

毋庸置疑,医学图像分割从深度学习中受益匪浅。本节将讨论分割模型面临的挑战和基于深度学习的分割系统的未来发展趋势,这些方向将有助于进一步推进医学图像分割算法。

2.5.1　更具挑战性的数据集

在深度学习应用中,模型性能通常随数据集规模增加而提升。当前,因隐私保护,大量 CT 图像作为医疗机构私有数据,公共数据集相对匮乏。此外,3D 图像分割技术在医学图像分割中的普及加剧了对大规模、标注 3D 数据集的需求。医学图像采集的非标准化,如影像数据的不完整性、噪声和模糊增加了训练深度学习模型的复杂性,需解决数据冗余、稀疏性、缺失等问题。这些挑战在多个系统的实验中体现,其中各系统使用了不同数据集。

2.5.2　应用于 CT 成像分割的可解释性

尽管深度学习模型在具有挑战性的基准测试中表现出前景,但其透明度和可解释性不足是一个普遍问题,可能对实际应用造成限制和威胁。虽然深度学习在医疗领域的应用正迅速发展,但基于深度学习的系统开发仍有限。然而,基于深度学习的系统可作为医疗专业人员的辅助工具和医疗机构的初筛方法。为了获得医生和患者信任,辅助诊断和处理系统必须具备透明性和可解释性。通过更好地理解这些模型的理论,可以针对特定场景开发更优化的模型。

2.5.3　缺乏完整的自动化系统

大多数方法都集中在疾病的检测或 ROI 的分割上。为了正确管理疾病的严重程度,需要完整的自动化系统,以便将患者与健康或任何其他疾病患者分开,然后评估疾病的严重程度、检测确切的感染区域、提供诊断、监测患者进展,并向医学专业人员提供完整全面的报告。

2.6　本 章 小 结

尽管深度学习在医疗领域显示出巨大潜力,但 CT 成像的计算机辅助诊断系统在医院的普及程度尚不理想,面临多项挑战。为提升算法效能,需要汇集更多高品质数据集。深度学习的半监督、无监督及迁移学习方法有助于克服数据不足问题。在医疗领域应用人工智能时,其可解释性至关重要,它不仅保障决策的公正,还增强系统稳定性,并确保模型推理的真实性和因果关系。

本章讨论了基于深度学习的 CT 图像分割,综述了研究者在 CT 图像分割领域的数据采集、处理及图像分析等方面的最新进展。展望未来,开发数据集、整合诊断信息和推进可解释人工智能的研究领域仍存在巨大发展空间。构建快速、准确的计算机辅助诊断系统将在疾病的检测、诊断和治疗中发挥重要作用,提升诊疗效率和成功率,具有重要的临床意义。

第 3 章　基于多特征提取的低剂量 CT 图像去噪方法

基于 GoogLeNet 和 Inception 系列的网络结构,结合深度残差学习和 CNN,本章提出了一种基于多特征提取的低剂量 CT 图像去噪方法。通过组合不同大小的卷积滤波器,实现医学 CT 图像中浅层多特征的提取。这对于在图像中获得更详细的特征信息非常有用。通过图像特征的融合,实现了医学 CT 图像的噪声学习。建立的神经网络更有针对性地去除医学 CT 图像中的噪声。实验结果表明,该方法能较好地保留医学 CT 图像的边缘和纹理区域细节。与现有方法相比,本章提出的方法提高了医学 CT 图像的去噪效果。

3.1　医学 CT 图像中的噪声

医学 CT 图像在低剂量条件下可能产生过量噪声[88],导致 CT 投影图像质量下降。因此,最终重建的医学 CT 图像通常含有较多噪声。医学 CT 图像主要由两部分组成,即有效的人体组织反射信号和无效的噪声信号。

图 3-1 展示了含噪声的医学 CT 图像(a 图)和去噪后的医学 CT 图像(b 图)。

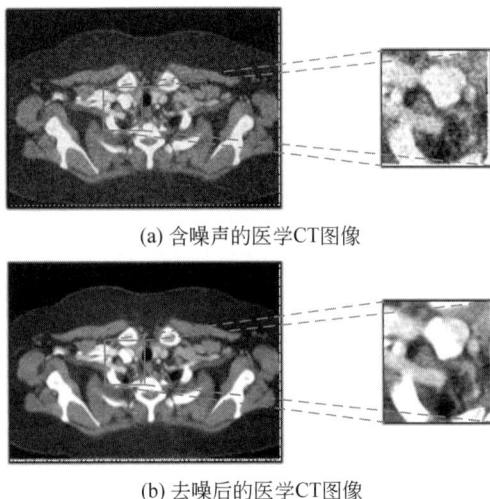

(a) 含噪声的医学CT图像

(b) 去噪后的医学CT图像

图 3-1　去噪前后的医学 CT 图像

3.2 卷积神经网络中多特征提取方法

3.2.1 多特征提取的残差学习

在一些神经网络模型中,专注于解决噪声去除问题。网络的训练和学习旨在对整个含噪声图像进行映射学习,通过这一过程获得图像去噪模型。本章采用图像多特征提取和残差学习的方法构建医学 CT 图像的噪声残差映射学习,以改进网络模型的结构。研究发现,批量归一化(batch normalization,BN)和残差学习的结合在图像去噪和图像恢复领域取得了良好效果[9]。通过对残差图像进行直接映射学习,提升了网络模型的图像去噪性能。

在残差学习框架中,通过构建残差块来解决映射问题。残差块的构建包括在输入和输出之间添加恒等映射,分为恒等块和卷积块。在网络结构中,通过结合恒等块和卷积块增加网络的深度,有效避免了在训练阶段出现的梯度消失和梯度爆炸等问题。

CNN 在计算机视觉和图像处理领域已取得显著实际成果[89]。结合残差网络(ResNet)增加网络深度,旨在提升训练效率和性能。本研究构建的去噪模型相较于传统图像去噪方法表现出更好的性能。将神经网络中的多特征提取残差学习方法成功应用于医学 CT 图像去噪,并取得了令人满意的实验结果[90]。

3.2.2 多特征提取和融合

在传统的 CNN 网络模型设计和深度神经网络图像处理中,通常采用统一尺寸的卷积滤波器来提取图像的特征信息。然而,针对医学 CT 图像去噪问题,需要更多的细节信息,以满足图像处理的要求。本章采用的网络主要关注图像特征信息的提取,这些信息被送入网络的残差模块,以获取和学习噪声残差图像。在特征提取过程中,采用了 3 种不同尺寸的卷积滤波器,分别为 3×3、5×5、7×7,如图 3-2 所示,以更全面地捕获图像的特征。

为提升神经网络模型的图像去噪性能,增加网络深度是一种常见方法。然而,网络层数增加会导致参数数量增加,引发过拟合和梯度爆炸等问题。因此,要结合残差网络设计,以改善模型。受到 GoogLeNet 中 Inception v1/v2/v3/v4 网络结构的启发,采用多特征提取策略获取多特征映射图。在 Inception v1 中,使用不同尺寸的卷积滤波器(1×1、3×3、5×5)对图像进行卷积操作,并融合生成特征图。1×1 卷积滤波器用于减少参数计算量。通过设计稀疏的网络结构来提升性能,同时保证计算资源的有效利用。

CNN 在图像处理中扮演学习图像特征信息的角色。通过在网络中设置不同尺寸的卷积滤波器,对输入图像进行扫描,以提取特征信息。在通常情况下,较大尺寸的卷积滤波器能够捕获更多的特征信息。然而,在实际网络训练中,这可能影响训练效率,并引发

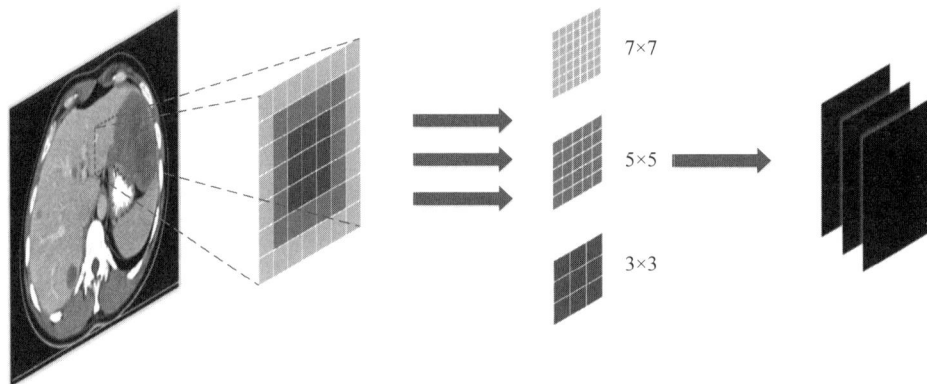

图 3-2　多特征提取(见彩图)

其他问题。

本研究探讨了图像特征信息的提取方法,采用融合不同尺寸卷积滤波器的策略。传统的 CNN 图像去噪模型通常在隐藏层中使用相同尺寸的卷积滤波器,但各隐藏层的滤波器尺寸可能不同。一般情况下,第一隐藏层用于浅层特征提取。本研究则在第一隐藏层采用不同尺寸的卷积滤波器,并引入了残差网络的跳跃连接机制,以连接相同尺寸的特征图。这样的设计使得每层的输入都包含前一层的输出,有助于特征在网络中的传输和学习。

采用残差网络结构有助于增加网络深度,并提高训练效率。本研究还将残差学习与 BN 相结合,以优化特征训练过程。所训练的医学 CT 图像去噪模型表现出良好的去噪效果。

研究中采用了 3 种尺寸的卷积滤波器(3×3、5×5、7×7),这些滤波器的尺寸均为奇数,且具有一个中心点。在卷积操作中,这些滤波器的中心点重叠在一起。这样的设计使得在训练数据集的医学 CT 图像上执行卷积操作时能够提取多个特征映射图,然后将其融合,实现多特征信息的提取。

3.2.3　特征提取卷积神经网络模型

对于输入的医学 CT 图像 Y,在数学上可等同于干净的医学 CT 图像 X 和噪声 V 的组合。一般的 CNN 图像去噪模型直接从输入图像映射到去噪后的近似干净图像。而本章中的网络模型则是针对噪声进行映射,最终得到去除噪声后的干净图像。

$$X = Y - \hat{V} \tag{3-1}$$

其中 X 代表干净图像,Y 代表输入的含噪声医学 CT 图像,$\hat{V}$ 是近似噪声。本章提出的 CNN 去噪模型结构如图 3-3 所示。这样一个网络结构提升了医学 CT 图像的去噪性能,整体的网络结构主要分为输入层、隐藏层、输出层。

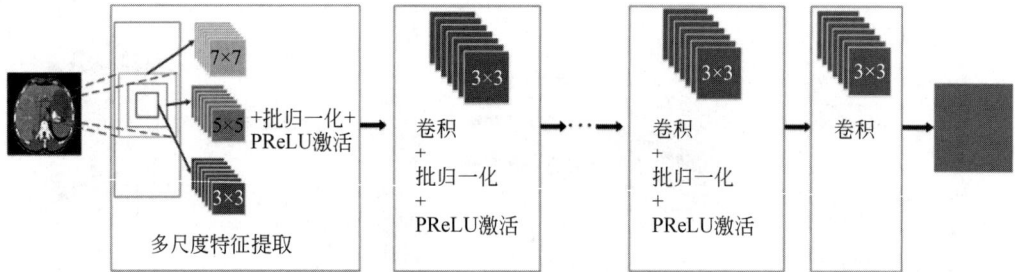

图 3-3   多特征提取 CNN 去噪模型图(见彩图)

网络的第一隐藏层主要采用了 3 种尺寸的卷积滤波器来提取图像的特征信息。隐藏层的网络设计采用了类似残差网络模块的结构。该模块由卷积操作、BN 和 PReLU 激活函数组成,并通过重复这些操作来增加网络的深度,达到深度卷积神经网络的效果。残差网络模块采用跳跃连接的方式,实现网络间的图像特征信息传递和学习,并且有助于缓解梯度消失等问题。跳跃式的特征信息传递有助于增强网络的图像特征学习能力。

本章采用 PReLU(parametric rectified linear unit)作为激活函数。一般的 CNN 模型通常使用 ReLU 激活函数,如图 3-4(a)所示。第一层卷积操作得到的特征映射图经过 PReLU 激活函数处理,如图 3-4(b)所示。

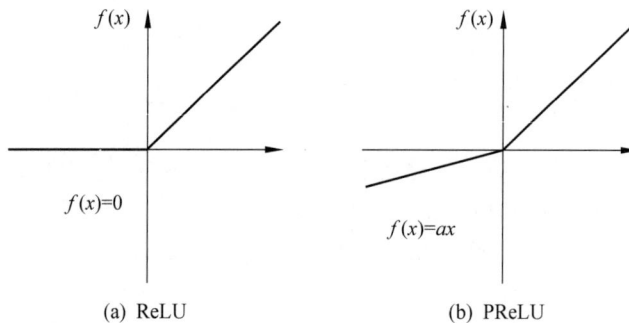

(a) ReLU   (b) PReLU

图 3-4   激活函数

PReLU 激活函数公式如下:

$$f(x) = \begin{cases} x, & (x > 0) \\ ax, & (x \leqslant 0) \end{cases} \tag{3-2}$$

在网络训练过程中,使用 ReLU 激活函数可能导致部分输入进入饱和区,进而阻碍权重更新,并引发输出偏移现象,即输出均值大于零。这两个问题共同影响了网络的收敛性。为改善这种情况,引入了 BN 技术。相较于 ReLU 激活函数,PReLU 激活函数引入

了一个参数 a,虽然增加了少量参数,但网络性能得到了提升。此外,PReLU 的收敛速度更快。

对于 BN 技术,假设在网络训练过程中,批块数据是 $\{x_1, x_2, \cdots, x_m\}$。对每批数据进行运算处理,使其分布等于全部训练数据的数据分布。对批块数据进行归一化处理的公式如下:

上一层输出数据的均值 μ_β(m 是训练样本一批的规模、x_i 是输入的数据):

$$\mu_\beta = \frac{1}{m} \sum_{i=1}^{m} x_i \tag{3-3}$$

上一层输出数据的标准差 σ_β^2 为

$$\sigma_\beta^2 = \frac{1}{m} \sum_{i=1}^{m} (x_i - \mu_\beta)^2 \tag{3-4}$$

归一化处理得到输出数据 $\hat{x}_i$(其中 ε 是任意接近 0 的值):

$$\hat{x}_i = \frac{x_i + \mu_\beta}{\sqrt{\sigma_\beta^2 + \varepsilon}} \tag{3-5}$$

对归一化处理数据后重构,得到 y_i:

$$y_i = \gamma \hat{x}_i + \beta \tag{3-6}$$

γ 和 β 是网络中学习的参数值,在网络训练过程中学习得到,并不断更新。最后一层采用一个包含 64 个大小为 3×3 的卷积滤波器来实现图像的重建输出。获取到一个噪声残差图像,针对噪声的学习采用残差 $R(v)$ 来近似。

网络模型的 CNN 深度(d)被设置为 17。在隐藏层的第 1 层进行多尺度特征提取。从第 2 层到第($d-1$)层,每一层采用 Conv+BN+PReLU 结构,即卷积、批归一化和激活函数 PReLU,其中卷积滤波器大小为 3×3,数量为 64 个,每层产生 64 个特征映射图。隐藏层最后一层采用 64 个大小为 3×3 的卷积滤波器,用于图像重建,生成医学 CT 图像中的噪声残差图像。

3.2.4　网络训练优化问题

在神经网络模型构建中,理论上随着网络层数的增加,性能有望提升,但同时训练和优化难度增加,收敛速率减缓。例如,在图像去噪网络模型中,增加网络层数可提高去噪性能。然而,在实际训练中,超过一定层数可能导致梯度消失和梯度爆炸等问题[91]。参数更新通过反向传播,可能出现前面隐藏层学习速率较慢、梯度消失问题。梯度爆炸可能由于网络权重初始化值较大。这些问题均受网络层数增加的影响,导致不同层间学习率差异。

深层网络可以理解为由许多非线性层堆叠而来,每一层非线性层可以视为一个非线性函数 $f(x)$,整个深层网络视为一个复合的非线性多元函数 $F(x)$。可以表示为

$$F(x) = f_n(\cdots f_3(f_2(f_1(x) \times \theta_1 + b) \times \theta_2 + b) \cdots) \tag{3-7}$$

在这个复杂的非线性函数中,旨在实现输入到输出的映射。通过优化深度网络寻找最佳权重,以最小化损失函数。在医学 CT 图像去噪的任务中,采用了残差学习方法来训练网络模型。医学 CT 图像的噪声残差是 V:

$$R(y_i; \Theta) \approx V \tag{3-8}$$

为了能够学习训练中的参数 Θ,在损失函数 $L(\Theta)$ 中,$R(y_i; \Theta)$ 表示网络模型学习到的近似噪声残差。$(y_i - x_i)$ 表示真实医学 CT 图像噪声,y_i 是真实含噪声图像。具体公式如下:

$$L(\Theta) = \frac{1}{2N} \sum_{i=1}^{N} \|R(y_i; \Theta) - (y_i - x_i)\|_F^2 \tag{3-9}$$

$\{y_i - x_i\}_{i=1}^N$ 是训练数据集中 N 张{噪声图像,干净图像}训练图像对。

本章中引入了 BN 到神经网络中,利用随机梯度下降(stochastic gradient descent,SGD)方法来提高网络训练的效率,并避免过拟合等问题。同时,BN 也解决了神经网络训练中由于输入数据分布不均匀导致各层学习速率不稳定的问题,从而改善了深层网络中出现的内部协变量偏移(internal covariate shift)现象[92]。网络采用 mini-batch 训练方式,而 BN 通过规范化和线性变换,使得每一层网络输入数据的均值和方差都在一定范围内,有利于提升整个神经网络的学习速率[93]。

在网络中,前面层的网络参数需要不断调整,以适应输入数据分布的变化,降低网络的学习速率。同时,网络训练过程容易陷入梯度饱和区,减缓了网络的收敛速度。为改善这些问题,我们引入了 BN。BN 具有一定的正则化效果,有助于解决这些问题。

3.3　基于多特征提取的算法实现与实验

3.3.1　图像去噪性能评价指标

PSNR 是描述信号最大可能功率与影响其精度的噪声功率之比的工程术语。PSNR 广泛用于研究最大信号值与背景噪声之间的关系。为了评估图像处理的质量,通常会参考 PSNR 值来判断处理后图像的满意程度。

由于许多信号具有广泛的动态范围,PSNR 的单位是分贝(dB)。PSNR 在图像领域中常用于图像压缩和图像去噪等。作为一种信号重建后的质量测量方法,PSNR 的定义基于 MSE。

基于像素点之间的误差敏感性,PSNR 通常用于评估图像去噪处理后的质量。由于未考虑人眼视觉特性,PSNR 对空间频率较低的对比差异更为敏感,而对亮度和色度的敏感度较低。人眼感知某区域的结果受邻近区域影响,导致评价结果与主观感觉不一致。

3.3.2　实验训练图像数据集

完成神经网络模型的构建后,下一步是进行实验训练。数据集的选择对于模型的性能至关重要,特别是在医学 CT 图像处理领域,尤其是噪声处理方面。为确保模型具有真实的去噪性能,数据集的样本选择应具有随机性,并且应包含患者的真实医学 CT 图像。这样的训练数据集将为模型提供足够的信息,以适应真实世界中的医学图像。通过深度学习技术训练得到的去噪模型可用于提升医疗诊断水平,为临床医生提供更准确的影像诊断支持。这也是本章研究的主要目标。

本章采用的医学 CT 图像训练数据集源自 TCIA,这是一个公开共享的医学图像数据库,主要用于疾病的诊断和分析。获取的医学图像以 DICOM 格式存储,经过处理后转换为 JPG 格式。同时,为了方便实验训练和去噪测试处理,这些图像也被转换为灰度图像。

在本研究中,我们从 TCIA 中选择了 QIN_LUNG_CT 数据集,其中包含 3499 张医学 CT 图像作为训练数据集,以及 310 张医学 CT 图像作为测试数据集。这些图像的尺寸为 512×512 像素。图 3-5 和图 3-6 展示了医学 CT 图像训练数据集以及含有高斯噪声的医学 CT 图像数据集的示例。

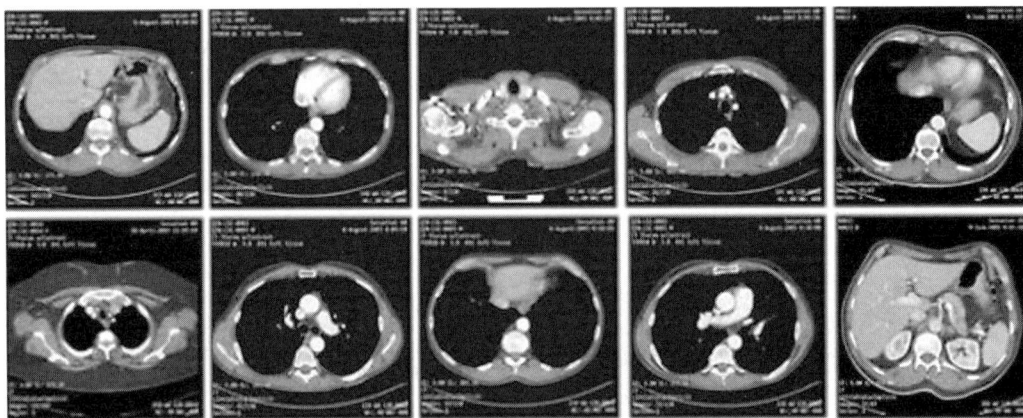

图 3-5　训练初始图像

干净的医学 CT 图像和含噪声的医学 CT 图像细节如图 3-7 所示。从图 3-8 中可以明显观察到噪声图像中的细节与干净图像的细节表现对比。

在实验中,我们将数据集按照 80% 用于训练、10% 用于验证和 10% 用于测试。为确保神经网络在医学 CT 图像上的去噪效果真实可靠,我们从原始医学 CT 图像数据集中随机选取测试数据集。在神经网络去噪性能测试阶段,我们使用未参与训练的测试数据集,以确保得到的去噪结果具有高度真实性。图 3-9 展示了用于测试的医学 CT 图像数据集。

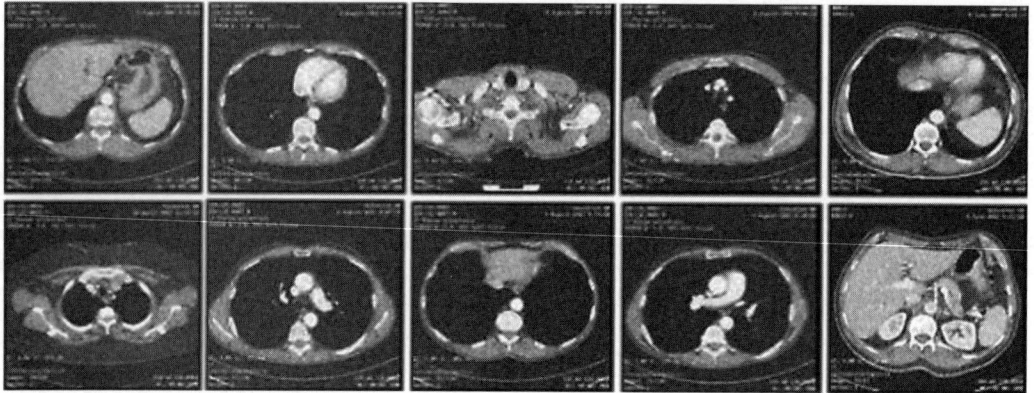

图 3-6　含噪声训练初始图像

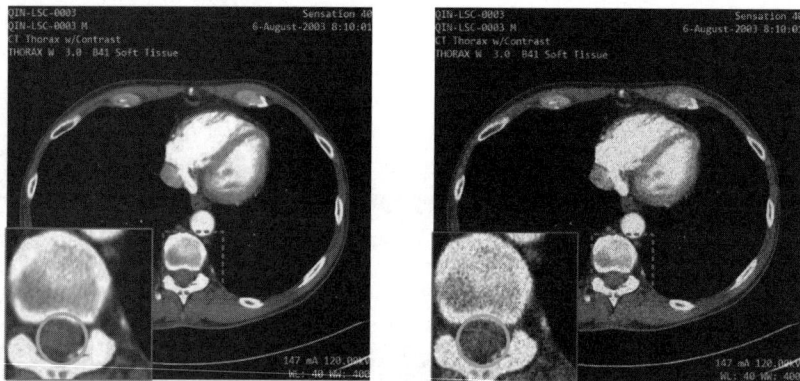

图 3-7　局部噪声细节特征 1

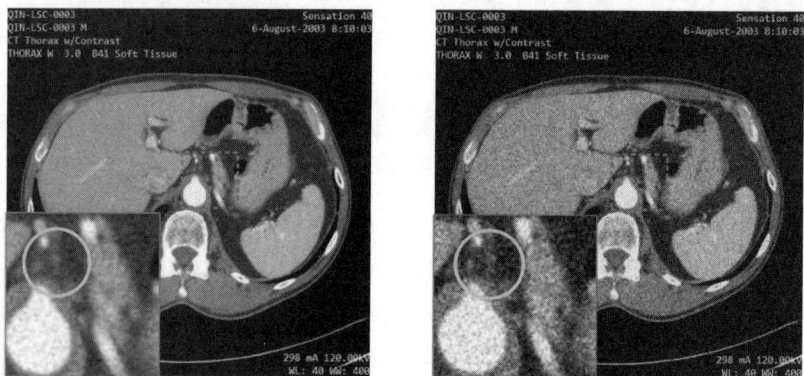

图 3-8　局部噪声细节特征 2

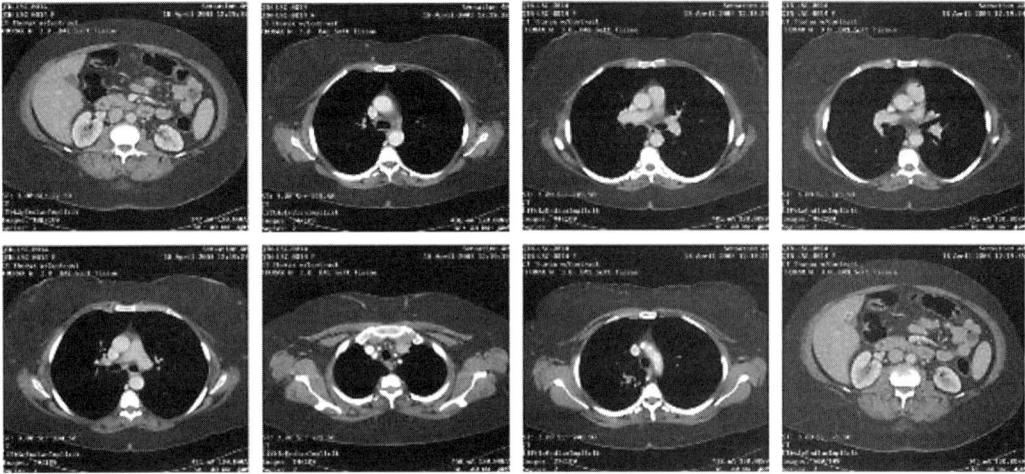

图 3-9　测试图像

3.3.3　实验训练环境

实验中使用的计算机硬件配置包括显卡 RTX2080 图形处理器、i9-9900k CPU（3.60GHz）、32GB RAM。CUDA 版本为 V10，使用 NVIDIA GPU Computing Toolkit。实验训练采用 TensorFlow 深度学习框架，在 Windows 10 操作系统上进行。其他相关测试实验在 Matlab 2016b 上进行。

3.3.4　实验训练阶段

在实验研究中，网络训练的批尺寸设定为 8。批尺寸的选择对训练效率、每个训练轮次（epoch）所需时间以及梯度平滑度都有影响。通过不断测试和调整，最终确定将批尺寸设置为 8，以更好地保证训练效率。在每次迭代训练中，从医学 CT 图像数据集中随机抽取图像，其分辨率为 512×512 像素。这些图像经过 3 种尺寸的卷积滤波器进行卷积操作，提取不同的图像特征信息。在训练过程中，我们为图像添加了不同噪声水平的高斯噪声。最终，通过训练得到了适应不同噪声水平的医学 CT 图像去噪网络模型。

网络模型的训练迭代过程涉及参数的更新，使用了反向传播算法。该算法主要包括激励传播和权重更新两个环节，通过迭代循环直至网络模型的输出达到预设目标范围。训练过程包括正向传播和反向传播两个阶段。

在正向传播阶段，输入图像经过输入层传递至隐藏层，逐层处理并最终输出至输出层。损失函数以期望输出与实际输出之间的误差平方和形式计算。

在反向传播阶段,根据损失函数对每个神经元权值的偏导数,计算出损失函数对权值向量的梯度。网络模型通过多次迭代训练来更新参数,最终使误差逼近期望值。

在训练过程中,损失函数 $L(\Theta)$ 的计算公式如下:

$$L(\Theta) = \frac{1}{2N} \sum_{i=1}^{N} \| R(y_i ; \Theta) - (y_i - x_i) \|_F^2 \qquad (3-10)$$

损失函数中 Θ 代表的是训练参数,N 是训练数据集中图片总数量。y_i 表示训练数据集中一张含有噪声的图像,x_i 代表的是相对应的不含有噪声的干净图像。图像中实际噪声为 $(y_i - x_i)$。损失函数的期望值计算,通过估计的噪声残差 $R(y_i, \Theta)$ 与图像中真实噪声的平方误差来实现。

在训练过程中,我们使用了 Adam 优化算法来计算网络损失函数。神经网络训练采用了随机梯度下降(SGD)。网络结构中的权重初始化采用高斯分布,每个卷积层的权重初始化为均值为 0、标准差为 0.01 的高斯分布,偏置初始化为 0。将训练的迭代轮训次数(epochs)设置为 100。图 3-10 显示了在迭代训练过程中损失函数(loss)的变化情况,从初始训练阶段损失函数较高,经过一定阶段后损失函数逐渐稳定,并最终趋于某个稳定值附近。

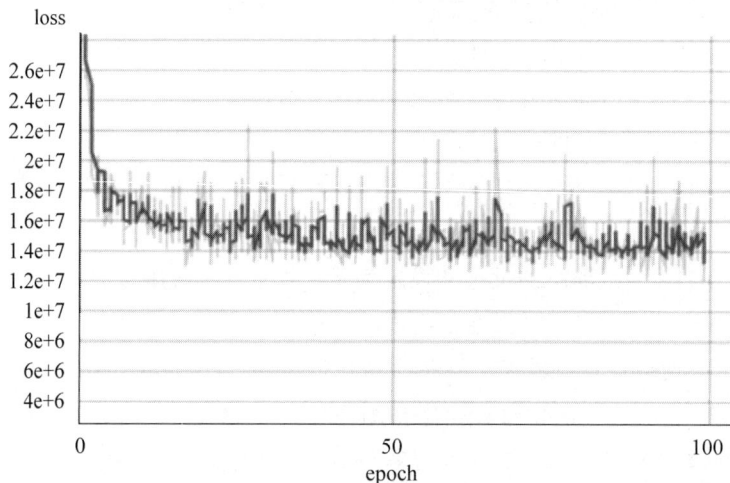

图 3-10　损失函数 loss 值

在医学 CT 图像的训练过程中,将训练结果保存为图像形式,具体展示在图 3-11 和图 3-12 中。随着训练迭代的进行,通过对神经网络参数的更新和优化,我们观察到神经网络模型的去噪性能得到了改善。

在网络训练中,我们实施了图像的多特征提取和融合,其中图 3-13 展示了噪声的提

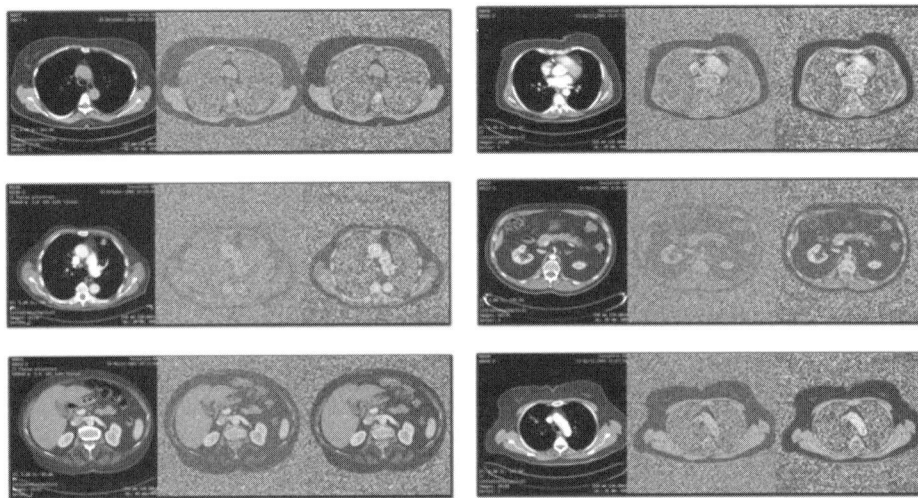

图 3-11　训练阶段图像

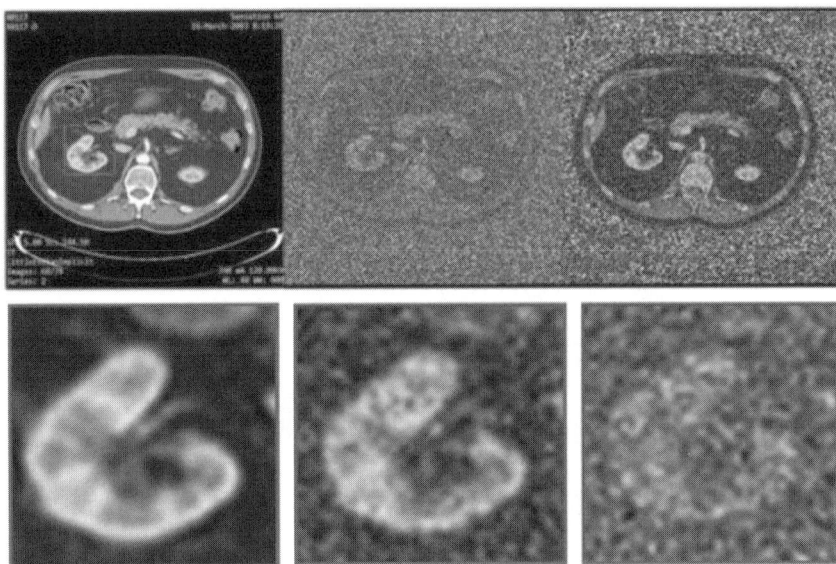

图 3-12　训练阶段图像细节

取和映射过程。在神经网络的隐藏层第一层中,实现了图像的多特征提取和特征融合,获得了神经网络学到的噪声残差映射图像。神经网络的隐藏层最后一层即为医学 CT 图像去噪模型的最终层。

(a)

(b)

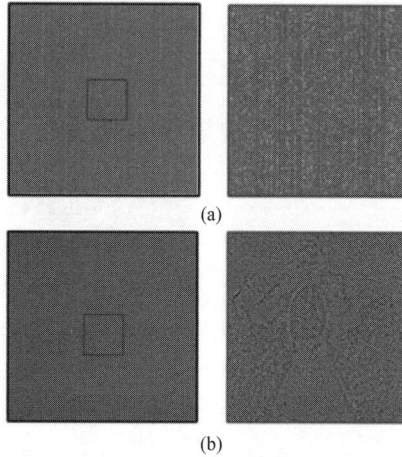

图 3-13　多特征提取的噪声残差图像

3.4　实验结果分析与对比

3.4.1　实验结果分析

本节将采用 PSNR 评价指标,对医学 CT 图像去噪的结果进行评价。

本研究采用了 TCIA 中 QIN_LUNG_CT 的医学 CT 图像数据集进行实验测试,图 3-14

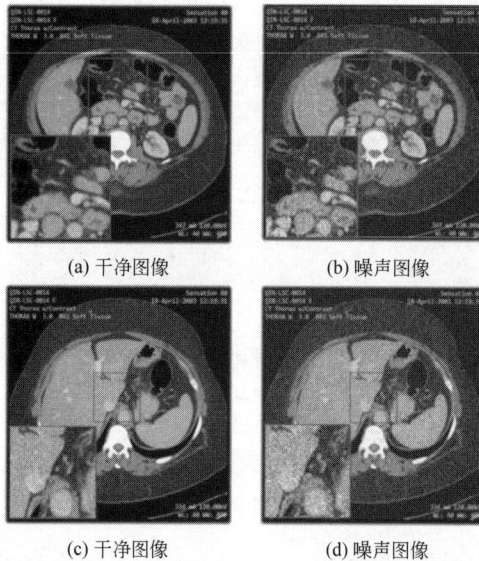

(a) 干净图像　　　　　　　　(b) 噪声图像

(c) 干净图像　　　　　　　　(d) 噪声图像

图 3-14　含噪声测试医学 CT 图像

展示了医学 CT 图像原图和噪声图像的局部细节。这些测试图像未参与神经网络训练，以确保所得网络模型在去噪性能上的真实性。表 3-1 和表 3-2 呈现了在不同噪声水平下，对测试数据集中两张医学 CT 图像使用不同去噪方法后得到的 PSNR 值。本章所提出的方法与 BM3D、KSVD、MLP、DnCNN 算法进行了对比。从表 3-1 和表 3-2 中可见，本章提出的算法在 PSNR 值上均有显著提升。通过视觉展示，医学 CT 图像的去噪效果得到了改善，在部分噪声水平下，PSNR 提升约 1dB。图 3-15 和图 3-16 的折线图直观显示了本章提出的算法在 PSNR 值上的提升。

表 3-1　第 1 张测试图像 PSNR 值

噪声/方法	BM3D	KSVD	MLP	DnCNN	本章方法
$\sigma = 10$	32.7478	32.1725	—	32.8587	33.5329
$\sigma = 25$	28.8863	27.3289	28.1337	28.3079	30.0043
$\sigma = 35$	27.8699	25.8751	27.2405	27.0701	28.8268
$\sigma = 45$	25.9277	24.8134	—	25.9761	27.123
$\sigma = 50$	25.2977	24.2438	24.7488	25.5047	26.2752
$\sigma = 55$	24.7073	23.8224	—	24.9803	25.3256
$\sigma = 60$	24.1746	23.3041	—	24.4842	24.7038
$\sigma = 65$	23.6927	22.9711	23.5367	24.0439	24.2

表 3-2　第 2 张测试图像 PSNR 值

噪声/方法	BM3D	KSVD	MLP	DnCNN	本章方法
$\sigma = 10$	32.3903	31.8084	—	32.4924	33.8329
$\sigma = 25$	27.7625	26.8647	27.7109	27.9377	29.1835
$\sigma = 35$	26.4167	25.4977	26.6592	26.7011	27.6094
$\sigma = 45$	24.7947	24.4729	—	25.7058	26.9334
$\sigma = 50$	24.2345	24.0231	24.4566	25.2627	25.8851
$\sigma = 55$	23.7054	23.5791	—	24.7668	25.8581
$\sigma = 60$	23.2292	23.1639	—	24.3081	25.1872
$\sigma = 65$	22.7951	22.8029	23.3278	23.8954	24.3064

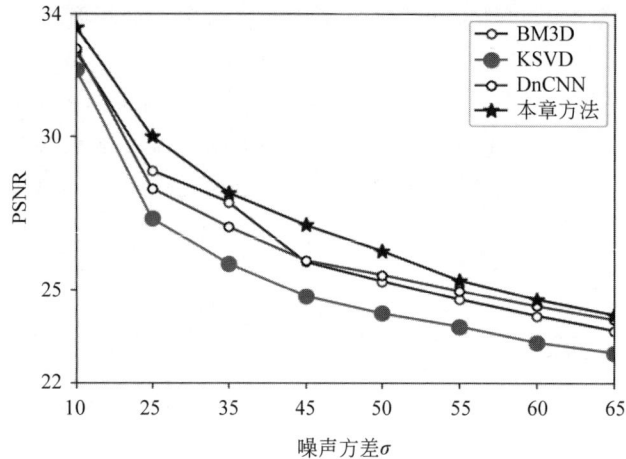

图 3-15 第 1 张测试图像 PSNR 值

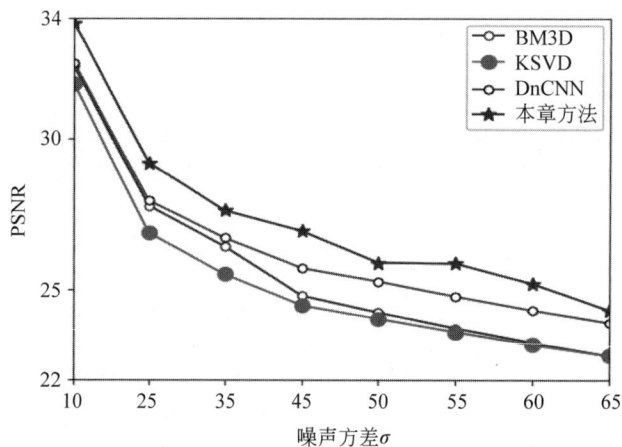

图 3-16 第 2 张测试图像 PSNR 值

3.4.2 与其他去噪网络对比实验

　　根据实验结果,本章提出的去噪方法在图像质量上优于其他算法,如图 3-17 所示。图中对比了 4 种不同的去噪方法,在选定的测试图像上进行了局部放大,以展示图像细节。从去噪效果来看,本章方法在保留图像边缘、纹理细节方面表现更好,同时图像更清晰,饱和度更高。本章采用了多特征提取方法,将其应用于神经网络的输入层,有利于网络后续层学习更多图像特征。在网络的隐藏层中,采用了残差模块结构,将图像多特征映射信息传递至残差模块。这样不仅保证了网络的深度,还提高了网络对图像特征的学习能力。

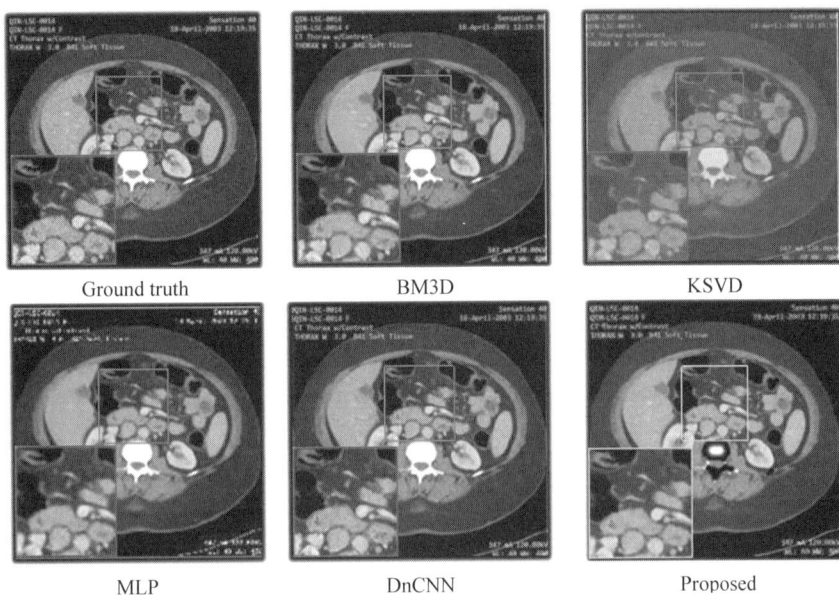

图 3-17　不同去噪算法去噪效果对比

3.5　本章小结

　　CT 检查在医学检测和辅助诊断中得到广泛应用。医生通过分析医学 CT 图像来进行患者诊断。然而,由于 CT 设备在构建图像时可能引入干扰,导致图像中存在噪声。这些噪声可能干扰医生的图像解读,影响临床诊断。因此,研究医学 CT 图像的噪声去除成为图像处理中的关键问题,也具有重要的研究价值。

　　在 CT 图像构建中,通常为减少患者辐射剂量,采用了低辐射剂量。然而,低剂量的医学 CT 图像可能伴随大量噪声。本章提出基于 CNN 和多特征提取的医学 CT 图像去噪算法。通过实验仿真和对比分析验证了本章提出的算法在医学 CT 图像去噪方面的可行性和效果。

　　本章用于神经网络训练的数据集是公开的医学 CT 图像数据集,这样训练获取到的网络模型对于 CT 图像处理具有针对性。本章所做的工作可以展示为如下几点。

　　(1) 结合当前研究热点,将深度学习技术应用于医学 CT 图像处理中,展现了技术的实际运用。其中包括 CNN 和多特征提取。在多特征提取方面,本章采用了多个尺寸的卷积滤波器进行卷积操作,将获得的特征信息进行融合。

（2）在构建神经网络时，采用残差网络模块设计可有效提升网络的训练效率，并降低训练计算的复杂度。

（3）将原始图像整体训练学习的方法转为对医学 CT 图像中的噪声残差直接进行学习，有助于减少非噪声图像特征对训练的干扰。

（4）通过实验仿真验证了本章算法的可行性，并将其与其他医学 CT 图像去噪算法进行了比较。结果显示，该算法使图像的直观视觉效果和评测指标均有显著提升。

第 4 章　基于 U-Net 和多注意力的低剂量 CT 图像去噪方法

基于 U-网络和多注意机制,本章提出了一种新的低剂量 CT 图像去噪方法。为了在 CT 图像中获取不同的特征信息,提出了 3 种注意力模块。局部注意力模块,对特征图的周围信息进行局部定位,并从特征图提取的上下文中计算每个像素。多特征通道注意力模块,可以自动学习和提取特征,抑制一些无效信息,并根据不同的任务对特征映射中的每个通道添加不同的权重。分层注意力模块,允许深度神经网络提取大量的特征信息。本研究还引入了增强型学习模块,通过叠加多层卷积层、批处理归一化层、激活函数层来增加网络深度,从而学习并保留图像中的详细信息。实验研究表明,该方法在 PSNR 和 SSIM 评价指标上能够有效去除 CT 图像中的噪声,提高图像质量。在 QIN_LUNG_CT 数据集上,$\sigma = 10$ 的 PSNR 为 34.7329,SSIM 为 0.9293;在 2016 NIH-AAPM 梅奥诊所低剂量 CT 挑战赛数据集上,PSNR 为 28.9163,SSIM 为 0.8602。

4.1　相关网络模型

4.1.1　U-Net 网络

全卷积神经网络在图像处理中应用广泛,但存在细节信息遗漏问题。Ronneberger 等[94] 提出的 U-Net,不仅在生物医学分割领域表现出色,还用于 CT 图像去噪。进一步,基于 U-Net 的成功经验开发了 MDD-U 网络,有效提取 LDCT 图像投影域特征,直接应用于投影去噪。

U-Net 作为图像处理的卷积网络结构,在医学图像分割和超分辨率重建领域得到应用。然而,在处理大数据集时,由于存储容量限制,U-Net 难以学习图像特征细节,且生成图像易受棋盘效应(checkerboard artifacts)影响[95],在图像合成方面表现不佳。

U-Net 网络结构包括自顶向下的收缩路径(contracting)和自底向上的扩展路径(expanding path),形成 U 型。收缩路径捕获上下文信息,扩展路径定位感兴趣区域。收缩路径包含 3 个块,每个由两个 3×3 卷积层(无填充)和一个 2×2 最大池化层(步长 2)组成,使用 ReLU 激活函数。扩展路径同样包含 3 个块,每个包括一个 2×2 上采样卷积层(ReLU 激活)和两个 3×3 卷积层,加入对应收缩路径裁剪特征图。网络末端是 1×1 卷积层,将通道特征向量转化为分类结果。U-Net 共 23 层卷积层,能处理任意形状大小图片,尤其是大型图片。扩展路径有助于识别、定位、分割目标对象。图 1-7 展示 U-Net 网络结构,包括层名称、过滤器数量、过滤器/池大小、特征图尺寸及连接层。

U-Net 结构通过融合其收缩路径的细节信息和扩展路径的全局信息实现了图像处理的精确性。然而,由于收缩路径底部的输出图像尺寸较小,仅包含全局信息,使得其卷积核既需处理细节又需提取全局信息,可能导致参数冗余和特征提取效率降低。初期,尽管 U-Net 在生物医学图像领域取得了准确结果,其庞大的网络结构导致训练过程缓慢,对于特征不明显的医学图像处理较为困难,使得传统方法如形态学操作更受青睐。但随着计算机硬件的发展,神经网络训练速度和精度得到提升,U-Net 的应用范围也随之扩大。

4.1.2 注意力机制

深度神经网络,特别是 CNN,在数据驱动应用中表现出色,但处理稀疏数据时易过拟合,泛化能力不足。近年来,注意力机制因其模仿人脑和视觉系统的原理,在计算机视觉和图像处理中广泛应用,有效提升模型性能。该机制通过限制参数数目,融合多模态数据特征及学习多尺度特征,使网络专注于数据的关键部分,进而构建高性能架构。基于注意力机制的网络含功能和注意两分支,前者提取特征,后者量化特征重要性。不同数据类型开发了适应其特性的注意力机制,如 RNN 的恢复注意力和图像分析中的注意力掩码。注意力机制的引入极大丰富了网络能力,在减少过拟合和提高准确性方面展现潜力。

1. 通道注意力机制

二维卷积神经网络在处理图像尺度空间和通道维度时,通道注意力机制作为轻量级模型,有效减少计算量并提升性能。SE-Net[96] 通过 SE-block 学习不同通道间联系,突出重要特征,降低无关信息影响,展现出卓越的 ImageNet 分类性能。SE-block 结构在卷积层间引入旁路分支,先进行全局池化的压缩操作,再通过 bottleneck 结构和 Sigmoid 函数生成权重,使网络根据任务调整通道关注度。此机制广泛应用于 CNNs,如 SKNet[97] 融合通道权重和多分支结构,以提高性能,Stollenga 等[98] 提出的硬注意力机制通过关注过滤器改善分类。通道注意力机制因其在性能提升方面的显著作用而备受关注。

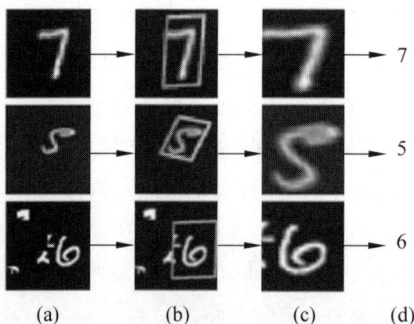

(a)　　　(b)　　　(c)　　　(d)

图 4-1　基于空间注意力机制分类结果图

2. 空间注意力机制

空间注意力模型旨在图像处理任务中,通过识别并强调网络关键部分提升关键空间特征的表现能力。如图 4-1 所示,其核心机制是将特征图中的空间信息转换至新的空间,同时保留重要特征,为各区域赋予不同权重,以突出重要信息,并减少无关信息干扰。这种机制在神经网络处理图像任务时提升了专注度和效率。

Mnih 等[99]提出的 RNN 空间注意力模型利用瞥视窗口作为输入,通过网络内部状态选择聚焦位置,在动态环境中生成控制信号。Jaderberg 等[100]于 2015 年提出空间 Transformer 网络(spatial transformer networks,STN),如图 4-2 所示,该网络通过引入显式空间不变性来增强 CNN,超越了与池化层相关的隐式平移不变性,有效地处理图像任务如定位和分割。STN 作为可完全微分的层,可插入卷积网络任意位置,学习输入特征映射的转换参数,优化指定损失函数。其包括定位网络、网格生成器和采样器 3 部分,定位网络回归变换参数,以优化损失函数,网格生成器产生输入图像的正则坐标,采样器映射变换后的输入特征。继 Jaderberg 之后,研究者们还提出了逆组合空间 Transformer 网络(inverse compositional spatial transformer networks,IC-STN)[101]等扩展。

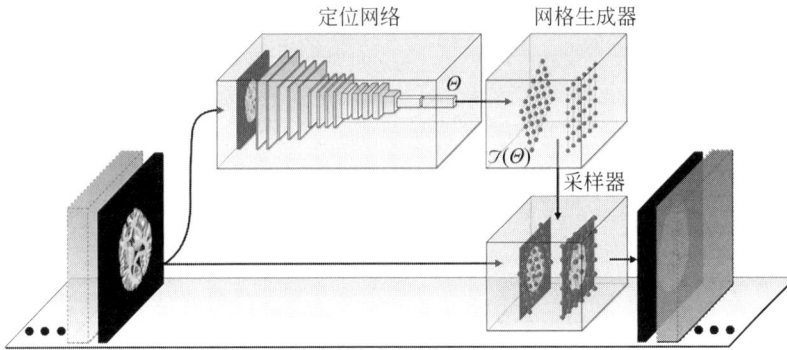

图 4-2　空间 Transformer 网络

3. 非局部注意力机制

在深度神经网络中,获取长程依赖关系是非常重要的,它有利于视觉理解问题。将自注意机制应用到计算机视觉任务中解决了这个问题,并进一步提出了一种非局部神经网络注意机制。非局部神经网络中提出了非局部模块的结构,该结构是用于非局部信息统计的注意模块。非局部模块的数学公式如式(4-1)所示:

$$y_i = \frac{1}{C(x)} \sum_{\forall j} f(x_i, x_j) g(x_j) \tag{4-1}$$

在式(4-1)中,x 代表输入信号,在计算机视觉中一般是特征图(feature map),i 代表输出的位置,y 代表输出信号,函数 f 表示 i 和 j 之间的相似度,函数 g 用于在 j 位置的计算特征图,$C(x)$ 表示影响因子。

受非局部均值滤波启发,研究者开发了一种鲁棒、轻量的非局部操作算子,适用于神经网络。该算子通过计算特征图内部空间点间的关联矩阵构建非局部模块实现注意力掩模,有效聚合上下文信息。尽管这种非局部操作能快速捕获长距离依赖关系,但在处理大尺寸输入特征图时效率较低,且可能忽视空间距离。为解决这些问题,研究者改进非局部方法,结合通道注意力,提出了混合注意力模型,优化了CNN的性能。

4. 混合注意力机制

Sanghyun Woo 等[102]提出了一种轻量级的集成在卷积神经网络中的注意力模块 (convolutional block attention module,CBAM),如图 4-3 所示,有效融合了通道注意力机制和空间注意力机制。该模块可集成于各类 CNN 架构(如 ResNet、MobileNet)中,以增强其表征能力。CBAM 的目标是引导 CNN 模型关注重要信息特征,同时抑制冗余信息。其设计核心是串联结合通道注意子模块和空间注意子模块,以强调 CNN 卷积层中的特征在通道和空间维度的重要性。CBAM 通过结合通道和空间注意力模块推理出混合注意力图,生成更精细的特征图。

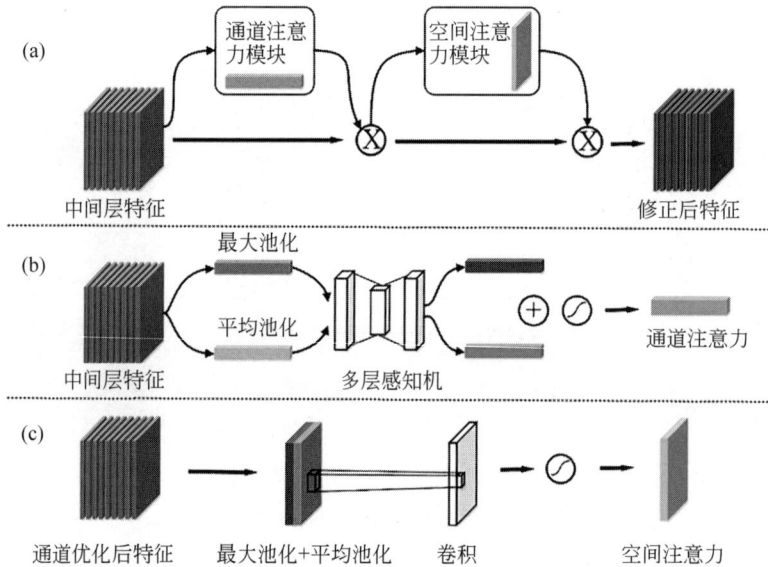

图 4-3 CBAM 及其子模块的体系结构

4.2 基于 U-Net 网络和多通道多注意力机制的去噪网络

本研究在 U-Net 模型基础上,针对其在肺部 CT 图像去噪方面的局限性进行改进,引入局部注意模块、多特征通道注意模块及层级注意模块。这些模块集成于 U-Net 的收缩和扩张路径中,配合增强学习模块,有效提升网络识别关键特征的能力,并通过特征图合并策略构建了本章的改进型 U-Net 网络结构,详见图 4-4。

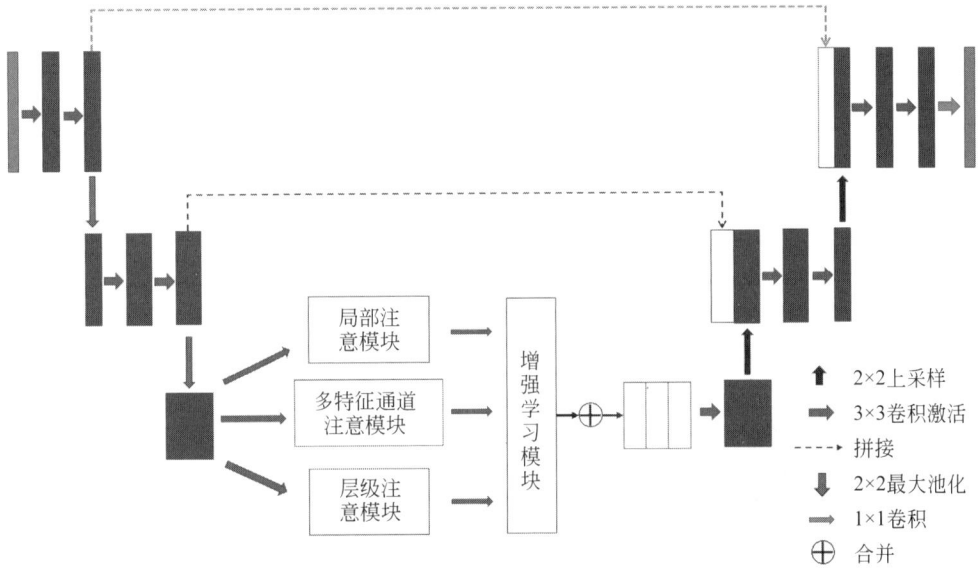

图 4-4　本章整体网络结构框架图(见彩图)

本研究基于 U-Net 网络构建的去噪网络,其收缩路径包含两个模块,每个模块由两个 3×3 的无填充卷积层和一个 2×2 的步长为 2 的最大池化层组成,且每个卷积层后接 ReLU 激活函数,以实现原始图像的降采样。扩展路径同样由两个模块组成,每个模块包括一个 2×2 的卷积层(激活函数为 ReLU)和两个 3×3 的卷积层,以及相对应收缩路径的特征图融合。去噪网络的末端是一个 1×1 卷积层。研究中在 U-Net 的收缩路径和扩张路径之间引入局部注意模块、多特征通道注意模块及层级注意模块,并在每个注意力模块后加入增强学习模块,以合并增强后的特征图并传递至扩展路径。

本章将详细阐述这一基于 U-Net 网络及多通道多注意力机制去噪网络中各模块的原理,并具体描述局部注意模块、多特征通道注意模块和层级注意模块的机制及作用。

4.2.1　局部注意模块

在临床诊断分析中,肺部 CT 图像的某些局部结构,如空洞征象[103],对于准确的医学诊断至关重要。空洞是肺部的一个充满气体的空间,通常由切除病变或坏死部分细支气管树后的引流形成。其特征为内壁厚度超过 1mm,直径大于 5mm,有时包括液面。空洞可能是化脓性坏死、干酪性坏死、缺血性坏死、肺结构囊性扩张等疾病过程的结果,也可由恶性过程中的坏死和液化导致。在肺部病变发展和治疗过程中,空洞的出现和变化是关键指标。

鉴于此,本章提出局部注意模块,旨在强调肺部 CT 图像中的细节特征,以提升去噪效果。该模块的设计受到 U-Net 网络结构的启发,结合了降采样和升采样过程。在收缩路径中,有两个模块,每个模块由两个 3×3 卷积和一个 2×2 最大池化组成,卷积后使用 ReLU 激活函数。每次降采样后,特征图的通道数翻倍,尺寸变化明显。扩展路径与此类似,也由两个模块组成,每个模块开始时通过反卷积扩大特征图尺寸,同时减少通道数,然后与收缩路径中对应的特征图合并。

在局部注意模块中,为了让像素的通道中可以保留更多的局部信息,因此在收缩路径和扩展路径之间对称位置添加图 4-5 所示的结构,对收缩路径中第一个模块输出的特征图进行尺寸压缩,将特征图中每一个通道上的二维数据收缩为一维数据,即将收缩路径中第一个模块的特征图 $F \in \mathbb{R}^{H \times W \times C}$ 压缩 $N \times C$ 的尺寸,即 $F' \in \mathbb{R}^{N \times C}$,其中 $N = H \times W$。将第一个 F' 转置后和第二个 F' 进行矩阵交叉相乘,得到 F'',其中 $F'' \in \mathbb{R}^{C \times C}$,将相乘得到的 F'' 经过 Softmax 函数得到 F_s,其数学公式如式(4-2)所示:

$$F_{s_{ij}} = \frac{\exp(F''_{ij})}{\sum_{i=1}^{C} \exp(F''_{ij})} \tag{4-2}$$

其中 $F_{s_{ij}}$ 表示特征图 F_s 中第 i 行第 j 列的值。将第 3 个 F' 和 F_s 进行矩阵交叉相乘,将相乘之后得到的特征图进行维度变换,得到 F''',其中 $F''' \in \mathbb{R}^{H \times W \times C}$。最后将特征图 F''' 拼接到局部注意模块中对称位置收缩路径的模块上。

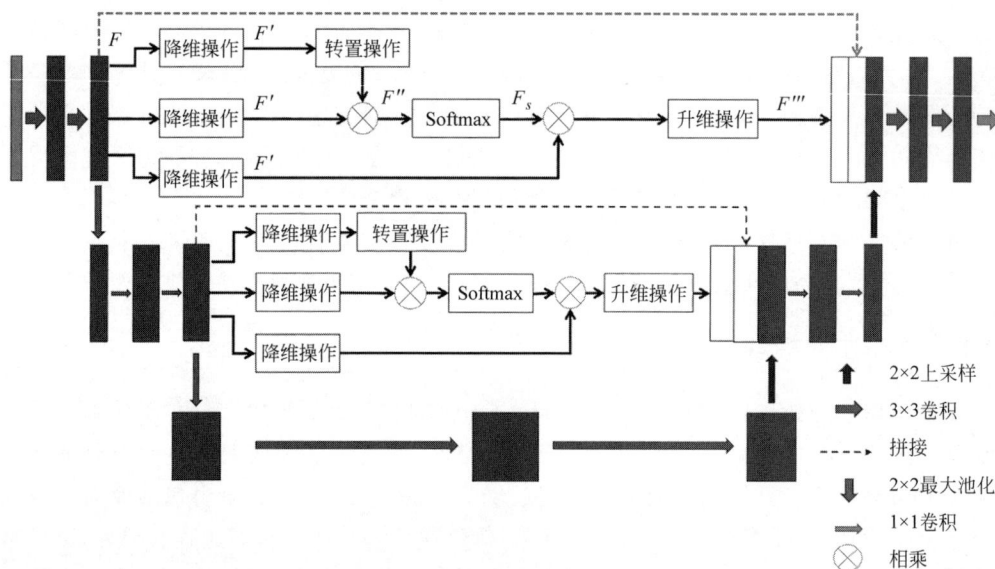

图 4-5　局部注意模块的具体结构

4.2.2　多特征通道注意模块

早期发现肺部疾病对于提升患者生存率至关重要。然而,初期肺部病变在 CT 图像中的表现通常不明显[104],诸如肺结节的识别便需要放射科医生的高度关注,因其密度可能与其他肺部结构相似。计算机辅助检测系统被提出作为辅助工具,以解决传统图像读取中遇到的困难,其中精确界定 CT 图像中的候选特征边界尤为关键。此外,显著特征的提取在候选区域分析中也极为重要。特征提取通常通过传统手工方法进行,但此过程复杂且耗时。鉴于此,我们通过深度学习技术在去噪后的 CT 图像中开发一个轻量级模块,以自动学习和提取特征,并抑制无效信息。本研究引入的多特征通道注意模块受到 SE-Net 结构的启发,基于对不同卷积核提取的特征进行加权得到的特征图,为不同的诊断任务在特征图的各个通道上施加不同的权,如图 4-6 所示。

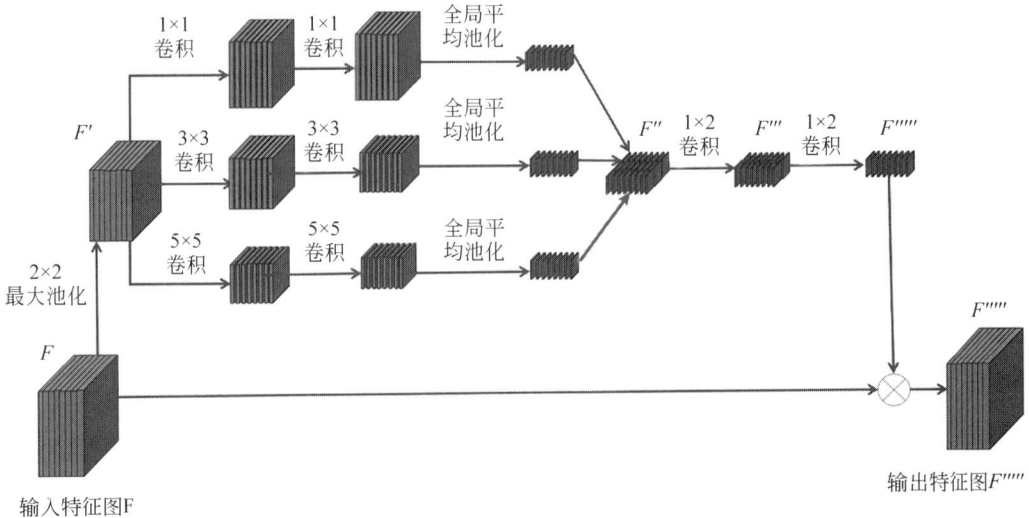

图 4-6　多特征通道注意模块结构图

该模型的网络结构是在一个前向通道上插入一个旁路分支,在该分支上对输入特征图 $F(F \in \mathbb{R}^{H \times W \times C})$ 使用 2×2 最大池化进行降采样,得到 $F'(F' \in \mathbb{R}^{(\frac{H}{2}) \times (\frac{W}{2}) \times C})$。在图像处理过程中,CNN 相当于对图像中的特征信息进行学习。一般来说,不同尺寸的卷积滤波器会提取到不同范围内的特征信息。在网络模型中,通过设置不同尺寸大小卷积滤波器来对输入图像进行扫描,获取特征信息。由此本节对 F' 使用三种尺寸大小的卷积滤波器提取特征,分别是 1×1、3×3、5×5 的卷积滤波器。在每个通道上使用两层 Conv + ReLU,考虑到注意力模块需要轻量级、可嵌入,因此在卷积运算时不进行补零操作(padding 为 0)。通常,邻域大小所造成的估计值方差增大是导致特征提取发生误差的重要原因之一,为了减少邻域大小受限的影响,在两层 Conv＋ReLU 之后使用平均池化,池化后得到 3 个尺寸为 $1×1×C$ 的特征图,将这 3 个特征图在 W 维度进行拼接,得到 F'' ($F''∈\mathbb{R}^{1×3×C}$),合并后的特征图 F'' 在每一个通道上都含有不同卷积滤波器所提取的特征信息,实现对不同尺寸的卷积滤波器卷积操作后获取到的特征图信息进行融合。然后使用 $1×2$ 的卷积核进行卷积,再经过 ReLU,得到的特征图尺寸为 $1×3×C$,再使用 $1×2$ 的卷积核和 ReLU,就得到特征图 F'''' ($F''''∈\mathbb{R}^{1×1×C}$)。特征图 F'''' 和输入特征图 F 具有相同的通道数,在输入特征图每个通道的二维数据乘上 F'''' 中对应通道上的数,得到输出特征图 F'''''。

4.2.3 层级注意模块

为解决传统注意力模块在保持轻量级的同时忽视网络深度的问题,本章提出层级注意模型。该模型旨在不增加过多计算负担的前提下,通过深层网络结构提取更丰富的特征信息。虽然深度卷积网络可能引发梯度消失或爆炸问题,但本模型通过层级化设计有效融合了网络深度与轻量级的优势,确保了信息的充分提取和有效利用,如图 4-7 所示。

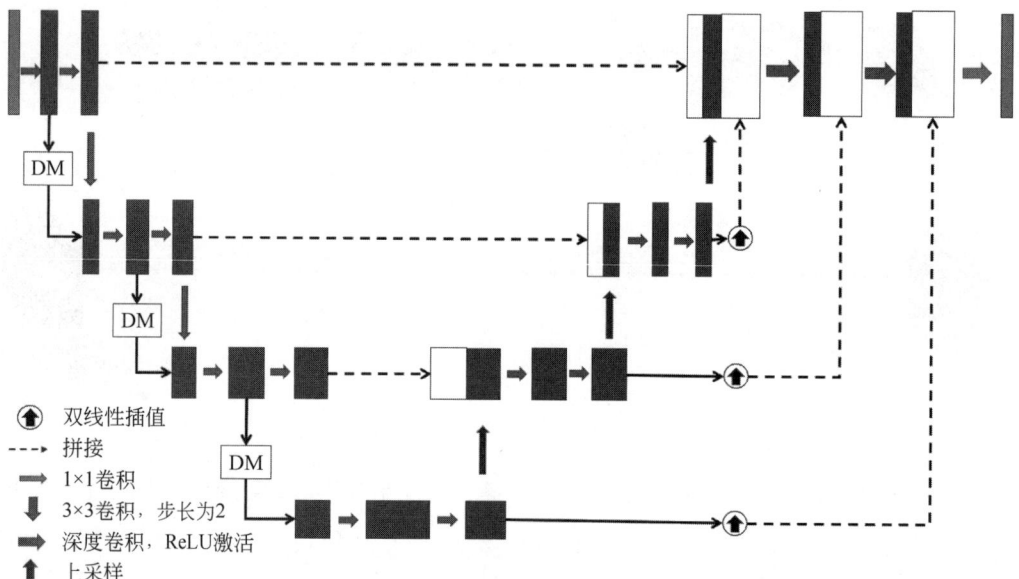

图 4-7　层级注意模块结构图

本章的层级注意力模块受到 U-Net 网络编解码结构的启发,采用类似形式构建。为防止梯度消失和梯度爆炸,在收缩路径上的每个模块间采用残差结构连接。残差结构有助于训练更深的网络且便于优化,通过内部短连接减缓网络深层化导致的退化现象[105],确保各层间有效信息的学习。

此残差结构块的近似计算公式如式(4-3)所示：

$$H(x) = F(x) + x \tag{4-3}$$

其中，$F(x) + x$ 是由具有"短连接"的前馈神经系统识别的。短连接通过恒等映射操作将卷积层的输入和输出结合起来，不需要任何额外的参数。因此，梯度很容易回流，导致训练速度更快，层数更多。在这里，$y = x$ 是观测值，$H(x)$ 可以看成预估值，所以 $F(x)$ 就是对应的残差值，因此残差结构更加通用的公式为式(4-4)：

$$\boldsymbol{y} = F(\boldsymbol{x}, \{W_i\}) + \boldsymbol{x} \tag{4-4}$$

其中，$\boldsymbol{x}$ 表示输入向量，$\boldsymbol{y}$ 表示输出向量。F 表示为网络训练的残差映射，如果输入维度和输出维度的不一致，就需要在短连接上执行线性投影，以达到维度匹配的目的，公式如式(4-5)所示：

$$\boldsymbol{y} = F(\boldsymbol{x}, \{W_i\}) + W_s \boldsymbol{x} \tag{4-5}$$

其中，W_s 仅在进行维度匹配时使用。层级注意模型是在收缩路径中不同的模块之间使用，输入特征图和输出特征图的维度不一致，所以需要进行维度匹配。图 4-7 中维数匹配(dimension matching, DM)结构的目的是用于维度匹配。

为了使网络轻量化、可嵌入，我们并没有使用传统的卷积方式，而是使用深度可分离卷积(depthwise separable convolution)[106]。深度可分离卷积的基本思想将传统的卷积层分为两个网络层来计算，分别是逐通道卷积层和逐点卷积层。第一层的作用是融合特征图中每个通道上的空间信息；第二层的作用是将特征图中各个通道上不同的信息进行融合获取。

深度可分离卷积通过先对输入特征图的每个通道独立进行卷积(深度卷积)，再采用 1×1 卷积核对所有通道的输出进行组合(逐点卷积)，有效降低了模型参数量和计算复杂度，几乎不损失性能。此方法的卷积核数量与输入通道数一致，确保了计算的高效性。逐点卷积的引入，通过在通道维度上进行加权组合，进一步优化了特征表达。深度可分离卷积的应用显著减少了网络训练所需的参数数量，加快了训练速度，尤其适用于计算资源有限的环境。假定输入特征的尺寸为 $D_F \times D_F \times M$，输出特征图的尺寸为 $D_F \times D_F \times N$，其中 D_F 是特征图的宽度和高度，N 和 M 指的是通道数。对于普通卷积的参数数量为 $D_K \times D_K \times M \times N \times D_F \times D_F$。逐通道卷积的参数数量为 $D_K \times D_K \times M \times D_F \times D_F$，逐点卷积的网络参数数量为 $M \times N \times D_F \times D_F$，所以可得深度可分离卷积的参数数量为 $D_K \times D_K \times M \times D_F \times D_F + M \times N \times D_F \times D_F$，通过比较，可以发现深度可分离卷积和普通卷积运算的比值关系如式(4-6)所示：

$$\frac{D_K \times D_K \times M \times D_F \times D_F + M \times N \times D_F \times D_F}{D_K \times D_K \times M \times N \times D_F \times D_F} = \frac{1}{N} + \frac{1}{D_K^2} \tag{4-6}$$

通常情况下，使用 3×3 的卷积核较多，所以 N 的取值一般为 3，在特征图通道很大的情况下，深度可分离卷积的计算量可以减少九成，有实验证明在 VGG 网络中使用深度可分离卷积可将网络参数减少到原来的 $1/30$,并且性能几乎不变。

为了使得层级注意模型在收缩路径和扩展路径中可以学习和保留更多的特征信息,在扩展路径中,我们对于每一个模块输出的特征图与最顶层的特征图进行拼接。使用双线性插值操作实现对扩展路径中输出特征图尺寸的扩展,目的是使其能够和最顶层的特征图尺寸完全匹配。

4.2.4 增强学习模块

增强学习模块是由 8 个卷积、BN、PReLU 激活函数构成,并且每层中的卷积核的大小均设置为 3×3,卷积滤波器数量设置为 256 个,即每层经过卷积操作后均产生 256 个特征映射图。增强学习模块通过增加深度让网络学习和保留更多特征信息,增强学习模块中各个 Conv+BN+PReLU 层之间采用的是跳跃连接方式,通过这种方式可以有效学习网络层之间图像特征信息,也可以有效缓解梯度消失和梯度爆炸的问题。跳跃式的特征信息传递可以增强网络的图像特征学习能力。神经网络训练涵盖前向传播和反向传播两大阶段。在前向传播阶段,输入数据经网络处理产生预测结果,与期望输出比较后得出损失值,用于更新网络参数(权重与偏差),目标是损失最小化。在反向传播阶段,则通过反向传播算法,依据链式求导法则计算损失函数对网络参数的梯度,进而调整参数,减少未来损失。

4.2.5 数据预处理

研究的肺部 CT 图像数据集选自 TCIA,该数据库收集、识别并托管大量可供研究使用的癌症医学图像。TCIA 将数据以"集合"形式组织,涉及患者影像与常见疾病(如肺癌);影像类型(如 MRI、CT、数字组织病理学)或研究重点等相关。除图像外,还包含相应临床信息(治疗方案细节、基因、病理等),基因组学和专家分析等数据。TCIA 库广泛用于医学疾病研究和诊断,其数据以 DICOM 格式存储,本研究中转换为 JPG 格式,并进行灰度变换,以便训练。使用的特定数据集为 QIN_LUNG_CT,其部分图像如图 4-8 所示。

1. 医学 CT 图像噪声模型

在医学 CT 图像中,高斯噪声是最常见的噪声类型,之所以称为高斯噪声,是因为该噪声的概率密度分布等于正态分布。正态分布概率函数曲线如图 4-9 所示。包含不同方差情况下的一系列含噪声图像,可以用于训练各种不同的去噪网络,用于比较各个网络的去噪性能,以及比较去噪网络对于噪声大小的鲁棒性。

随机高斯噪声可以加入图像中,产生噪声图像,其数学表达式为式(4-7):

$$Y = X + V \tag{4-7}$$

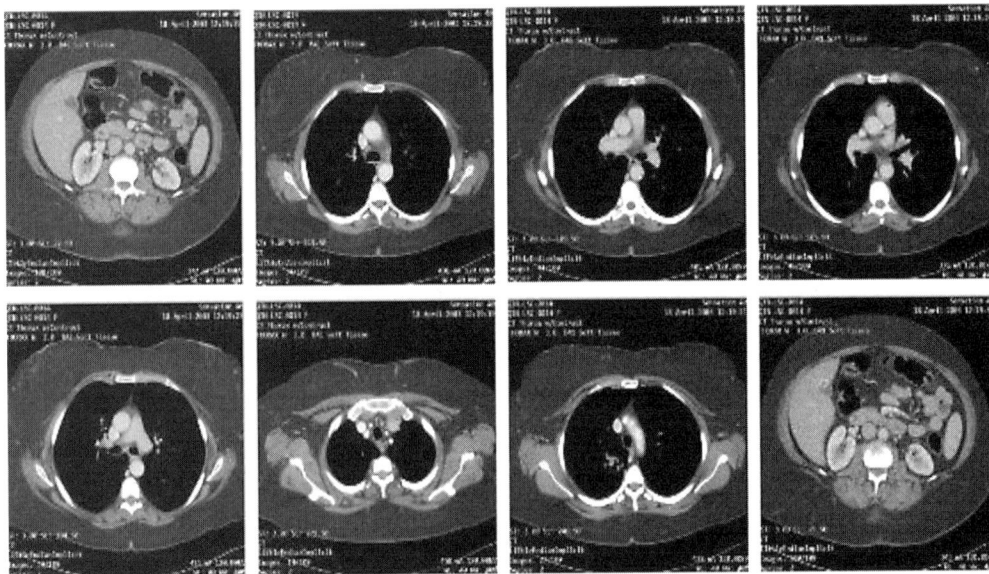

图 4-8　QIN_LUNG_CT 数据集(部分)

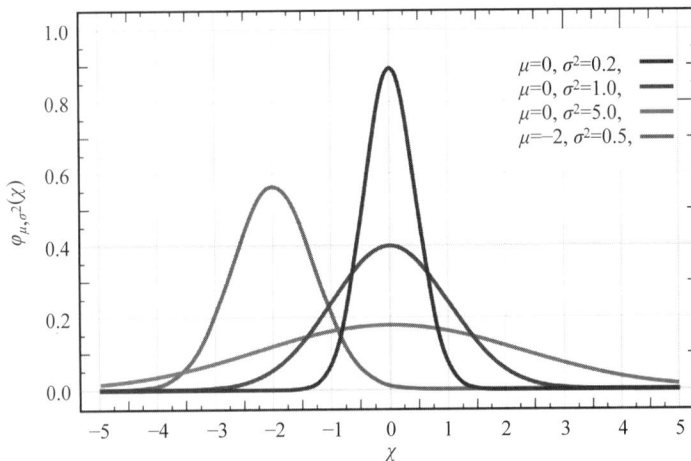

图 4-9　正态分布概率密度函数

其中 X 是为不带噪声的干净图像,Y 为噪声图像,V 为高斯噪声;V 的噪声分布服从高斯分布,即为高斯随机变量 z 概率密度函数,其数学表达式为式(4-8):

$$p(z) = \frac{1}{\sqrt{2\pi}\sigma} e^{\frac{-(x-\mu)^2}{2\sigma^2}} \qquad (4\text{-}8)$$

其中 μ 表示数学期望,σ 表示标准差,含噪声医学 CT 图像如图 4-10 所示。

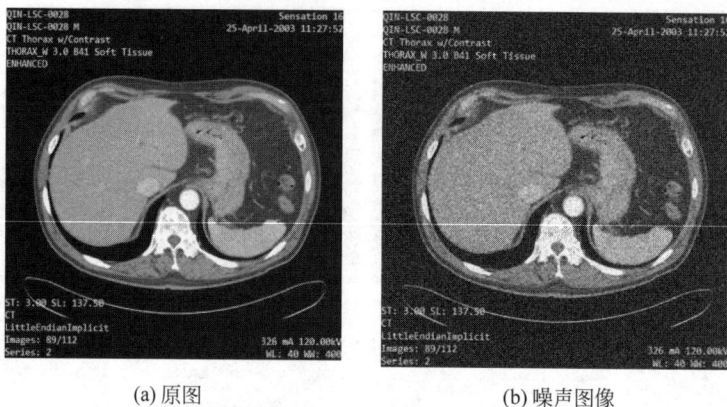

(a) 原图　　　　　　　　　　　　　　(b) 噪声图像

图 4-10　医学 CT 图像的原图和噪声图像

2. 数据集划分

本实验在图像预处理阶段将该初试数据集划分为训练数据集、验证数据集、测试数据集,其中 3 个数据集的占比分别是 90%、5%、5%;并且将训练数据集和验证数据集尺寸裁剪成 64×64 的尺寸,总的训练集的图片块数量为 134907 张,验证集图片块的数量为 7494 张;并且在预处理阶段给所有训练集和测试集加入高斯噪声,用来替代医学 CT 图像中的噪声,其中高斯噪声的噪声方差为 5、10、15、20、25、30、35、40、45、50、55、60,由此得到整个网络的训练数据。

4.2.6　损失函数

在神经网络训练过程中,初始权重通过随机初始化方法获得,训练过程旨在优化过程中的最小化损失函数,以缩小预测与实际结果间的偏差。本研究采用 smooth L1 损失函数,融合 L2 和 L1 损失函数的优势,通过反向传播算法调整权重,直至满足停止准则。

1. L2 损失函数

L2 损失函数也叫均方误差(mean square error,MSE)函数,用来表示预估结果和实际结果之间误差的平均值,表示了预估结果的平均误差幅度,L2 损失函数输出值的范围是 0~∞,其数学表达式为式(4-9):

$$MSE = \frac{\sum_{i=1}^{n}(f_{x_i} - y_i)^2}{n} \tag{4-9}$$

其中，y_i 表示第 i 个数据的实际值，f_{x_i} 表示预测值，n 为数据集中数据的个数。

以 $f(x)-y$ 为横轴，MSE 的值为纵轴，可以得到图 4-11 所示的函数图像。

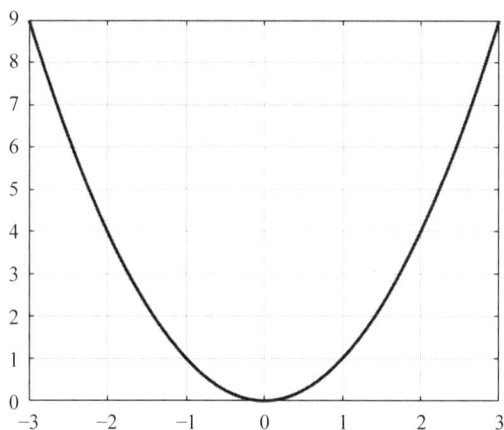

图 4-11　L2 损失函数

从图 4-11 中可以看出，该图像在任意位置都是可导的，这有助于在反向传播中的链式求导，并且随着误差的减小，梯度也在减小，有助于网络的收敛。

2. L1 损失函数

L1 损失函数又称平均绝对误差（mean absolute error，MAE）函数，用来表示预估结果和实际结果之间绝对误差的平均值，表示了预估结果的平均误差幅度，而不需要考虑误差的方向（相对应，平均偏差误差是残差的和，是考虑方向的误差），L1 损失函数输出值的范围是 $0 \sim \infty$，其数学表达式为式（4-10）：

$$\text{MAE} = \frac{\sum_{i=1}^{n} \mid f(x_i)-y_i \mid}{n} \tag{4-10}$$

以 $f(x)-y$ 为横轴，MAE 的值为纵轴，可以得到图 4-12 所示的函数图像。

从图 4-12 中可以看出，L1 损失函数在 $f(x)-y=0$ 处不可导，其余位置连续可导，并具有一致梯度，能够稳定计算绝对值误差，对离群点具有较高的稳定性，减少其干扰，促进网络稳定训练。与 L2 损失相比，L1 损失对异常点敏感度较低，因 L2 通过平方误差增强对异常点的敏感性，可能导致模型过度适应这些点，而忽略正常数据信息。因此，L1 损失在处理含异常值的输入数据方面显示出较好的鲁棒性，特别适用于去除如 CT 图像噪声等异常值显著的场景。

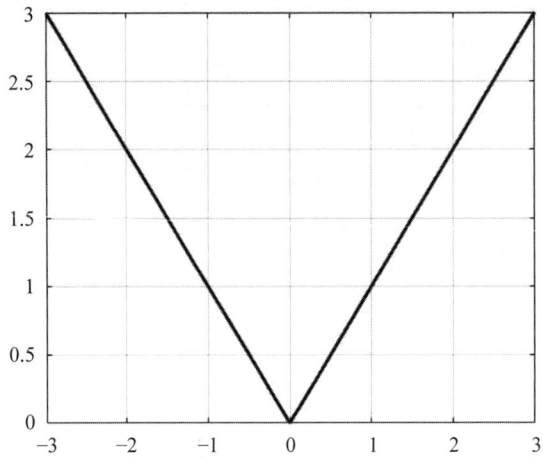

图 4-12　L1 损失函数

3. smooth L1 损失函数

smooth L1 损失函数结合了 L2 损失函数处处可导的优点,同时兼具了 L1 损失函数的稳定性和鲁棒性的优点[57],其数学表达式如式(4-11)所示:

$$\text{smooth}_{L_1}(x) = \begin{cases} 0.5x^2, & |x| < 1 \\ |x| - 0.5, & \text{其他} \end{cases} \tag{4-11}$$

以 $f(x) - y$ 为横轴,smooth L1 的值为纵轴,可以得到图 4-13 所示的函数图像。

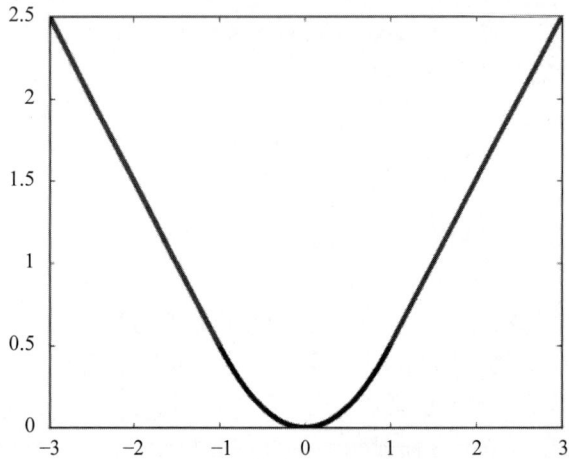

图 4-13　smooth L1 损失函数

由图 4-13 可以看出,该函数是一个分段函数,在[−1,1]范围内属于 L2 损失函数,这种方式就避免了 L1 损失函数在 $f(x)-y=0$ 的位置不可导的情况,在[−1,1]范围外,实际上就是 L1 损失函数,这样就避免了 L2 损失函数异常点导致的梯度爆炸问题。因此本章使用 smooth L1 损失函数。

4.2.7　网络训练细节

为了训练文本的卷积神经网络,本实验将批大小设置为 16,从所有被分割的图片中一个批次选取 16 个随机的图片进行训练,所有图片都使用随机旋转和翻转进行增强。采用初始学习速率为 0.0001 的 Adam 优化器进行训练,每 3 个周期学习速率减半。训练轮次数(epochs)设置为 50,每训练一个轮次约花费 15~20min。经过 50 个训练轮次之后基本达到收敛状态。

4.3　实验结果与分析

4.3.1　图像去噪性能评价指标

在图像去噪性能评估领域,有主观与客观两种评价方法。前者依赖人类观感进行定性判断,其有效性需通过大量人员评估,以确保统计显著性;而后者则通过精确自动化的计算模型实施,旨在模拟人类视觉系统,以定量评估图像质量。国际上通行的客观评价方法基于综合多种影响图像质量的因素,采用统计模型计算出的量化指标进行全面评估。本研究采用 PSNR 和 SSIM 为量化工具,以保障网络模型评估的客观性与严格性。

4.3.2　实验环境

训练与测试环境使用实验室中的硬件配置包括中央处理器为 Intel i9-9900K @ 3.60GHz,内存为 64GB 和显卡为 NVIDIA RTX2080 11GB。在 Windows 10 系统环境下,使用 PyTorch 框架完成网络框架的搭建与编写。采用 NVIDIA GPU Computing Toolkit 10.1 版本。

4.3.3　实验结果分析

本实验从 QIN_LUNG_CT 数据集中选取 5% 的图像作为测试集,测试集中图像尺寸大小为 512×512 像素,测试使用的肺部 CT 图像和含噪声的肺部 CT 图像数据集如图 4-14 和图 4-15 所示。

本章在训练去噪网络时使用的是 QIN_LUNG_CT 数据集中 90% 数据作为训练集,在去噪网络性能测试阶段使用的是测试集中的图像数据,测试集中的数据没有参与去噪

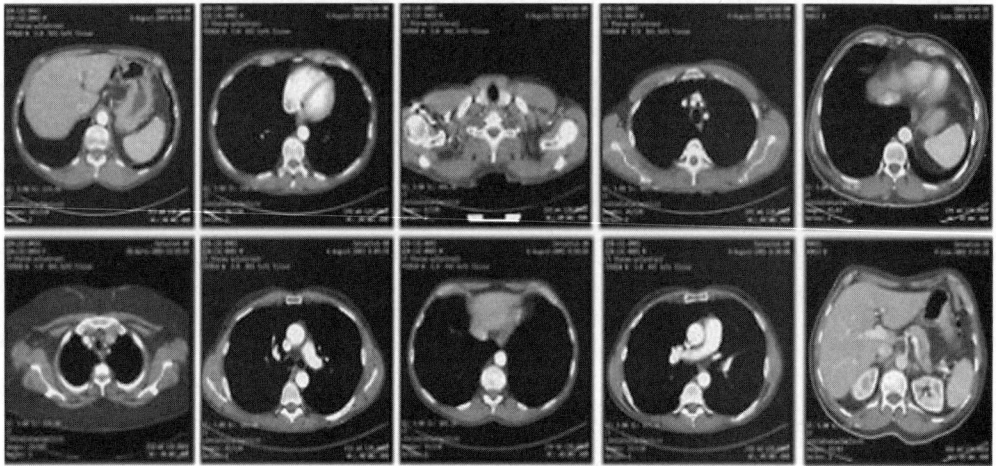

图 4-14　测试集图像(部分)

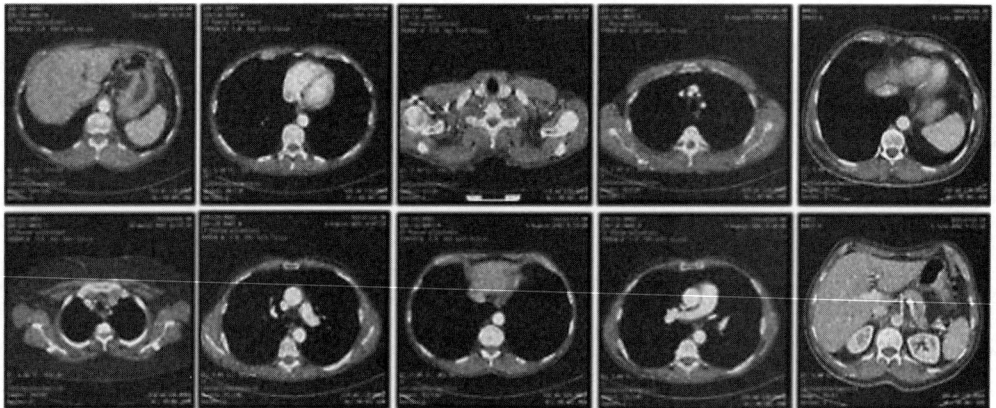

图 4-15　含噪声的测试集图像

网络的训练。使用去噪网络对测试集中的数据进行去噪,得到的去噪结果如图 4-16
所示。

　　含噪声图像、去噪后的图像和肺部 CT 原图的细节特征如图 4-17 所示,图中可以明
显观察到噪声图像去噪前后的细节与干净图像的细节表现对比。

　　在去噪网络训练阶段,采用初始学习速率为 0.0001 的 Adam 优化器进行训练,每 3
个周期学习速率减半。epoch 设置为 50,在去噪网络训练过程中,肺部 CT 图像的训练结
果变化过程以图像的方式记录下来,训练中的图像细节特征变化如图 4-18~图 4-21 所
示。在去噪网络训练迭代的过程中,对网络中的参数更新和优化,使得网络的去噪性能得
到提升。

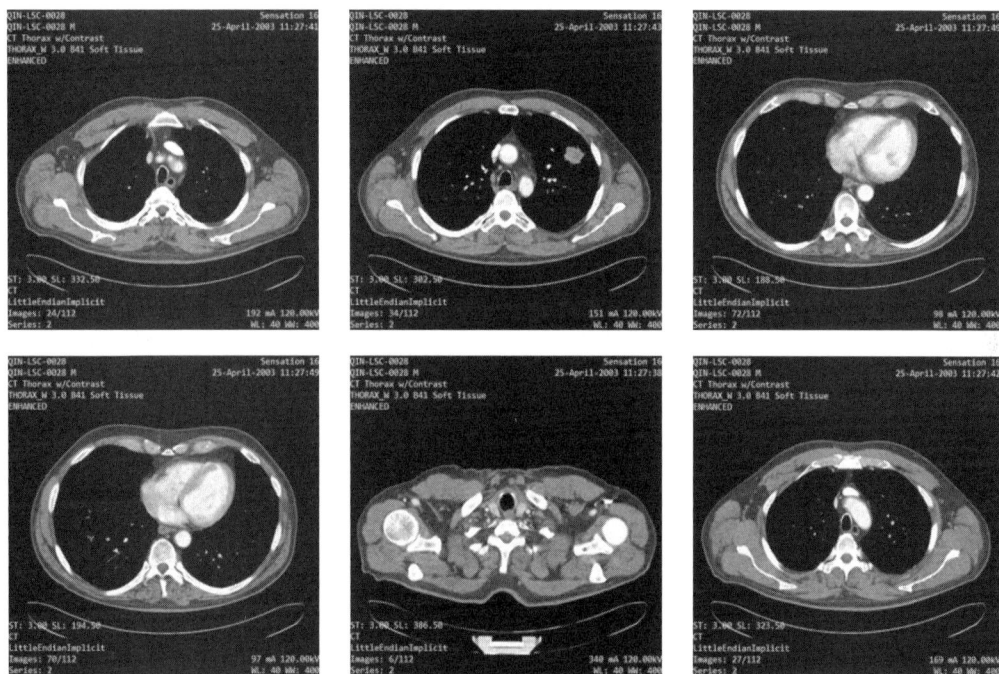

图 4-16　去噪结果图

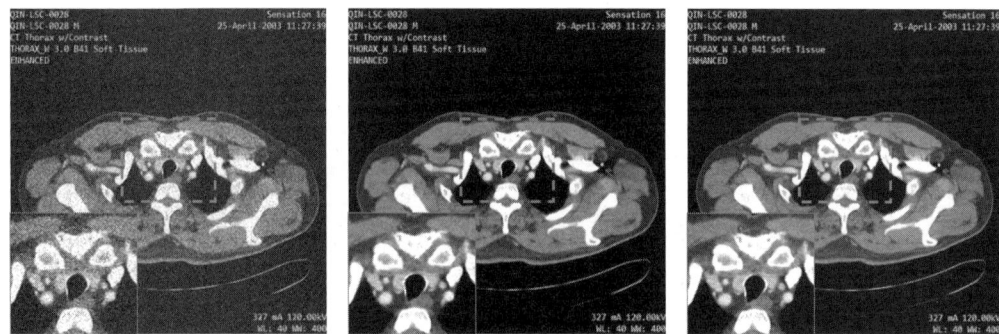

图 4-17　去噪细节图（从左向右依次为噪声图、去噪图、原图）

在训练去噪网络时，训练轮次设置为 50，在去噪网络训练过程中，在每一个训练轮次中又设置了 96 次迭代更新，肺部 CT 图像的每一次迭代计算得到的损失结果如图 4-22 所示。

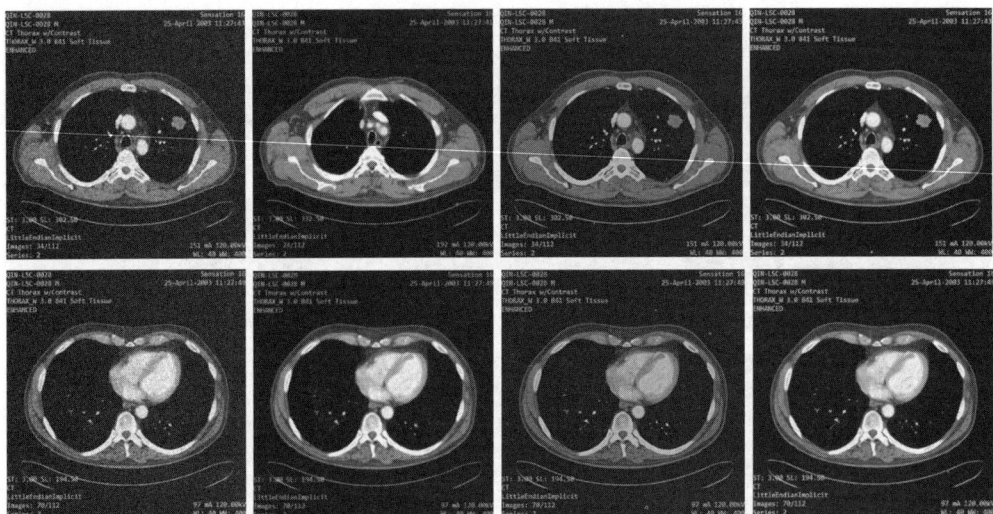

图 4-18　不同训练轮次时训练阶段图像变化情况

（从左向右依次为噪声图、训练轮次分别为 5、10 和 40 时的结果图）

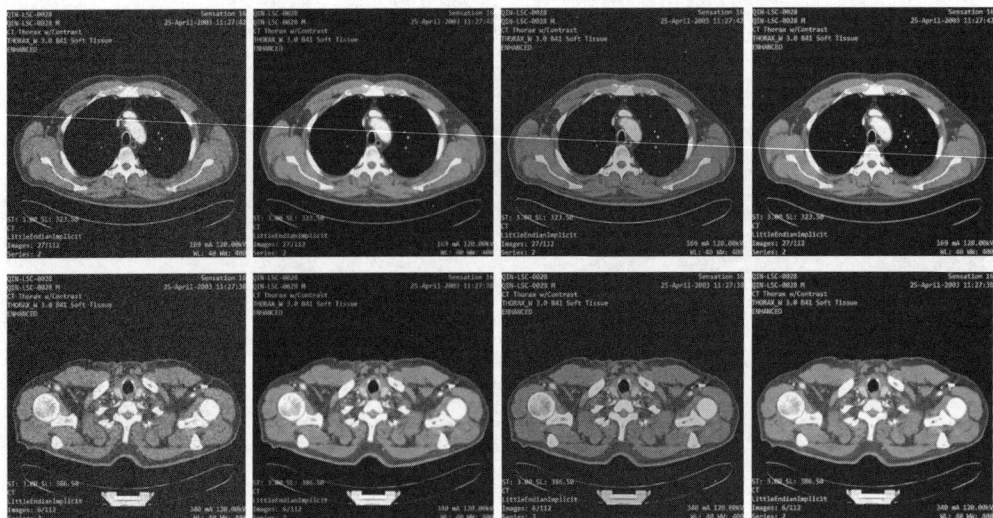

图 4-19　不同训练轮次时训练阶段图像变化情况

（从左向右依次为噪声图、训练轮次分别为 5、10 和 40 时的结果图）

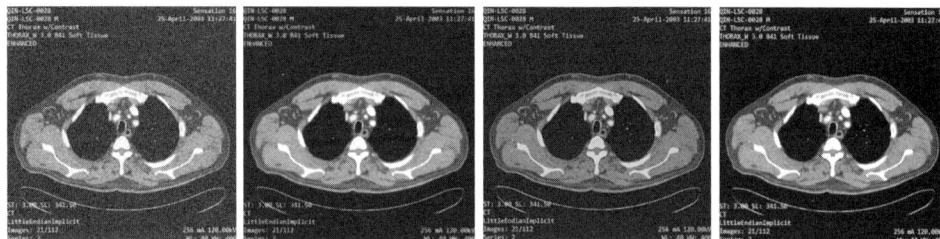

图 4-20　不同训练轮次时训练阶段图像变化情况

（从左向右依次为噪声图、训练轮次分别为 5、10 和 40 时的结果图）

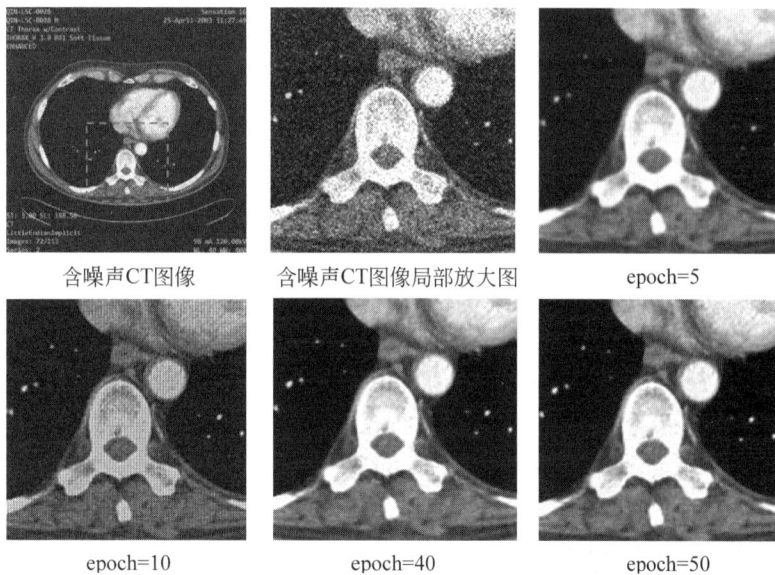

含噪声CT图像　　　　　含噪声CT图像局部放大图　　　　　epoch=5

epoch=10　　　　　　　epoch=40　　　　　　　epoch=50

图 4-21　训练阶段图像细节图

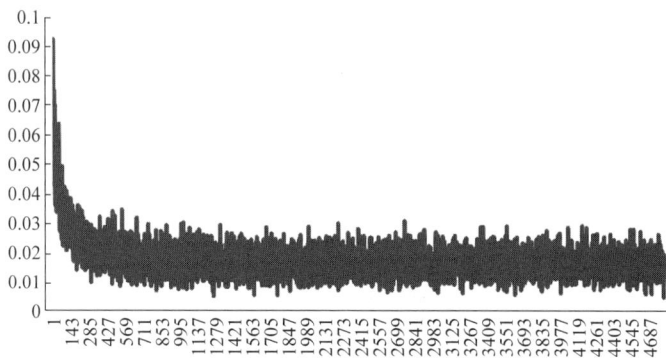

图 4-22　损失函数值

4.3.4　与其他去噪网络对比实验

在本研究中,通过比较当前流行的去噪方法,包括 BM3D[107]、KSVD[108]、MLP[109]、DnCNN[110]、FFDNet[111]、CBDNet[112] 和 DIDN[113],评估了本章提出的去噪算法性能。如图 4-23 所示,通过肺部 CT 图像的无噪声原图与含噪声图像的对比,以及图 4-24 和图 4-25 不同去噪方法的效果展示,结合 PSNR 和 SSIM 指标的量化分析,证实了本章算法在图像去噪方面相较于其他方法具有显著的性能提升。尤其是与非机器学习方法和非 U-Net 变种网络相比,本算法能够更有效地从含噪声图像中还原出有价值的信息,接近无噪声的原图,图 4-26 和图 4-27 所示的折线图直观展示了评价指标的变化情况。

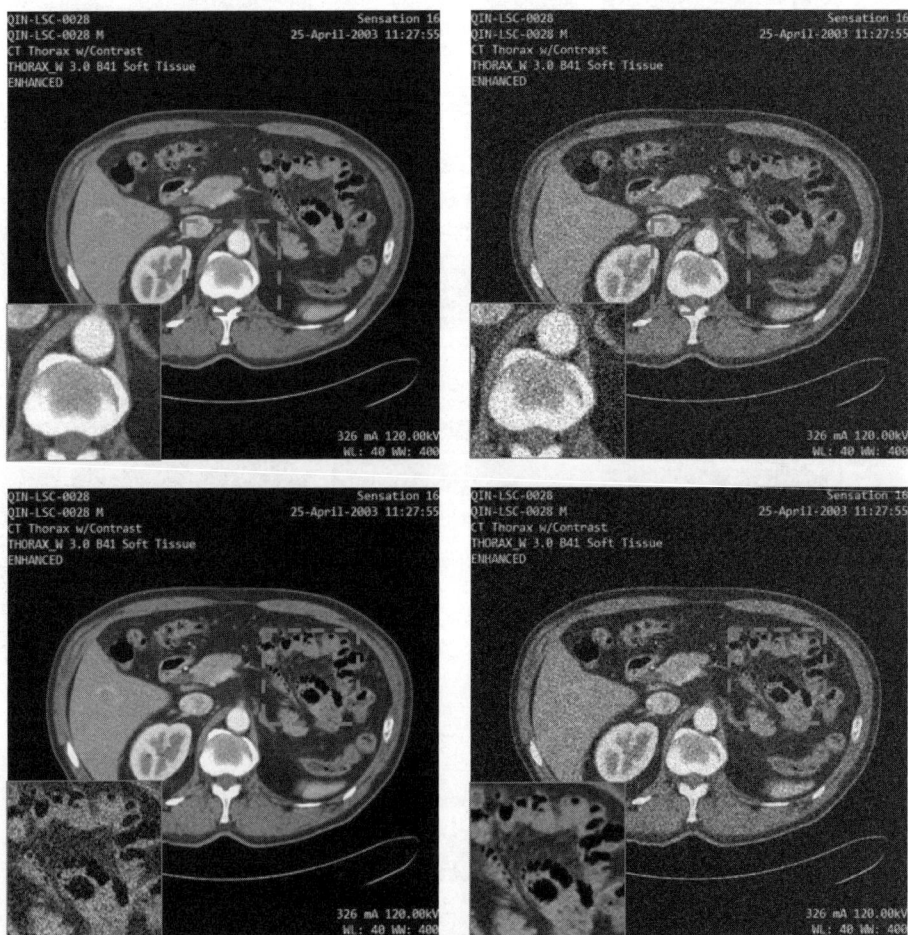

图 4-23　无噪声肺部 CT 原图和含噪图特征

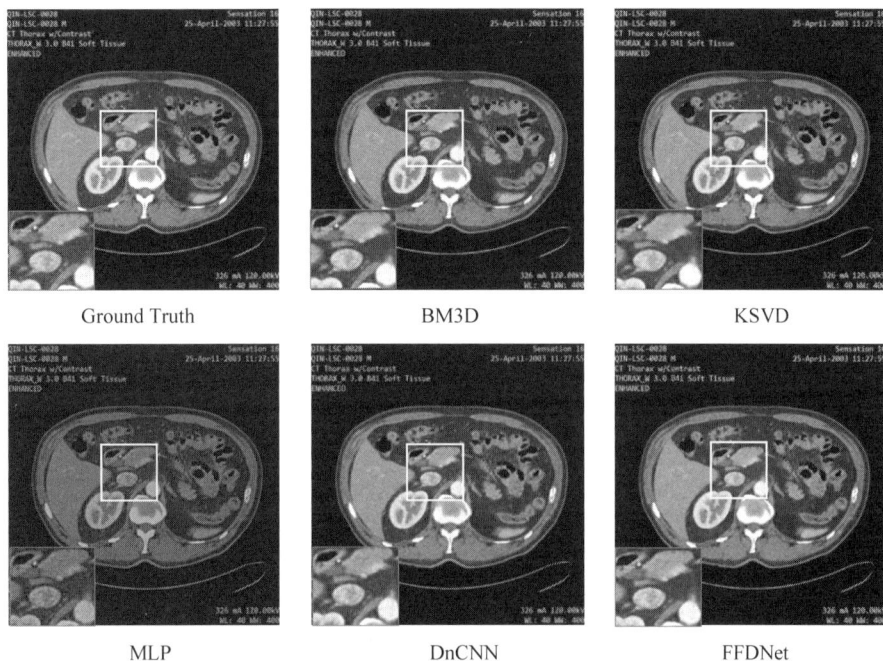

图 4-24 不同去噪方法去噪效果对比

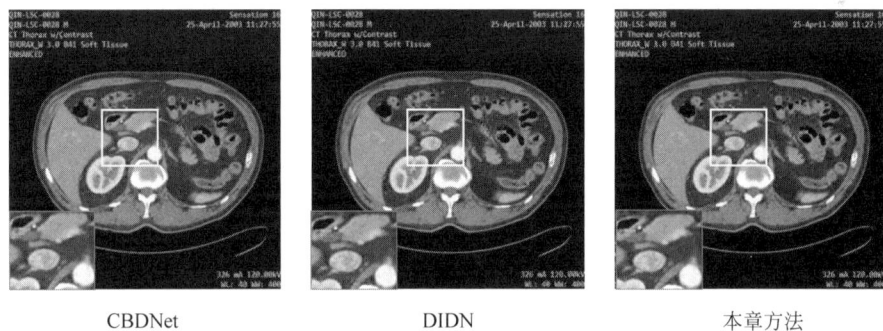

图 4-25 不同去噪方法去噪效果对比

4.3.5 注意力模块消融实验与分析

为了验证本章提出的各个注意力模块的作用,本章进行了几组消融实验,以观察注意模块对于网络性能的影响。通过数据的分析,来验证本章网络中各注意模块功能的有效性。

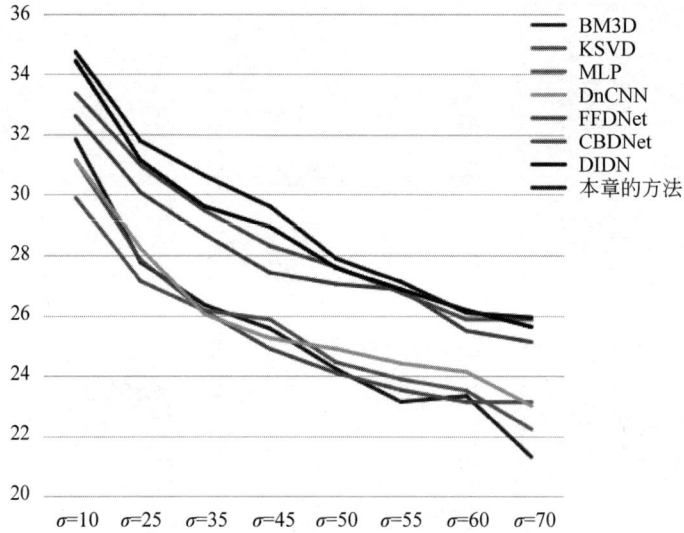

图 4-26 对比实验 PSNR 评价结果折线图(见彩图)

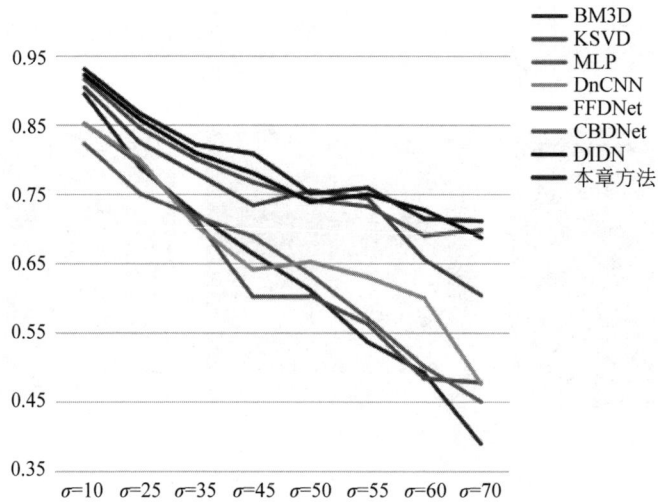

图 4-27 对比实验 SSIM 评价结果折线图(见彩图)

1. 局部注意模块

为了观察局部注意模块对于本章去噪网络的影响,我们分别对比了去除所有注意模块、去除局部注意模块以外的注意模块、只去除局部注意模块和完整去噪网络四种情况。对比实验的结果如表 4-1 所示。实验结果说明了在去噪网络中加入局部注意模块增加了局部特征空间相关性,能够提升网络的去噪性能。

表 4-1　局部注意模块消融评价指标对比

方法/性能	①局部注意模块	②多特征通道注意模块	③层级注意模块	SSIM	PSNR
本章方法-①②③	×	×	×	0.8585	31.1082
本章方法-②③	√	×	×	0.8741	31.6314
本章方法-①	×	√	√	0.9013	34.1983
本章方法	√	√	√	0.9293	34.7329

2. 多特征通道注意模块

为了观察多特征通道注意模块对于本章去噪网络的影响,我们分别对比了去除所有注意模块、去除多特征通道注意模块以外的注意模块、只去除多特征通道注意模块和完整去噪网络四种情况。对比实验的结果如表 4-2 所示。实验结果说明了在去噪网络中加入多特征注意模块增加了对于特征图信息的提取能力,能够提升网络的去噪性能。

表 4-2　多特征通道模块消融评价指标对比

方法/性能	①局部注意模块	②多特征通道注意模块	③层级注意模块	SSIM	PSNR
本章方法-①②③	×	×	×	0.8585	31.1082
本章方法-①③	×	√	×	0.8901	31.7526
本章方法-②	√	×	√	0.9032	33.4615
本章方法	√	√	√	0.9293	34.7329

3. 层级注意模块

为了观察层级注意模块对于本章去噪网络的影响,我们分别对比了去除所有注意模块、去除除层级注意模块以外的注意模块、只去除层级注意模块和完整去噪网络四种情况。对比实验的结果如表 4-3 所示。实验结果说明了在去噪网络中加入层级注意模块在增加网络深度的同时也可以保留更多有效信息,能够提升网络的去噪性能。

表 4-3　层级注意模块消融评价指标对比

方法/性能	①局部注意模块	②多特征通道注意模块	③层级注意模块	SSIM	PSNR
本章方法-①②③	×	×	×	0.8585	31.1082
本章方法-①②	×	×	√	0.9012	33.7812

方法/性能	①局部注意模块	②多特征通道注意模块	③层级注意模块	SSIM	PSNR
本章方法-③	√	√	×	0.9203	33.5968
本章方法	√	√	√	0.9293	34.7329

4.4 本章小结

本章设计了一种基于 U-Net 网络和多通道多注意力机制的肺部 CT 图像去噪网络，有效去除图像中的噪声，提高图像质量。借鉴 U-Net 结构应用于图像去噪，并通过对比实验深入研究了解其性能和优缺点。提出的去噪网络结合了残差网络模块、多特征通道注意模块、局部注意模块及层级注意模型，以优化去噪效果，并保持网络的轻量化。通过大量实验验证了方法的有效性，并通过消融实验确认了各个模块的重要性。

本章在 U-Net 架构和注意力机制的基础上提出了结合局部注意、多特征通道注意及层级注意的模型，针对肺部 CT 图像去噪问题进行研究。通过与现有去噪技术的比较分析及模型消融实验，本研究验证了所提出方法的有效性。尽管取得了一定成果，但研究过程中发现几项限制：首先，使用的公开数据集可能含有噪声，影响了训练过程的准确性；其次，实验采用了 RTX2080TI 显卡，相较于专业服务器显卡，在硬件资源方面显得不足，限制了网络训练的效率；此外，本研究主要针对 CT 图像，对于医学成像中的其他类型如 X 线、超声、MRI 等图像的去噪处理尚未涉及，表明了方法的适用范围有待扩展；最后，研究集中于肺部 CT 图像，未来应考虑加入更多类型的医学图像，以增强模型的普适性和鲁棒性。

第 5 章　基于 CNN 和 Transformer 的低剂量 CT 图像去噪方法

本章提出一种基于 Transformer 和 CNN 相结合的低剂量 CT 图像去噪方法。网络的编码器部分基于 CNN，主要用于提取图像细节信息。在解码器部分，我们提出了一种双路 Transformer 块(DPTB)，它分别通过两条路径提取跳跃式连接的输入特征和前一级的输入特征。DPTB 能较好地恢复去噪图像的细节和结构信息。为了更好地关注网络浅层提取的特征图像的关键区域，我们还在跳跃连接部分提出了多特征空间注意块(MSAB)。对于建立的方法进行了实验研究，并与现有网络进行了对比。结果表明，该方法在 PSNR、SSIM、RMSE 等评价指标上均能有效去除 CT 图像中的噪声，提高图像质量，并优于现有模型。该方法在梅奥诊所低剂量 CT 挑战赛数据集上的 PSNR 为 28.9720，SSIM 为 0.8595，RMSE 为 14.8657。对于 QIN_LUNG_CT 数据集上的不同噪声水平 $\sigma(15、35、55)$，我们的方法也取得了更好的性能。

5.1　Transformer 模型理论基础

近年来，Transformer 模型在众多语言处理任务中展现出卓越的性能，如文本分类和机器翻译等，引起了学术界的广泛关注。基于 Transformer 架构的模型，如 BERT[114]、RoBERTa[115] 和 T5[116]，因其在处理大规模数据集时展现出的卓越可扩展性而备受瞩目。特别地，Switch Transformer 模型的规模已扩展至 1.6 万亿参数，体现了 Transformer 在深度学习领域的深远影响。此外，学者们也开始探索 Transformer 在计算机视觉领域的应用潜力，其能够有效建模输入序列元素间的长期依赖关系，不同于传统卷积网络，Transformer 凭借最小的归纳偏差和对集合函数的自然适应性，在多模态学习任务中显示出优异表现。Transformer 架构的核心是自注意力机制，它能够捕捉序列内元素间的相互关系，与仅能捕获短期依赖的循环网络形成对比。Transformer 完全基于注意力机制构建，通过多头注意力模块的创新优化了并行处理能力，包含编码器和解码器，以及由多头注意层、前馈神经网络、残差连接和层归一化组成的 Transformer 模块，这些模块共同作用生成高质量的输出序列，如图 5-1 所示。

输出概率

Softmax层

全连接层

加&规范化

逐位前馈网络

加&规范化

多头注意力

加&规范化

逐位前馈网络

加&规范化

多头注意力

加&规范化

掩蔽多头
注意力

N个　　　　　　　　　　　N个

位置编码　　　　　　　　位置编码

嵌入层　　　　　　　嵌入层

源　　　　　　　目标

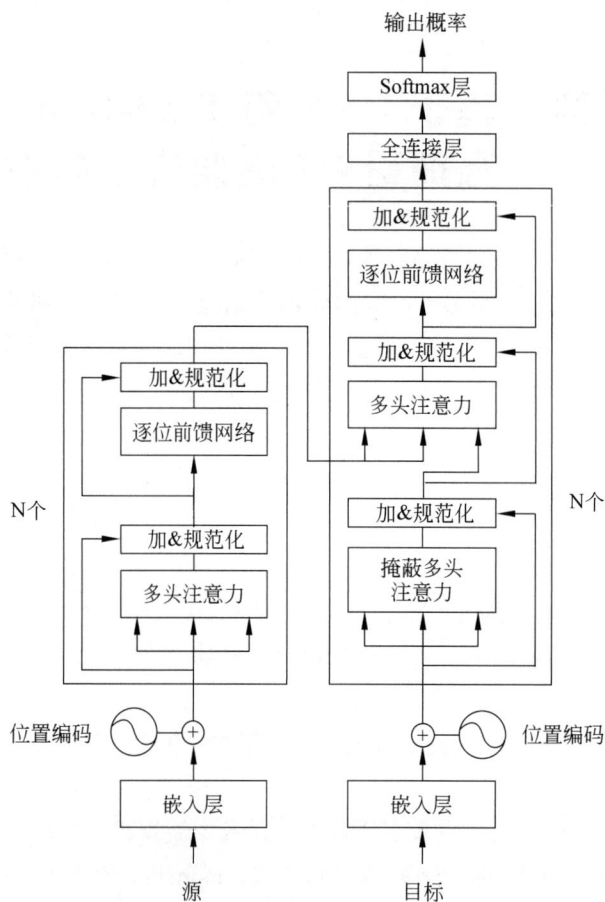

图 5-1　Transformer 架构

5.1.1　Transformer 中的自注意机制

自注意机制致力于评估序列中每个元素与其他元素的相关性,比如预测哪些词汇可能在句子中共同出现。作为 Transformer 架构的关键组成部分,自注意力使得模型能够通过捕捉序列内所有元素之间的相互作用,有效应用于各种结构化预测任务中。它主要通过汇总整个输入序列的全局信息,进而实现对序列中每个元素的更新。这种机制通过考查序列内元素间的动态关联性,使得模型不仅能捕获局部特征,也能理解和利用长距离依赖,进而增强模型对复杂序列数据的理解能力。假设一个含 n 个元素的序列(X_1, $X_2,\cdots,X_n$),$X\in\mathbb{R}^{n\times d}$,其中 d 表示每个元素的嵌入维度。自注意力机制通过对每个元素的全局上下文信息进行编码,得到所有 n 个元素之间的相互作用。这是通过定义 3 个可学习的权重矩阵,即查询矩阵 Queries($W^Q \in \mathbb{R}^{d \times d_q}$)、键矩阵 Keys($W^K \in \mathbb{R}^{d \times d_k}$)和值矩阵 Values($W^V \in \mathbb{R}^{d \times d_v}$)来进行变换实现的。首先将输入序列 X 投影到这些权重矩阵上,得到 $Q = XW^Q$、$K = XW^K$ 还有 $V = XW^V$。自注意层的输出 $Z \in \mathbb{R}^{n \times d}$ 可用公式(5-1)表示为

$$Z = \mathrm{Softmax}\left(\frac{QK^{\mathrm{T}}}{\sqrt{d_q}}\right)V \tag{5-1}$$

对于序列中一个给定的元素,自注意会计算所有 K 和 Q 的点积,然后使用 Softmax 操作对其进行归一化,以得到注意力分数。然后,每个元素被更新成为序列中所有元素的加权和,其中权重值根据注意力分数给出。

5.1.2　掩码自注意力

一个标准的自注意层会关注序列中所有的元素。为了训练出用来预测序列的下一个元素的 Transformer 模型,解码器中的自注意层使用掩码来屏蔽后续的元素。这是通过和掩码 $M \in \mathbb{R}^{(n \times n)}$ 的元素级乘法运算来完成的,其中 M 是一个上三角矩阵。掩码自注意被定义为以下公式:

$$\mathrm{Softmax}\left(\frac{QK^{\mathrm{T}}}{\sqrt{d_q}} \circ M\right) \tag{5-2}$$

其中,∘代表哈达玛(Hadamard)乘积。预测序列中的一个元素时,后续元素的注意分数在掩码自注意中一般会被设置为零。

5.1.3　多头注意力

多头注意力机制通过并行地运用多个自注意层增强了基础自注意层的性能,允许模型在不同的表示子空间中捕获信息。与单头注意力相比,它解决了对特定位置关注的限制,使模型能够同时关注序列中多个位置的信息。这是通过为每个头分配一组唯一的查询、键和值权重矩阵实现的,这些矩阵在初始训练阶段通过随机初始化,并在训练过程中学习,以将输入向量映射到不同的表示子空间。通过这种方式,多头注意力能够丰富模型的表示能力,提高对序列数据的理解深度和复杂性处理能力。

为了更清晰地说明这一步骤,假设给定一个输入向量和头部数量 h,首先将输入向量转换为 3 组不同的向量:Query、Key 和 Value。每一组中都存在 h 个向量,它们的维数为 $d_{q'} = d_{k'} = d_{v'} = d_{\mathrm{model}}/h = 64$。然后,来自不同输入的向量被打包成 3 组不同的矩阵:$\{Q_i\}_{i=1}^h$、$\{K_i\}_{i=1}^h$ 和 $\{V_i\}_{i=1}^h$。其过程如下所示:

$$\mathrm{MultiHead}(Q', K', V') = \mathrm{Concat}(\mathrm{head}_1, \mathrm{head}_2, \cdots, \mathrm{head}_n)W^O \tag{5-3}$$

其中,Q' 由 $\{Q_i\}_{i=1}^h$ 拼接得到,K' 和 V' 也类似,而 $W^O \in \mathbb{R}^{d_{\mathrm{model}} \times d_{\mathrm{model}}}$ 是投影的权重矩阵。

5.1.4 前馈网络

在原生的 Transformer 架构中,前馈网络被应用在每个编码器和解码器的自注意层之后。它由两个线性变换层和一个非线性激活函数组成。可以用公式(5-4)表示:

$$\text{FFN}(\boldsymbol{X}) = \boldsymbol{W}_2 \sigma(\boldsymbol{W}_1 \boldsymbol{X}) \tag{5-4}$$

其中,$\boldsymbol{W}_1$ 和 $\boldsymbol{W}_2$ 为两个线性变换层的两个参数矩阵,σ 为非线性激活函数。

在 Transformer 的架构中,在编码器和解码器中的每一层都进行了残差连接,这可以加强信息传递,实现更高的性能。接着,在残差连接之后进行层归一化。经过这些操作后得到的输出可以表示为公式(5-5):

$$\text{LayerNorm}(\boldsymbol{X} + \text{Attention}(\boldsymbol{X})) \tag{5-5}$$

其中,$\boldsymbol{X}$ 为自注意层的输入,Query、Key 和 Value 矩阵都来自相同的输入矩阵 $\boldsymbol{X}$。

解码器中的最后一层是用来将向量栈转换回一个单词。这是通过一个线性层和一个 Softmax 层来实现的。线性层将该向量投影到一个具有 d_{word} 维数的对数向量中,其中 d_{word} 是词汇表中的单词数。然后使用 Softmax 层将对数向量转换为概率。

5.1.5 计算机视觉中的 Transformer

受到 Transformer 模型在 NLP 领域成功的启发,研究人员开始探索其在图像处理任务中的应用潜力。图像处理任务的复杂性,尤其是其高维度、噪声水平和冗余信息的特性,使得图像生成建模成为一项挑战。Dosovitskiy[154] 等提出了(ViT),这是一种创新的尝试,将图像分割成一系列 16 像素×16 像素的补丁,类比于 NLP 中的词汇,进而将这些补丁视作序列数据输入到 Transformer 结构中,如图 5-2 所示。ViT 的提出是 Transformer 模型在计算机视觉领域应用的重要里程碑,并激发了大量后续研究。该模型尽量保持了原始 Transformer 设计的核心原则,其架构展示了如何有效地将 Transformer 应用于视觉领域的任务中。

为了处理二维图像,输入图像 $X \in \mathbb{R}^{h \times w \times c}$ 被重塑为一个扁平的二维补丁 $X_p \in \mathbb{R}^{n \times (p^2 \cdot c)}$ 序列,其中 c 为通道数。(h, w) 为原始图像的分辨率,(p, p) 为每个图像补丁的分辨率。因此,ViT 的有效序列长度为 $n = hw/p^2$。因为 Transformer 模型在其所有层中使用恒定的宽度,因此线性投影将图像补丁映射为固定长度的向量输入 Transformer,此操作称为补丁嵌入。输入 Transformer 时,会在嵌入补丁的序列中应用一个可训练的向量,用于对图像分类。此外,可训练的位置向量也会被添加到补丁嵌入中,以保留位置信息。值得注意的是,ViT 只使用了标准 Transformer 的编码器部分。

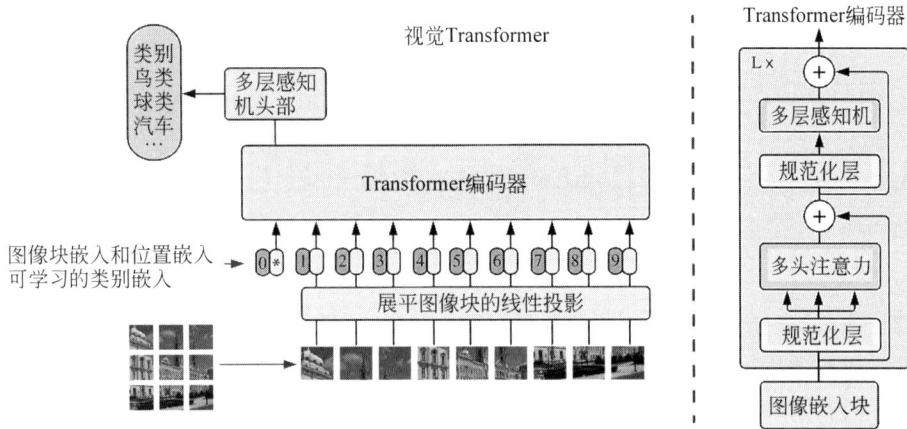

图 5-2　视觉 Transformer

根据 ViT 的范式,一系列不同的 ViT 变体被提出来,以提高视觉任务的性能。主要方法如下。

1. 增强局部性处理能力

原始 ViT 模型虽擅长捕捉图像区块间的远程依赖关系,但在局部特征提取方面表现不足,仅将二维区块直接映射为一维向量,忽略了局部特征的重要性。近期,学界开始着力增强模型对局部信息的处理能力。例如,Transformer-in-Transformer(TNT)[117] 模型进一步细分每个图像补丁为更小的子块,并通过内部 Transformer 与外部 Transformer 相结合的方式增强了对局部与全局信息的处理。此外,T2T[118] 等方法通过局部特征聚合进一步提升局部信息的建模效果,这些进展体现了在 ViT 结构中融合局部与全局信息交换的重要性。

2. 自注意力机制的改进

自注意力层是 Transformer 架构核心,实现图像区块间的全局互动。近期研究致力于优化此机制,以提高效率和效果,如 DeepViT[119] 通过建立不同注意力头之间的交流,增强层间互动和注意力多样性。XCiT[120] 则是通过特征通道而非单独区块进行自注意力计算,实现高效处理高分辨率图像。自注意力机制的计算复杂性和效果精度是当前和未来研究的关键点。

3. 网络架构设计创新

在 CNN 领域,网络架构设计是关键因素之一。虽然 ViT 最初仅采用了重复的

Transformer 块叠,但现代 ViT 架构设计已经成为研究热点。例如,采用金字塔结构的 PVT[121] 和 PiT[122],以及通过神经架构搜索发掘优化 Transformer 结构的 Scaling-ViT[123] 和 GLiT[124],均显示了借鉴 CNN 设计经验对视觉 Transformer 创新的价值。

5.2 基于 CNN 和 Transformer 的低剂量 CT 图像去噪网络

5.2.1 整体网络架构

近年来,尽管基于 CNN 的图像去噪技术已取得显著进展,但研究主要集中于利用卷积层提取特征信息以及优化网络结构。然而,这类方法存在局限,特别是卷积层仅能处理局部区域信息,限制了其在提取高级特征时的能力,导致了对多层卷积网络的依赖。

近期,基于 Transformer 的研究在 NLP 领域迅速增加,并已成为该领域的主流方法。鉴于其卓越的性能,这种方法也引起了计算机视觉领域研究人员的广泛关注。尽管如此,无论是基于 CNN 还是基于 Transformer 的现有方法均存在缺陷。正如先前所述,基于 CNN 的技术由于受到感知范围的限制,在提取包含长期空间依赖性的上下文信息方面能力不足。而基于 Transformer 的方法在捕捉细节信息方面表现不佳,可能会影响医生对病变的诊断判断。据此,本章提出一种结合 CNN 和 Transformer 优势的 LDCT 图像去噪策略,旨在有效利用图像的细节与全局信息。

众所周知,U-Net 模型已被广泛证实为一种有效的图像信息提取框架。本章设计的方法借鉴了 U-Net 的结构,采用了优雅的 U 型设计,如图 5-3 所示,由编码器、瓶颈层、解码器以及跳跃连接构成。编码器基于卷积块构建,而解码器核心采用本章创新性提出的双路径 Transformer。首先,输入带噪声的图像至编码器,通过卷积块提取特征,特征信息既向下一层传递,又通过跳跃连接传入深层。跳跃连接将浅层特征直接传递至对应深层,以增强局部信息提取效率,其中引入多尺度空间注意力模块,以进一步优化性能。为了将特征传入 Transformer 模块,采用补丁嵌入技术将图像分割成 4×4 的非重叠补丁,通过设置与补丁大小相同的卷积步长和核心,定义输出通道以确定嵌入向量大小,随后展开 H、W 维度并置于首维。鉴于 Transformer 深度的增加,可能导致计算成本剧增且难以收敛,本章仅在瓶颈层和解码器中使用两个连续的 Transformer 块进行特征提取。瓶颈层使用标准 Transformer 模块处理编码器输出的特征,而解码器的每一层则由两个连续的双路径 Transformer 组成,分别处理跳跃连接的特征和上一层的输出。上采样通过补丁扩展技术重构特征图,实现原始分辨率的 2 倍上采样。最终,通过一个 4 倍上采样的补丁扩展层恢复输入分辨率,并通过线性投影层对上采样特征进行处理,以产出图像去噪预测结果。

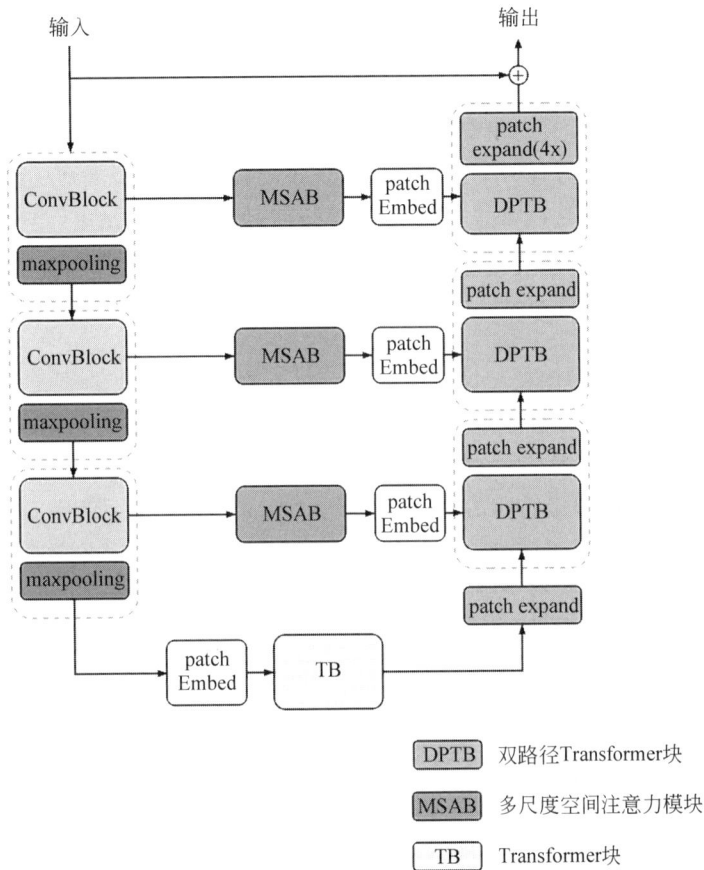

图 5-3　基于 CNN 和 Transformer 的低剂量 CT 图像去噪整体网络架构(见彩图)

5.2.2　基于 CNN 的编码器

在本章的网络架构中,CNN 被选为编码器路径的特征提取器,以便于生成输入的特征映射,目的是在网络底层中最大限度地保留图像的局部细节信息。这种设计选择允许我们在解码路径中有效地利用中间层的高分辨率 CNN 特征图,通过跳跃连接将这些特征图传递给解码路径,从而实现细节信息的精准还原。

具体而言,编码器路径沿用了 U-Net 网络的标准架构,由 3 个连续的卷积块和下采样层组成。每个卷积块内包含两个卷积层及其后接的 ReLU 激活层,卷积核大小设为 3×3,步长为 1,填充为 1,以保持特征图的空间维度。卷积层的通道数分别为 96、192 和 384,以逐层加深网络的特征提取能力。下采样则采用 2×2 的最大池化操作,步幅设置为 2,旨在减少特征图的空间尺寸,同时增加特征的抽象层级,为捕捉更广泛的上下文信息做好准备。

5.2.3　多尺度空间注意模块

在本章的网络设计中,通过在编码器和解码器之间引入跳跃连接,实现了相同级别层的直接连接。跳跃连接主要有两个显著的优点:首先,它有助于缓解梯度消失问题,从而保证了即便是深层网络也能够稳定训练。其次,尽管随着编码过程中的逐步下采样可能导致图像信息的丢失,进而影响解码器在细节信息恢复上的能力,跳跃连接通过将编码器阶段的特征图信息直接融合至对应的解码器层,能够在一定程度上补偿这种信息损失,尤其增强结构细节的补充。

对于 LDCT 去噪问题,保持图像中的细节信息至关重要。医生分析 CT 图像时,细致的病灶区域细节对于准确诊断疾病状态非常关键。因此,我们强调在 CT 图像去噪过程中,必须给予图像的详细特征和局部信息以特别关注,以确保诊断的准确性和可靠性。

在去噪任务中,维持图像结构的完整性以及防止细节损失和边缘平滑是一项主要挑战,特别是在医学图像处理领域,器官和组织的结构纹理信息对于诊断至关重要。以肺部 CT 图像中的空洞征象为例,这类细节信息是诊断肺癌的重要依据。常规的 CNN 处理此类问题时存在局限性,主要原因在于卷积操作的局部性及下采样操作的限制。卷积操作因尺寸固定,仅能处理等尺寸的特征,缺乏全局性的信息关联。同时,池化操作导致的特征图分辨率变化限制了对不同尺寸对象信息的准确提取。

多尺度信息,即不同层次上生成的特征图,对于细粒度图像细节的恢复具有重要意义。低层次的特征图保留了较高分辨率的图像几何信息,如边缘和纹理,尽管其感受野较小导致缺乏足够的上下文信息处理能力。而深层特征虽然在噪声鲁棒性和上下文信息提取方面表现出色,但较低的分辨率可能破坏图像结构。因此,网络结构设计需要综合考虑这些特点,利用多尺度特征的优势。U-Net 及其编码器—解码器结构便是一个融合多尺度特征,以提升性能的典型例子。尽管如此,同一层次上编码器和解码器获取的特征信息并非完全相同,而简单地通过跳跃连接融合浅层与深层信息并不能保证优化后效果的最佳化。这暗示了在融合多尺度特征时需采取更精细的策略,以确保最终图像的去噪效果,同时保留重要的结构和细节信息。

在本章中,我们提出了一种基于多尺度信息的空间注意力模块,旨在通过空间注意力机制增强输入特征中关键区域的权重,从而更有效地恢复这些区域的细节信息。该模块的设计包含以下几个关键步骤:首先,对跳跃连接后的输入特征在通道维度上进行压缩,具体操作为执行最大值池化和平均值池化,分别提取通道上的最大值和平均值,以生成两个通道数为 1 的特征图。这两个特征图随后被合并,形成通道数为 2 的特征图,该特征图再通过卷积滤波器处理,以降低通道数至 1。此后,应用 Sigmoid 激活函数产生权重图,该权重图与模块的初始输入相乘,以实现空间注意力加权。

为了捕获不同尺度的特征信息,该模块采用了 3 种不同大小的卷积滤波器,分别是 3×3、5×5 和 7×7,以此构成一系列连续的空间注意力模块。通过这样的设计,模块能够提取和强化来自不同空间范围内的特征信息,形成一个多尺度空间注意力模块。该模块的结构如图 5-4 所示,它通过对特征图进行精细的空间加权处理,旨在优化医学图像去噪过程中的细节信息恢复,从而有助于保持图像结构的完整性并提高去噪效果。

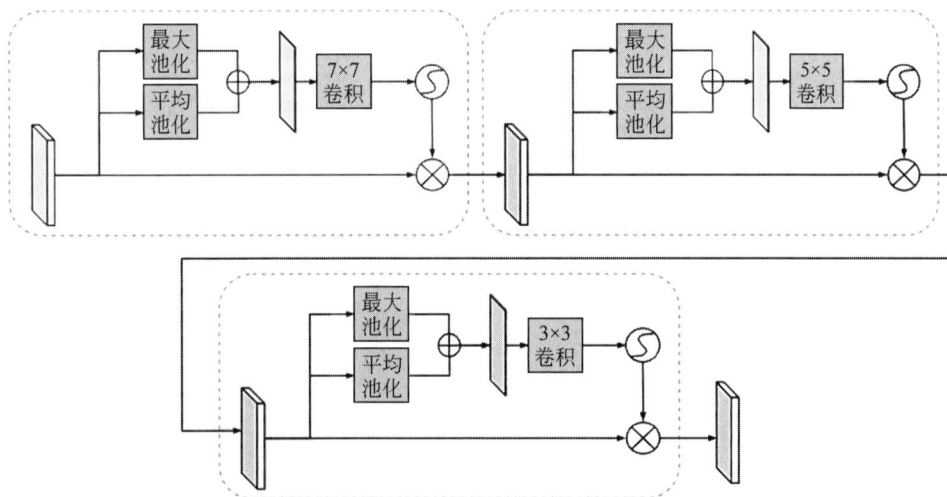

图 5-4　多尺度空间注意模块

5.2.4　双路径 Transformer 模块

将 Transformer 模型从语言处理领域成功迁移到视觉任务中的一个主要挑战源于语言与视觉信息处理之间的本质差异。在语言处理中,Transformer 模型以单词令牌作为基本处理单元,这些令牌具有固定的规模和相对较小的变化范围。相比之下,视觉信息以像素为基础,像素的范围和复杂性远大于文字令牌,特别是在处理图像时,像素分辨率显著高于文本数据。这导致基于 Transformer 的模型面临两个主要问题:首先,固定规模的令牌不适应视觉领域中的变化范围;其次,图像的高分辨率使得像素级任务(如语义分割、图像去噪)的处理变得尤为困难。特别是,Transformer 模型中的自注意力机制需要计算每个像素与图像中所有其他像素之间的关系,这在高分辨率图像上导致计算复杂度与图像大小呈平方级增长。

针对这一挑战,学者提出了一种名为 swin Transformer 的通用 Transformer 主干结构。swin Transformer 通过构建层次化的特征映射,以及计算复杂度与图像大小呈线性关系的策略,有效应对了上述问题。不同于 ViT 模型在自注意力计算中包含每个像素点与其他所有像素点的相关性,swin Transformer 采用了一种渐进式的策略,从小尺寸图像块开始,逐步在更深层次合并相邻的图像块,以此构建层次化的表示。通过在分割的图像的非重叠窗口内局部计算自注意力,实现了计算复杂度与图像大小的线性关系,其中每个窗口内包含的补丁数量固定。图 5-5(a)展示了 swin Transformer 的结构,而(b)图对比展示了 ViT 的结构,直观地说明了 swin Transformer 如何通过局部注意力和层次化策略优化计算效率与性能。

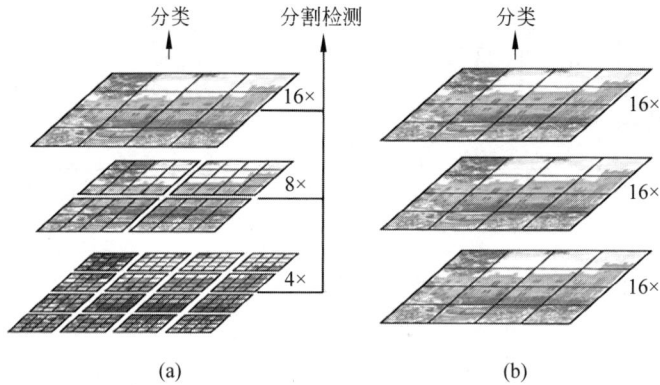

图 5-5　swin Transformer 和 ViT 对比

　　swin Transformer 的独特之处在于其对连续自注意层中窗口分区进行的移位操作,如图 5-6 所示。通过移位窗口,swin Transformer 能够连接相邻层中的窗口,从而实现层间的有效信息流通,显著增强模型的建模能力。这种移位策略确保了窗口内的所有查询补丁与相同的键集共享信息,有利于优化硬件中的内存访问效率,其中查询和键代表自注意层中的投影向量。与此相对,早期采用滑动窗口的自注意方法因查询像素对应的键集各不相同,导致在实际应用中难以高效地执行内存访问。通过这种创新的设计,swin Transformer 在保持计算效率的同时提高了模型对图像细节的捕获能力,为视觉领域的各种任务提供了一种强大的模型基础。

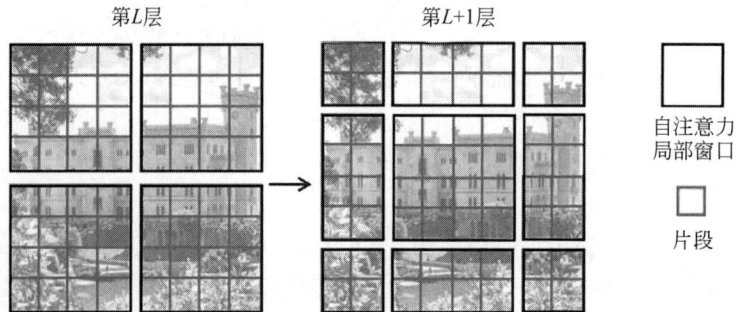

图 5-6　swin Transformer 的移位窗口操作

基于上面介绍的 Transformer 的优点,以及受到 swin Transformer 的启发,本章提出一种双路径 Transformer 模块,如图 5-7 所示,作为解码器部分的基础层。此模块首先分为两条通路,分别接收来自跳跃连接的输入 X_1 以及来自上一层次的输入 X_2。这两条通路的区别在于其中一条使用的传统 Transformer 中提出的多头自注意,另外一条使用的则是 swin Transformer 中提出的窗口多头自注意,这种方法不像传统 Transformer 那样使用全局自注意,而是在不重叠的局部窗口中使用自注意,降低了一定的计算成本,且能更好地关注局部信息。具体来说,将输入的特征 X_1 的维度视为 $H \times W \times C$,首先以不重叠的大小为 $L \times L$ 的窗口将其分割为 $H \times W/L^2$ 块,此时每个窗口的特征维度大小为 $L \times L \times C$,然后将其展平成为 $L^2 \times C$。然后分别计算每个窗口特征的注意力,公式定义如下:

$$X_1 = \{X_1^1, X_1^2, X_1^3, \cdots, X_1^N\}, \quad N = HW/L^2 \tag{5-6}$$

$$Y^i = \text{Attention}(X_1^i W^Q, X_1^i W^K, X_1^i W^V), \quad i = 1, 2, \cdots, N \tag{5-7}$$

$$\hat{X}_1 = \{Y^1, Y^2, \cdots, Y^N\} \tag{5-8}$$

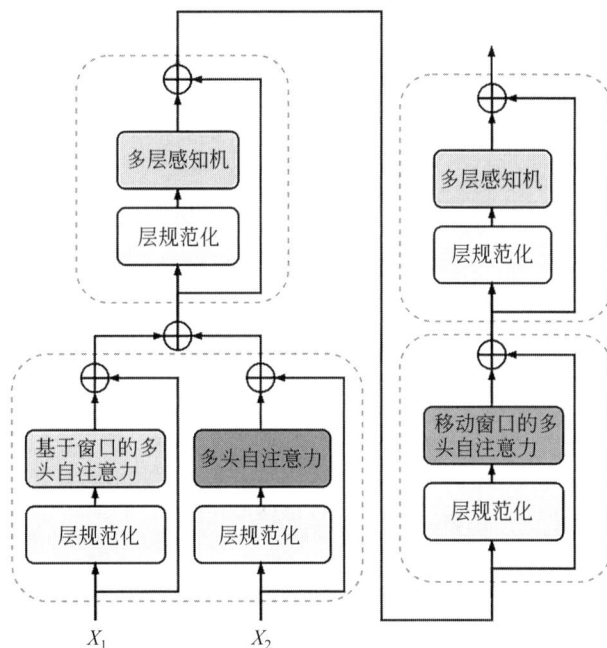

图 5-7　双路径 Transformer 模块

其中,$\boldsymbol{W}^Q$、$\boldsymbol{W}^K$、$\boldsymbol{W}^V$ 分别代表注意力中的查询、键和值的投影矩阵。除了在不重叠的窗口中分别执行注意力,窗口多头自注意还在原始计算注意力的公式中的 $\boldsymbol{Q}$、$\boldsymbol{K}$ 时加入了相对位置编码,提升了模型性能。如公式(5-9)所示:

$$\text{Attention}(\boldsymbol{Q},\boldsymbol{K},\boldsymbol{V}) = \text{Softmax}\left(\frac{\boldsymbol{Q}\boldsymbol{K}^{\text{T}}}{\sqrt{d}} + B\right)\boldsymbol{V} \tag{5-9}$$

其中，d 代表多头自注意中每个头的维度，B 代表相对位置偏差。

跳跃连接的输入 X_1 在这一分支通路上的流动情况为先经过一个层规范化(layer norm,LN)，接着输入基于窗口的多头自注意力层(W-MSA)层，得到的输出与原始输入做一个残差连接，可以用公式(5-10)表示为

$$\hat{X}_1 = \text{W-MSA}(\text{LN}(X_1)) + X_1 \tag{5-10}$$

与 X_1 类似，来自上一个层次的输入 X_2 在其相应的通路中的流动情况可表示为公式(5-11)：

$$\hat{X}_2 = \text{MSA}(\text{LN}(X_2)) + X_2 \tag{5-11}$$

将它们的输出拼接$\hat{X}^L = \text{concat}(\hat{X}_1,\hat{X}_2)$继续向后续的模块流动。拼接之后的特征会依次通过层规范化、MLP 层、SW-MSA 层等层次，其中 SW-MSA 层是在 W-MSA 层的基础上引入移位窗口操作。特征的流动情况可以定义为

$$X^L = \text{MLP}(\text{LN}(\hat{X}^L)) + \hat{X}^L \tag{5-12}$$

$$\hat{X}^{L+1} = \text{SW-MSA}(\text{LN}(X^L)) + X^L \tag{5-13}$$

$$X^{L+1} = \text{MLP}(\text{LN}(\hat{X}^{L+1})) + \hat{X}^{L+1} \tag{5-14}$$

在每个层次上标记为 L，swin Transformer 采用补丁扩展技术作为解码器的上采样层。在此过程中，首先在输入特征上应用线性层，以将特征维度扩增至原始维度的 2 倍。随后，通过执行重新排列操作，输入特征的分辨率被扩展至原输入分辨率的 2 倍，同时，特征维度被减少至输入维度的 1/4。这种方法允许模型在解码过程中有效地恢复图像的空间分辨率，同时调整特征维度，以便进一步处理。此策略不仅提高了特征的表达能力，同时也优化了计算资源的使用，促进了模型在图像重建、分割等视觉任务中的性能表现。

5.3　神经网络训练

5.3.1　实验数据集

为验证本章提出的网络模型在去噪性能和鲁棒性方面的表现，采用了两种数据集进行模型的训练和测试。首先，AAPM 数据集作为临床数据来源，该数据集由梅奥诊所在 2016 NIH-AAPM 梅奥诊所低剂量 CT 挑战赛中公开，涵盖全剂量与 1/4 剂量图像对。全剂量数据在 120 kV 及 200mA 条件下获取，而对应的 1/4 剂量模拟数据在 120 kV 及 50mA 下获取。选取了 1.0mm 切片厚度的数据集用于模型的训练与验证，其中包括 10

位匿名患者的腹部 CT 增强扫描数据,9 位用于训练,1 位用于测试。

其次,QING_LUNG_CT 数据集被选作模拟数据源,该数据集于 2015 年发布,源自癌症图像档案(The Cancer Imaging Archive,TCIA),包含 47 位患者的共 3954 张肺癌 CT 影像。鉴于该数据集中的图像为无噪声图像,本章通过向干净图像中加入 $\sigma \in$[15, 35,55]的高斯噪声模拟噪声图像,达到训练模型的目的。这两种数据集的使用,旨在全面评估提出模型在处理临床与模拟噪声数据方面的能力,其中部分数据集图像如图 5-8～图 5-10 所示。

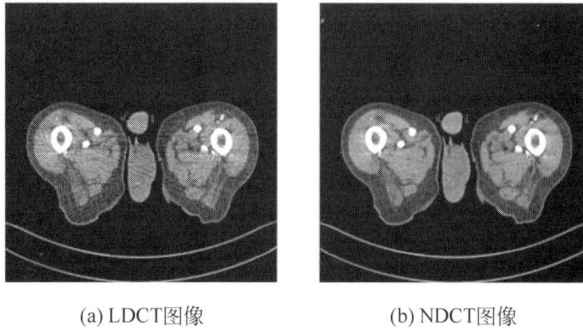

(a) LDCT图像　　　　　　　(b) NDCT图像

图 5-8　LDCT 图像和 NDCT 图像

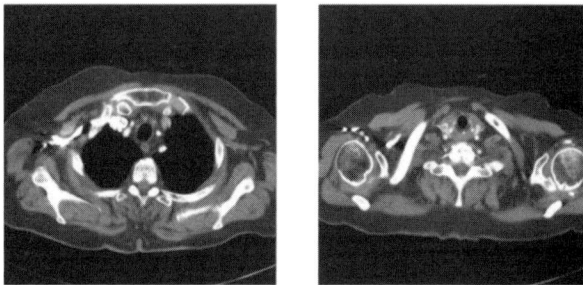

图 5-9　QING_LUNG_CT 数据集(1)

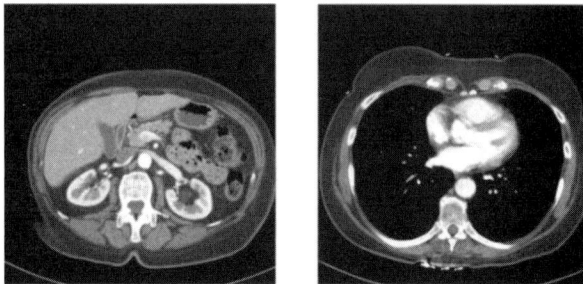

图 5-10　QING_LUNG_CT 数据集(2)

两个数据集中的 CT 扫描原始数据均以 DICOM 格式提供，分辨率为 512×512 像素。为便于模型训练，利用 pydicom 库将 DICOM 数据转换为 NumPy 数组格式，并采用随机旋转（$90°$、$180°$或 $270°$）及翻转操作，以增加训练数据量。

选择同时使用模拟数据和临床数据进行模型训练主要基于两个考虑。首先，TCIA 数据库相较于梅奥诊所提供的数据库具有更高的多样性，覆盖了更多身体部位，更贴近临床成像的广泛应用场景。其次，不同于临床数据集提供全剂量及相应 1/4 剂量图像的方式，TCIA 模拟图像通过引入不同水平的高斯噪声来模拟低剂量 CT 图像，这种方法允许通过精确控制噪声水平来模拟不同剂量条件，从而有效评估网络模型在面对不同噪声水平时的鲁棒性。

5.3.2　网络训练细节

本章对 AAPM 和 QING_LUNG_CT 数据集进行了独立的训练，两组实验采用相同的设置，即以 90％ 和 10％ 的比例将数据分为训练集和测试集。在实验中，模型的训练采用 Adam 优化器，初始学习率设置为 1e-5，并使用默认参数配置。训练过程设置为 50 个训练轮次，每个训练轮次包含 269 次迭代更新。为记录网络在去噪训练过程中的性能变化，实验中生成了训练过程中图像的变化示例，如图 5-11 所示。此外，图 5-12 展示了在 AAPM 数据集上训练时损失函数随训练进程的变化情况，以评估所提模型的性能。

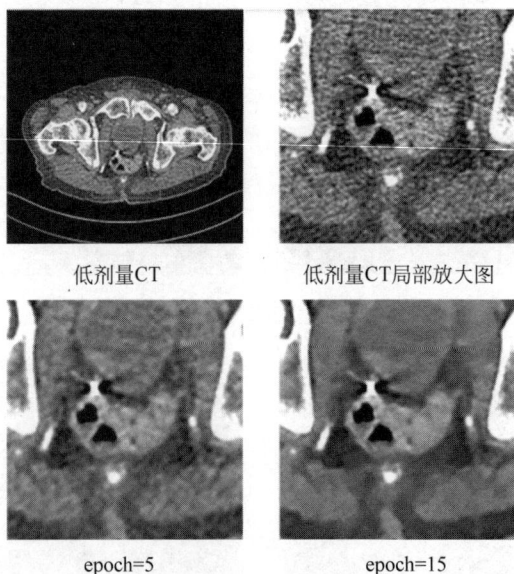

低剂量CT　　　　低剂量CT局部放大图

epoch=5　　　　epoch=15

图 5-11　训练期间图像变化情况

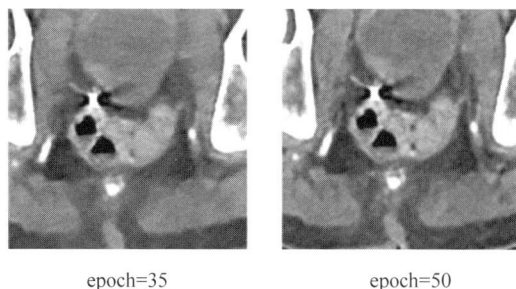

epoch=35　　　　　　epoch=50

图 5-11　（续）

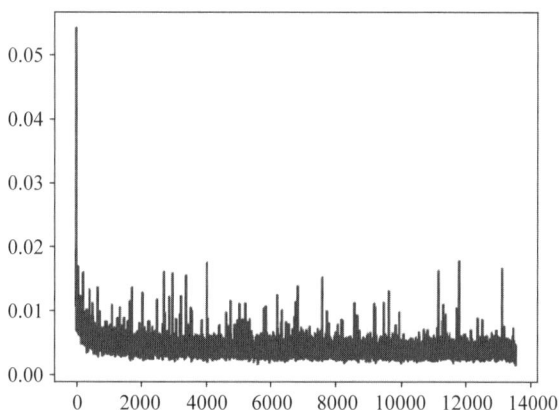

图 5-12　训练期间损失函数变化情况

5.4　实验与分析

5.4.1　图像去噪性能评价指标

去噪图像的视觉质量为评估去噪算法性能的关键指标，但仅凭视觉满意度不足以全面判断算法效率。因此，必须采用量化指标对算法性能进行客观评价。本章通过测量 SSIM、PSNR 和 RMSE 3 种指标，对比不同去噪方法的效果，以此判定噪声降低程度及重建低剂量 CT 图像的质量。这些量化指标有助于综合评估去噪算法的性能。

5.4.2　实验结果分析和对比

本章提出的网络模型的训练与实验所需要的软硬件环境具体配置如下。

CPU 为 Intel Core i9-9900k，GPU 为 NVIDIA GeForce RTX2080，显存为 22GB，运

行内存为 32GB,使用 Windows 10 操作系统,编程语言为 Python 3.7,深度学习框架为 PyTorch 1.2.0,CUDA 版本为 10.1。

为验证所提模型的有效性,本章选择包括经典与最新方法在内的多种去噪算法进行比较,包括 DnCNN、CBDNet、REDCNN、ADNet 等经典方法以及 Uformer、CTformer、NBNet 等新方法。通过在 AAPM 数据集上的去噪效果可视化,图 5-13 着重展示纹理细节区域,以及通过性能对比数据和各项指标的柱状图(图 5-14~图 5-16),本章展示了各种方法的去噪效果。此外,本章还考查了在 QING_LUNG_CT 数据集上不同噪声水平($\sigma \in [15,35,55]$)下的去噪效果(图 5-17~图 5-19),并通过性能对比数据进行了分析。结果显示,所提模型在 PSNR 和 SSIM 值上均有所提高,同时在 RMSE 值上有所降低。以 AAPM 数据集为例,与性能最佳的 Uformer 相比,PSNR 提高了 0.8%,SSIM 提高了

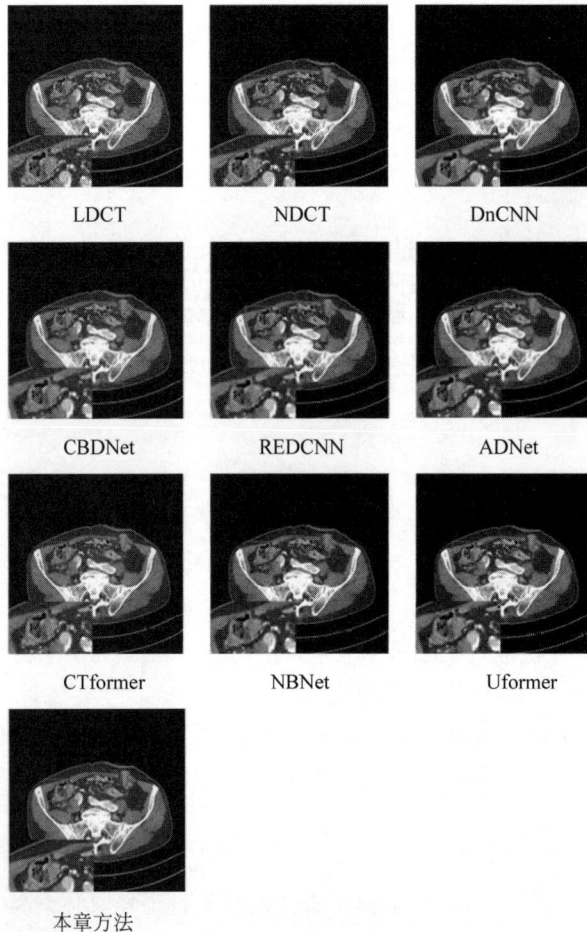

图 5-13　在 AAPM 数据集上不同去噪方法去噪效果对比

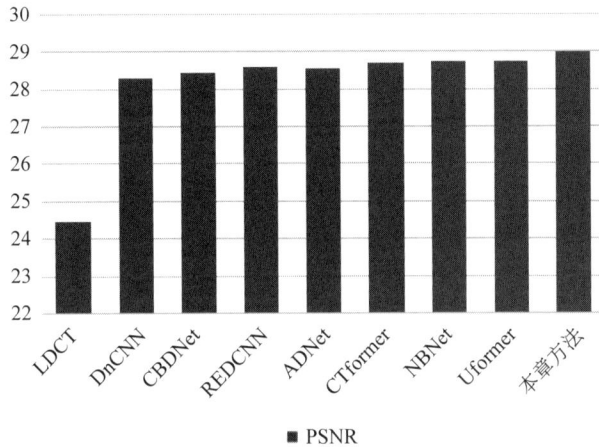

图 5-14　在 AAPM 数据集上对比实验 PSNR 评价结果柱状图

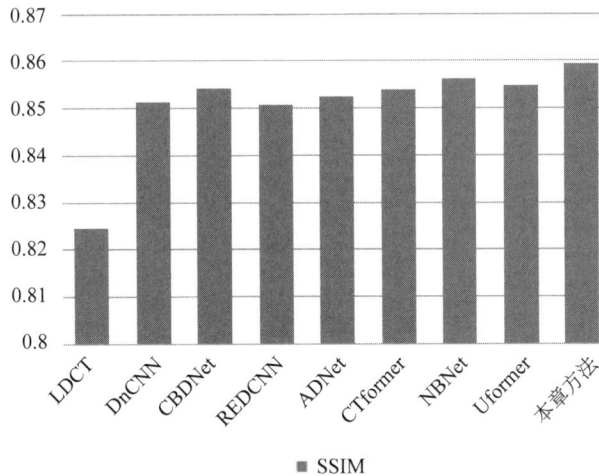

图 5-15　在 AAPM 数据集上对比实验 SSIM 评价结果柱状图

0.5%,RMSE 降低了 0.4%。与其他方法相比,本章提出的模型在处理不同噪声水平的 CT 图像时均展现出优异性能。如表 5-1 所示,从与其他方法的对比中可见,早期去噪网络,如 DnCNN 在去噪性能上不足,而新方法虽然去噪效果较好,但可能导致图像纹理结构过于平滑。本章方法去噪后的图像相较于其他方法更接近干净图像,从而证明了其在图像去噪领域的优越性。

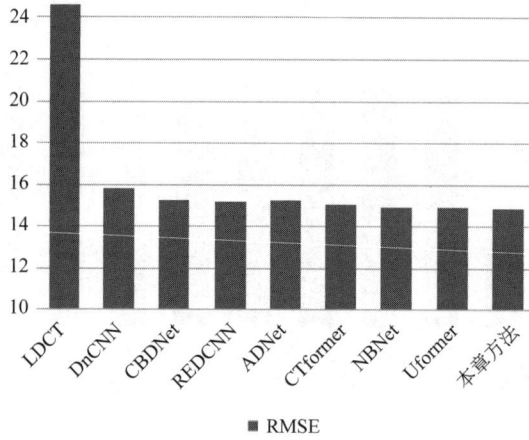

■ RMSE

图 5-16　在 AAPM 数据集上对比实验 RMSE 评价结果柱状图

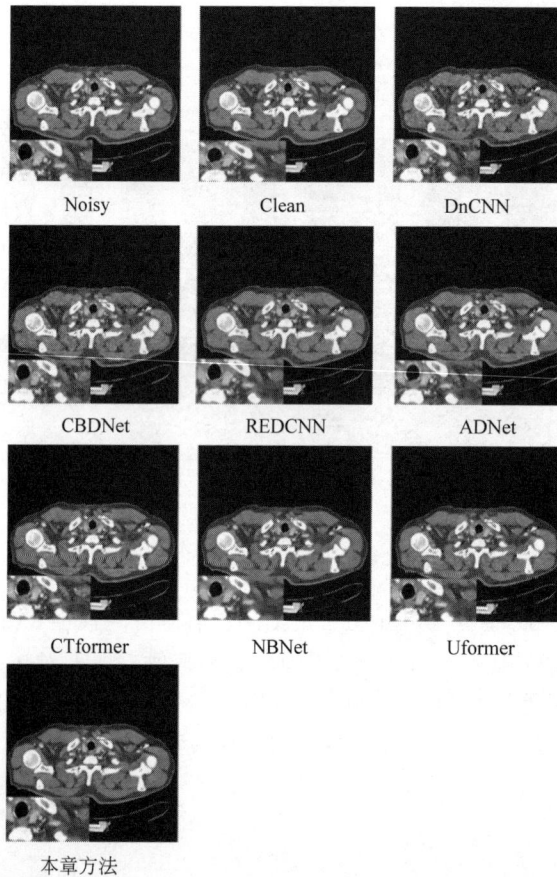

图 5-17　噪声方差为 15 时在 QING_LUNG_CT 数据集上不同方法去噪效果对比

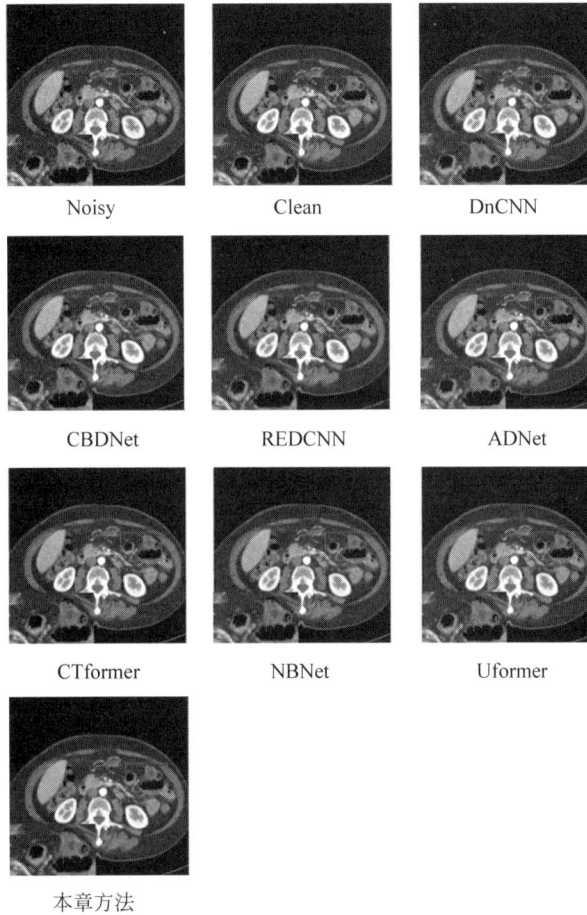

图 5-18　噪声方差为 35 时在 QING_LUNG_CT 数据集上不同方法去噪效果对比

表 5-1　AAPM 数据集上本章方法与其他网络模型的去噪效果比较

方法/性能	PSNR	SSIM	RMSE
LDCT	24.4688±5.2925	0.8246±0.1103	24.6370±9.3343
DnCNN	28.2813±5.5561	0.8513±0.1141	15.8441±6.2724
CBDNet	28.4354±5.3503	0.8541±0.1129	15.2466±6.3507
REDCNN	28.5796±3.2232	0.8509±0.1128	15.1931±5.3297
ADNet	28.5397±4.5473	0.8526±0.1129	15.2725±4.4303
CTformer	28.6857±4.5421	0.8540±0.1133	15.0643±5.5361

续表

方法/性能	PSNR	SSIM	RMSE
NBNet	28.7354±4.5250	0.8562±0.1120	14.9637±5.3327
Uformer	28.7401±4.3219	0.8547±0.0912	14.9353±4.4350
本章方法	28.9720±4.7283	0.8595±0.0967	14.8657±4.7070

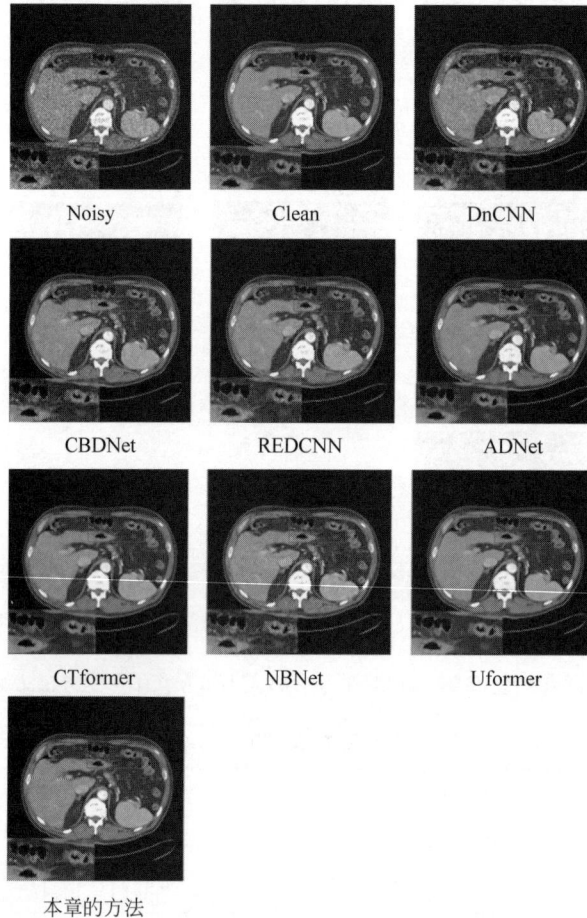

图 5-19　噪声方差为 55 时在 QING_LUNG_CT 数据集上不同方法去噪效果对比

5.4.3　消融实验

本章设计了两组消融实验,分别用于验证多尺度空间注意模块、双路径 Transformer

模块的作用。通过分别将本章提出的模块与其他方法融入网络来进行消融实验,对比不同模块对于网络的性能的影响。

　　为了验证多尺度空间注意模块对于本章提出方法的去噪效果的影响,本节通过消融实验分别对比了使用普通跳跃连接、单一空间注意模块(只使用一个 3×3 卷积的空间注意模块)和使用多尺度空间注意模块的完整去噪网络。对比实验的结果如表 5-2 所示,实验结果证明在本章方法中融合多尺度空间注意模块明显提升了 SSIM 值,对 PSNR 和 RMSE 也有一定改善。

表 5-2　多尺度空间注意模块的消融实验

方法/性能	PSNR	SSIM	RMSE
普通跳跃连接	27.5272±5.4903	0.8389±0.1255	17.6370±8.5335
单一空间注意	28.0792±5.5561	0.8415±0.1141	16.3750±6.2404
多尺度空间注意	28.4354±5.3503	0.8541±0.1129	15.2466±6.3507

　　本章进一步探讨了双路径 Transformer 模块对去噪网络性能的影响,通过比较原生 Transformer 模块、swin Transformer 模块以及集成了双路径 Transformer 模块的完整去噪网络。实验结果(表 5-3)展示了在去噪网络中引入双路径 Transformer 模块对 PSNR、SSIM 和 RMSE 指标的积极作用。这些发现证明了双路径 Transformer 模块在提高去噪效率和效果方面的有效性,突显其在优化去噪网络结构中的重要价值。

表 5-3　双路径 Transformer 模块的消融实验

方法/性能	PSNR	SSIM	RMSE
原生 Transformer	27.8960±5.657	0.8567±0.1105	16.5561±6.7964
swin Transformer	28.0033±5.5561	0.8506±0.1222	15.7942±6.1547
双路径 Transformer	28.4354±5.3503	0.8541±0.1129	15.2466±6.3507

5.5　本章小结

　　LDCT 扫描虽然能降低辐射诱发癌症的风险,但其产生的图像往往含有较严重的噪声,这降低了图像质量,影响医生的准确判断及治疗决策。因此,开发有效的 LDCT 图像去噪方法,以在保留关键信息的同时减少噪声,成为了一个具有重要意义和研究价值的领域。

　　本章提出了一个基于 CNN 和 Transformer 的 LDCT 图像去噪网络,旨在提高图像质量,通过实验验证了该方法的有效性。该去噪方法的设计灵感来源于 U-Net 网络的编解码器结构,并结合了最新的 Transformer 模型进行改进。实验部分通过与其他流行或最新的去噪方法进行对比分析,并通过对网络中各个模块的消融实验证明了本章提出方法的有效性。本章的具体工作及主要内容如下。

(1) 分析了深度学习和神经网络基础知识,选择并改进了 U-Net 结构作为本章节方法的基础框架,结合其他先进方法进行优化。

(2) 研究并应用了注意力机制,特别是空间注意力机制和多尺度信息融合,以增强模型的性能。

(3) 提出了双路径 Transformer 模块以捕获 LDCT 图像的全局信息,通过实验验证了其有效性。

(4) 通过与经典及新近方法的对比分析以及消融实验,证明了所提方法的优势。

第 6 章　基于多层注意机制 U-Net 的肺部 CT 图像分割网络

从患者肺部 CT 图像中自动分割肺部感染的病变组织,是一种存在巨大潜力的快速辅助诊断方法,它可以提供可分析的影像学病变组织样本,协助医疗人员快速地筛查肺炎患者。本章提出一种基于多层注意机制的 U-Net 网络结构,可以有效提升病变组织的分割精度。引入边缘注意模块,将肺部病变组织的边缘特征与整体肺实质对象特征融合起来,提高了网络对病变组织的图像特征空间相关性的关注。提出形状注意模块,增强病变组织中特定形状的特征检测能力。引入局部注意模块,提高网络对病变组织中关键像素的提取能力。提出上下文募集模块,实现多层注意模块特征的聚合,提高网络对多层注意模块中特征的利用能力。此外,还通过瓶颈层结构进一步提取了肺部 CT 图像中有效的目标特征,减少网络中无用的参数,防止梯度消失的出现。使用传统的数据增强方法与深度卷积生成对抗网络相结合的方式,扩充有限的数据集,提高网络的泛化能力,缓解了训练数据不足的情况。改进了 U-Net 网络的损失函数,让网络在反向传播中可以同时关注多层注意模块中的损失值,增加了网络的鲁棒性。实验结果表明,肺部 CT 病变组织的分割精度得到了有效提升。

6.1　注意力机制

CNN 通过注意力机制,能够根据图像像素的重要性赋予不同权重,从而选择性地强调输入中的关键信息。近期深度学习与计算机视觉的研究集中在将注意力机制与掩膜技术相结合,通过设计可学习的新层识别并专注于图像的显著特征,使得模型主要关注于图像的重要区域。以下对常用的注意力机制进行介绍。

6.1.1　局部空间注意机制

在传统的 CNN 中,最大池化和平均池化是常见的特征提取操作,用于减少参数数量和计算复杂度。然而,这种直接的压缩手段可能会导致关键特征信息的丢失。因此,局部空间注意力机制被提出,旨在计算图像中每个像素的重要性,有效提取关键信息。空间 Transformer(ST-Net)网络由 Jaderberg 等[125]提出,是此类机制的一个典型例子。它对图像进行空间变换,如缩放、裁剪、旋转和非刚性变形等,捕捉并强调图像中的重点区域,同时避免传统池化操作中关键信息的损失。空间 Transformer 不仅动态地为每个样本生成适当的变换,还可以通过标准反向传播算法进行训练,支持模型的端到端训练。例如,在图 6-1 中,处理 MNIST 数据集时,空间 Transformer 能够识别并转换数字图像中的扭曲和变形特征,从而提高分类的准确性。(a)图中将被随机平移、比例、旋转和杂乱而扭曲的 MNIST 数字的图像输入到空间 Transformer 模块中。(b)图为空间 Transformer 实现了输入图像的局部关键特征转换。(c)图是应用变换后空间 Transformer 的输出。(d)图是后续全连接网络对空间 Transformer 输出产生的分类预测。

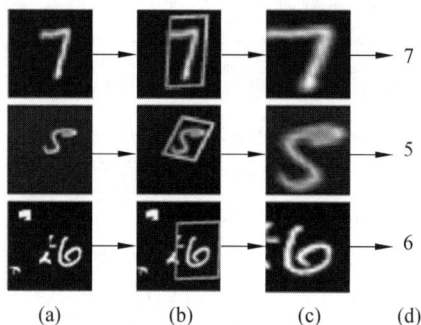

图 6-1 空间 Transformer 处理 MNIST 图像

6.1.2 通道空间注意机制

在 CNN 中处理图像时,每幅图像最初由 3 个颜色通道(红色 R、绿色 G、蓝色 B)表示,通过卷积层处理后,每个通道会产生新的信号,形成多个特征通道。例如,使用 64 个卷积核处理图像特征会生成 64 个新的特征通道。这些通道的特征反映了图片在不同卷积核上的响应,可以视为通过卷积操作进行的一种时频变换。由于这些通道中的信息贡献程度不同,引入通道注意力机制可以对每个通道的信号赋予不同的权重,以表示其与关键信息的相关程度。权重较大的通道包含更重要的特征信息,需要被模型优先考虑。

SE-Net(squeeze-and-excitation networks)通过引入通道注意力机制,显式地建模图像卷积特征通道之间的相互依赖关系,从而增强网络的表示能力。SE-Net 通过 SE-block 实现特征重校准,这一机制包括三个步骤。首先,通过全局平均池化进行压缩操作,提取通道级的全局特征;其次,执行提取操作,通过学习通道间的非线性依赖关系来强调关键特征,并抑制不重要的信息;最后,利用 Sigmoid 函数生成特征权重图,调整原始输入特征的强度。SE-Net 能够在不同网络结构中发挥特征提取的能力,如残差网络和 Inception 网络。

6.1.3 混合注意机制

空间与通道注意力机制分别关注图像的局部重要性与通道间的全局信息,但各自存在局限：空间注意力忽略通道差异，通道注意力忽略局部信息。为综合二者优势，Kaul 等[127]提出了 Focus NET——一种融合空间与通道注意力的医学图像分割网络。如图 6-2 所示，该网络利用自动编码器构建低维表示，并进行上采样，以提取关键特征，通过并行的 SE-block（通道注意力）与设计独特的空间注意力分支（借鉴残差网络理念，融合不同层级信息）实现高效特征提取，解决深层结构特征信息不足的问题。

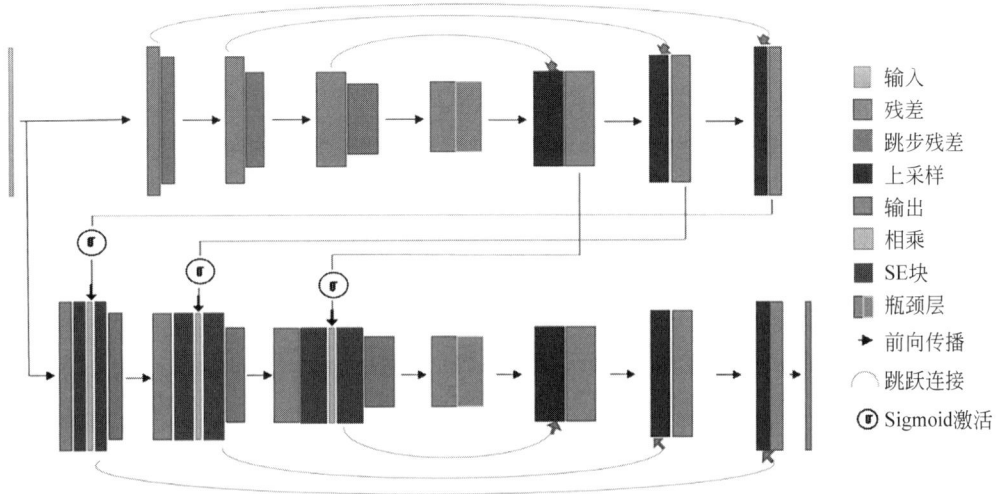

图 6-2　Focus NET 架构图

6.1.4　非局部注意机制

空间和通道注意机制虽然提升了医学图像分割性能，但主要依赖局部卷积，易忽略全局信息，并在下采样中损失空间信息，影响分割准确性。增加卷积层深度虽可获取全局信息，却导致参数量和计算成本增加。Wang 等[128]通过提出非局部 U-Net 引入自注意力机制和全局聚合块的非局部模块，无须额外卷积层即可提取全局信息，优化分割效果。该模型直接计算局部与全局特征间关系，减少卷积层需求，避免过拟合，展现出在医学图像分割任务上的优越性。非局部模块是一种通用的模块，可以方便地嵌入不同的卷积神经网络中，以提高性能。

6.1.5　位置注意机制

位置注意机制探索图像中像素间的依赖关系，为计算机视觉任务如图像分割提供全局上下文信息。Huang 等[129]提出的 CCNet 通过位置注意模块自适应捕获全图像依赖，取消深度卷积网络末端下采样步骤，并应用扩张卷积，扩大输出尺寸至原图的 1/8，以保留更多细节，并生成密集特征图。CCNet 还引入纵横位置注意模块、轻量级聚合水平和垂直上下文信息,增强像素关联表达能力,并通过空间注意模块选择性聚合上下文信息,实现空间与位置特征的互补,提升医学图像分割的鲁棒性。

6.2 多层注意机制 U-Net

尽管 Ronneberger 等[94]已证明 U-Net 网络在医学图像分割领域的优秀性能,直接应用于患者肺部 CT 病变组织分割的成果仍不尽如人意(详见 6.4 节)。针对此问题,本章在 U-Net 模型的基础上进行改进,引入边缘注意、形状注意及局部注意的多层注意机制。该机制在不同卷积层中应用,以辨识关键特征,并通过上下文募集模块将这些特征整合到全局瓶颈块中。瓶颈块既编码了输入 CT 图像的全局信息,也能够识别并消除注意力解码器中的无关背景,从而更准确地保留患者肺部 CT 图像中的磨玻璃状混浊特征,实现了更精确的病理组织分割效果。本章后续部分将详述多层注意机制各模块的原理及上下文募集模块与瓶颈块的详细机制和作用。图 6-3 中展示了本章网络结构的总体框架图。

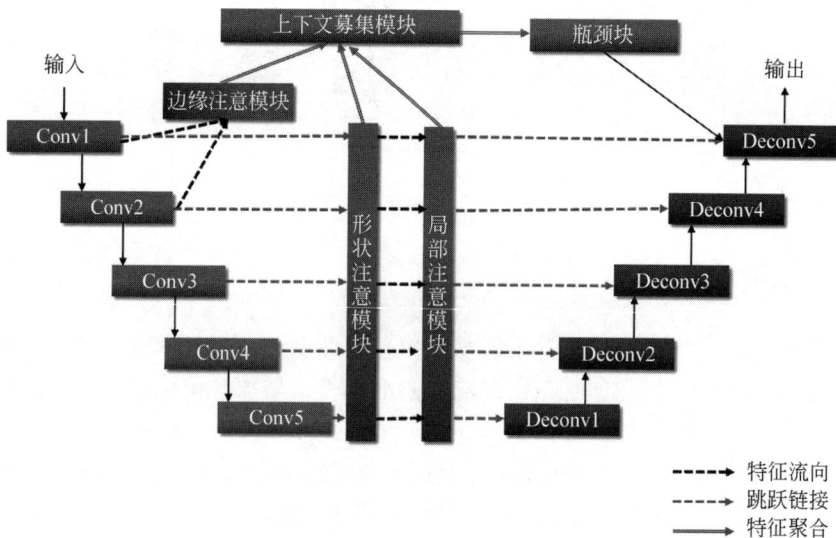

图 6-3 本章整体网络结构框架图(见彩图)

6.2.1 边缘注意模块

相较于基于区域的图像分割方法,像素级图像分割因独特优势而备受青睐,但其忽略图像内部的空间相关性,常导致对象分割边界模糊。本研究认识到基于区域与像素级图像分割方法的互补性,并借鉴非局部注意机制强调目标与特征间关联性的理念,采用边缘注意模块对图像的边缘及区域信息进行建模和融合。

在 U-Net 结构中,图像信息从高层传递至低层时,其位置和整体特征信息经过卷积与池化操作逐步稀释。网络的收缩路径(或下采样侧)负责图像尺寸压缩及特征提取,随网络深入,特征逐渐倾向于低级别特征。本研究在第一层与第二层卷积层间引入边缘注意模块,首先对病变组织的显著边缘特征进行建模。为增强模型对显著对象特征的捕获能力,增设 3 个卷积层及其后的 ReLU 层,以引入非线性表达。特别地,Conv2 层能保留更丰富的病变组织边缘特征。基于非局部注意机制,认识到仅有的局部特征信息不足以捕捉典型丰富的边缘特征,还需融合病变组织的高级语义或位置信息。因此,边缘注意模块设计了特征信息自上而下的融合机制,如图 6-4 所示,通过将 Conv1 层的空间位置信息纳入边缘注意模块抑制非空间相关区域的边缘信息,从而提升目标区域边缘特征的相对重要性,以提高分割精度。边缘注意模块的数学模型公式化表达如式(6-1)所示。

$$\overset{\otimes}{F} = F_1 + \mathrm{UP}(\varphi(F_2, \theta)) \tag{6-1}$$

其中,$\overset{\otimes}{F}$ 代表 Conv1 与 Conv2 层融合之后的特征信息。F_1 与 F_2 分别代表 Conv1 与 Conv2 层的特征。φ 代表 ReLU 激活函数,UP(*)代表双线性插值操作,进行双线性插值的目的是提高 F_2 特征图的大小,使其能够与 F_1 的大小相同,方便两层特征信息的融合。

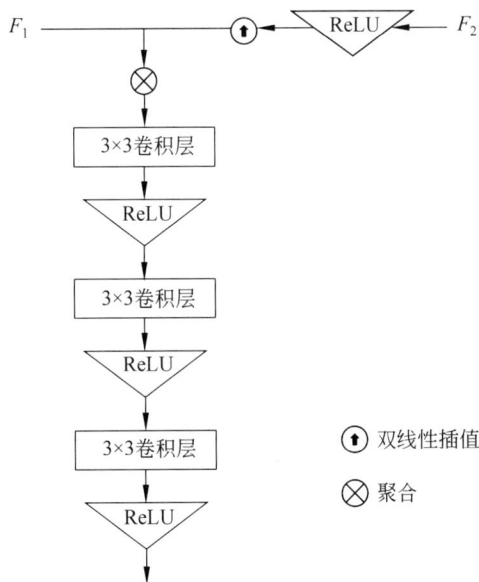

图 6-4　边缘注意模块的具体结构

双线性插值是图像处理中常用于重新采样的技术,它在两个维度上应用线性插值,以估算图像中未知像素的值[130]。线性插值,作为一种基于一维数据集已知点预测未知点值的方法,通过确定两点间的直线方程,并利用此直线估计任意点的值,为双线性插值的理解提供了基础。双线性插值通过考虑目标点最近的 4 个已知像素,在一个方向上进行 2 次线性插值,然后在另一个方向上基于这两次插值的结果进行第 3 次插值,以此计算目标像素的值。此方法有效结合了两个方向的信息,对于图像放大、缩小或其他形式的重采样过程中保持图像质量具有重要意义。

6.2.2　形状注意模块

在考虑病变组织边缘及空间信息的基础上,本研究提出形状注意模块,专注于病变组织形状特征。文献显示肺部 CT 病变多呈现为结节、斑片或片状磨玻璃影,且多位于肺外围和胸膜下,病情发展可导致磨玻璃影迅速扩大,形成重症病例的"白肺",如图 6-5 所示。针对此,本研究设计圆形形状滤波器,以增强对圆形或类圆形肺结节影的识别;同时,采用灰度阈值滤波器提取特定高灰度影特征,以提高检测效率。此方法旨在精准识别肺部 CT 图像中的病变特征。

U-Net 采用对称的编解码结构,特点是卷积层与去卷积层等效分布。本研究通过将形状注意模块嵌入 U-Net 的跳跃连接中,利用了模型学习到的局部与全局信息,以产生形状注意区域,从而提升对肺部 CT 图像中病变组织形状特征的检测能力。该形状注意模块包括一个最大池化层和两个 3×3 卷积层,旨在结合 CT 图像特征与形状滤波器的输入,输出增强的病变组织形状特征图。形状注意模块的结构如图 6-6 所示,此设计有效增强了网络对病变组织形状的估计能力。

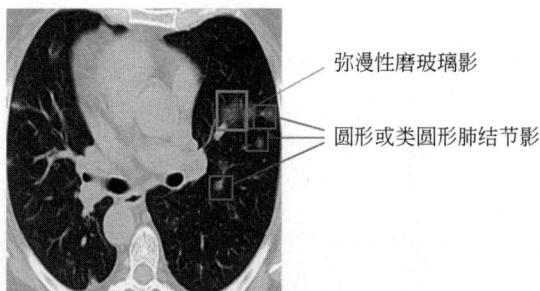

图 6-5　患者肺部 CT 病变组织形状特征

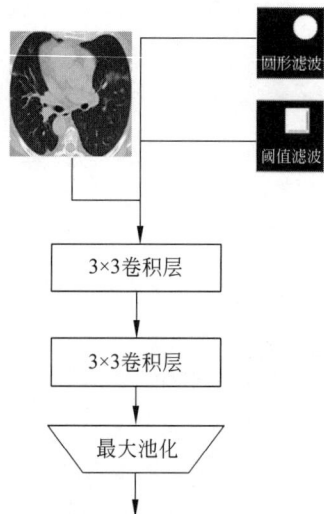

图 6-6　形状注意模块的具体结构

6.2.3　局部注意模块

在肺部图像分析的临床应用中,放射科医生通常采用两阶段过程分割肺部感染区域:初步定位后细致标注。本研究借鉴此实践,提出每个像素的分割应综合考虑其邻域特征,以判定其是否属于病变组织。据此,引入局部注意模块,如图 6-7 所示,利用 U-Net 收缩路径提取的语义特征 F,其中 $F \in R^{h \times w}$;h 和 w 分别表示特征 F 的高度和宽度。为了节省注意机制中的计算量,将语义特征 p_1 和特征 p_2 使用 1×1 的卷积核进行下采样,使它们嵌入两个新的特征空间中,以减少 F 特征维度的大小。对一对相似的特征 p_1 和 p_2 的定义如下:

$$a(p_1, p_2) = f(F_{p1}), f(F_{p2}) \tag{6-2}$$

在本研究中,我们为局部注意机制定义了一个紧凑而稀疏的下采样区域。然后通过 Softmax 函数将一个采样区域内的特征相似度归一化为注意权重 $\hat{a}$,公式如下:

$$\hat{a}(p_1, p_2) = \frac{\exp(a(p_1, p_2))}{\sum_{p \in \Phi(p_1, d, s)} \exp(a(p_1, p))} \tag{6-3}$$

特征位置 p_2 的采样约束在 (p_1, d, s) 区域内,其中 p_1 为采样区域的中心,d 为沿各轴的采样位置数,s 为采样步长,即两个可用采样位置之间的最小距离。此外,本章还将对数据进行标准化处理,使得更相关的特征被加强,而无关的特征被削弱。

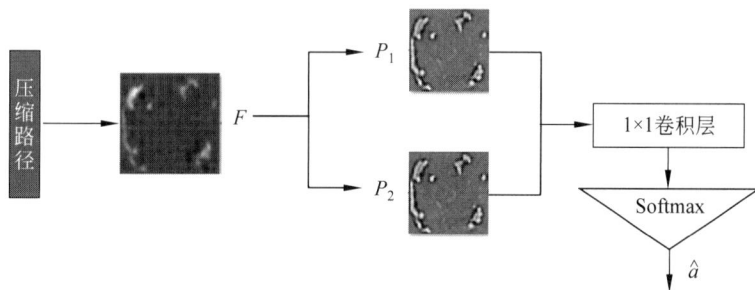

图 6-7　局部注意模块的具体结构

6.2.4　上下文募集模块

上下文募集模块旨在学习图像像素的上下文语义表示,通过级联方式整合各注意力模块的关键特征信息,以丰富特征映射。该模块基于平滑扩张卷积(smoothed dilated convolutions,SD conv)构建,以扩大感受野,并克服传统卷积中池化操作可能导致的语义信息丢失问题,从而提高语义分割任务的性能。扩张卷积(dilated Conv)通过在卷积核中插入空白像素增加特征图谱的感受野,为模型提供更丰富的信息,进而提升分割准确性。

在肺部 CT 图像分割中,图 6-8 所示,为了克服传统扩张卷积因非连续性导致的像素信息损失,本研究提出了一种基于多级 SD Conv 堆叠的上下文募集模块,如图 6-8 所示。通过设置 3 个级联轨道,对应的 SD conv 的数量分别为 1、3 和 5,并在每个轨道末端引入 ReLU 激活函数,该模块有效整合了大范围和小范围感染区域的特征信息。大感受野的扩张卷积块专注于捕捉大范围感染区域特征,而小感受野的扩张卷积块对细微区域特征更敏感。此方法实现了对各注意力模块特征的高效融合,并在瓶颈块中进一步加强信息聚合,从而提高了小型病变组织分割的准确性。

6.2.5 瓶颈模块

瓶颈模块源于 He 等[131]提出的残差网络(ResNet),其特点是输入输出特征通道数的显著变化,形成上窄下宽的结构。本研究的瓶颈模块由 3 个 3×3 卷积层构成,如图 6-9所示,每层后接批归一化和 ReLU 激活函数。该模块在压缩参数的同时有效编码了肺部 CT 图像中与病理组织相关的全局信息,提高了网络在分割任务中的效率与精度。

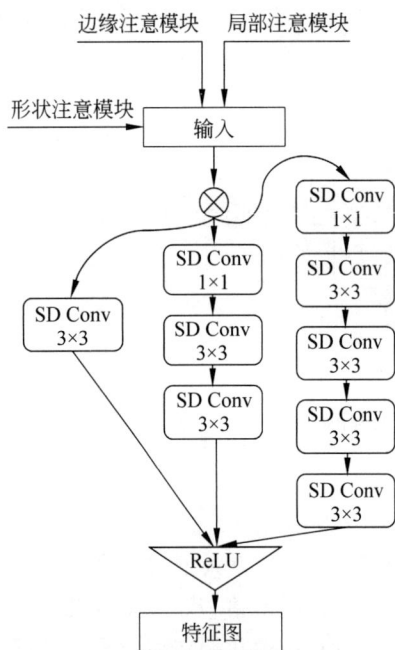

图 6-8　上下文募集模块的具体结构

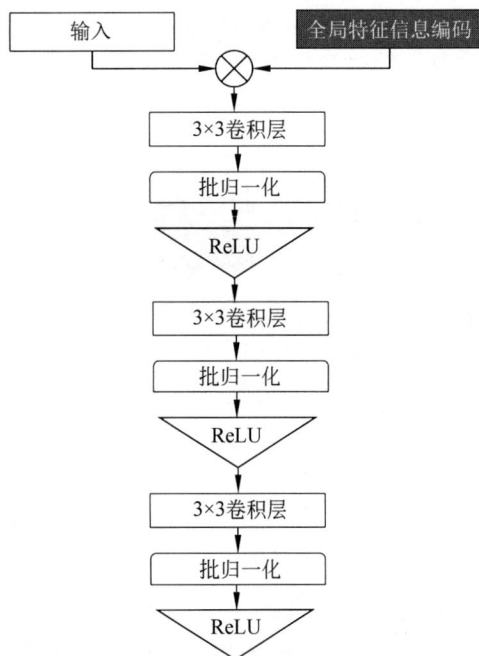

图 6-9　瓶颈模块的具体结构

6.3　神经网络训练

6.3.1　损失函数的选择与改进

除了设计网络结构和选择合适的激活函数外,损失函数的选取也是提高网络性能不容忽视的影响因子。恰当地选择损失函数,也能够使神经网络在反向传播的过程中避免梯度消失和梯度爆炸的问题,提高网络的泛化性。在应用于图像分割的 CNN 中,常会使用以下 3 种损失函数:交叉熵(cross entropy,CE)损失函数、Dice 损失函数、边界损失函数。

1. 交叉熵损失函数

交叉熵损失函数将预测的类别向量与实际分割结果向量进行像素级比较。对于二元分割的情况,让 $P(Y=1)=p$ 和 $P(Y=0)=1-p$,然后由 Sigmoid 函数给出预测。交叉熵损失定义为

$$CE(p,\hat{p}) = -(p\log(\hat{p}) + (1-p)\log(1-\hat{p})) \tag{6-4}$$

p 是基准真实值的像素概率分布,$\hat{p}$ 是预测的像素概率分布。交叉熵损失函数平等地处理图像的每个像素,从而输出一个平均值,这忽略了图像前景像素类与背景像素类之间的不平衡,对于小目标分割,交叉熵损失函数往往性能较低。为了解决这类不平衡的问题,使用加权交叉熵(weighted cross entropy,WCE)损失来抵消类的不平衡。对于二元分割的情况,加权交叉熵损失被定义为

$$WCE(p,\hat{p}) = -(\beta\log(\hat{p}) + (1-p)\log(1-\hat{p})) \tag{6-5}$$

其中 β 被用来调整正负样本的比例,它是一个由经验预估得来的值。如果 $\beta>1$,则像素的假阴性数将减少;相反,当 $\beta<1$ 时,像素的假阳性数将减少。为了同时调整正负样本的权重,实际操作时还可以运用平衡交叉熵(balanced cross entropy,BCE)损失函数,它被定义为

$$BCE(p,\hat{p}) = -(\beta\log(\hat{p}) + (1-\beta)(1-p)\log(1-\hat{p})) \tag{6-6}$$

2. Dice 损失函数

Dice 是一种常用的图像分割性能度量。这个度量本质上是分割结果和相应的基准真实值之间重叠的度量。Dice 的值范围为 0~1。"1"表示分割结果与真实的分割结果完全重叠。该计算公式的定义为

$$DICE(A,B) = \frac{2 \times |A \cap B|}{A+B} \times 100\% \tag{6-7}$$

其中 A 是预测的分割结果,B 是真实的分割结果。

3. 边界损失函数

为了解决类别不平衡的问题,Kervadec 等[132]提出了一种用于病变组织分割的新边界损失,这个损失函数旨在最小化分割边界和标记边界之间的距离。Kervadec 在两个带有标签的不平衡数据集上进行了试验,结果表明,Dice 损失函数和边界损失函数的组合优于单个损失函数。复合损失函数的数学表达式定义为

$$L = \alpha L_{GD}(\theta) + (1 - \alpha) L_B(\theta) \tag{6-8}$$

其中第一部分是一个正则化的 Dice 损失函数,第二部分是边界损失,它被定义为

$$L_B(\theta) = \varphi G(p) s_\theta(p) \tag{6-9}$$

4. 本章改进的损失函数

U-Net 作为一种特殊的 CNN,其解码器块中的反向传播算法会在输出层上产生最终损失,从而更新先前层中的参数。为了让网络能够聚焦于小而关键的肺部病变边界,本章采用了 Salehi 等[133]提出的 Tversky 损失作为此网络的输出损失函数,此外 Tversky 损失还能缓解梯度消失的问题,同时还能够提高训练速度。Tversky 损失是为了改变 Dice 损失降低了灵敏度影响的缺点提出的。Tversky 损失可以看作 Dice 损失的正则化版本,可以控制假阳性和假阴性对损失函数的影响。Tversky 指数定义为

$$I(P, G, \alpha, \beta) = \frac{|PG|}{|PG| + \alpha |P/G| + \beta |G/P|} \tag{6-10}$$

其中,P 代表预测的像素,G 代表基准真实值,即实际的病变像素,α、β 都是参数,用以调整病变与非病变像素不平衡情况中的灵敏度大小。最终,输出层的 Tversky 损失数学表达式如下:

$$T(\alpha, \beta) = \frac{\sum_{i=1}^{N} p_{ic}}{\sum_{i=1}^{N} p_{ic} + \alpha \sum_{i=1}^{N} p_{i\bar{c}} + \beta \sum_{i=1}^{N} p_{ic}} \tag{6-11}$$

在输出层中,p_{ic} 表示属于病变的像素类的概率,$p_{i\bar{c}}$ 属于非病变像素的概率。N 表示全部的像素数量。

为了让网络在反向传播过程中能够同时考虑多层注意模块产生的损失,本章运用 BCE 来计算瓶颈块中产生的多层注意模块的最终损失,得到的公式如下:

$$BCE(G, P_m) = -(\beta \log(P_m) + (1 - \beta)(1 - G) \log(1 - P_m)) \tag{6-12}$$

其中 G 代表全局特征信息编码中的基准真实值,P_m 代表由多层注意模块产生的预测像素。最终,本章使用的损失函数为

$$L = BCE(G, P_m) + T(\alpha, \beta) \tag{6-13}$$

6.3.2　实验数据集

　　本研究采用的 CT 图像分割数据集由意大利医学和介入放射学学会公开,包含 110 个轴向 CT 切片,涵盖 60 名患者的肺部影像。数据集经过分级、调整尺寸,并以 NIFTI 格式存储,每个切片的分辨率为 512×512 像素。数据处理由资深放射科医师完成,利用 3 种标签对 CT 切片进行逐像素注释:胸腔积液、磨玻璃结节和肺实质。图 6-10 展示了数据集的原始 CT 切片,而图 6-11 展示了对磨玻璃结节进行人工标注的掩膜标签,后者作为对照实验中使用的基准真实值。

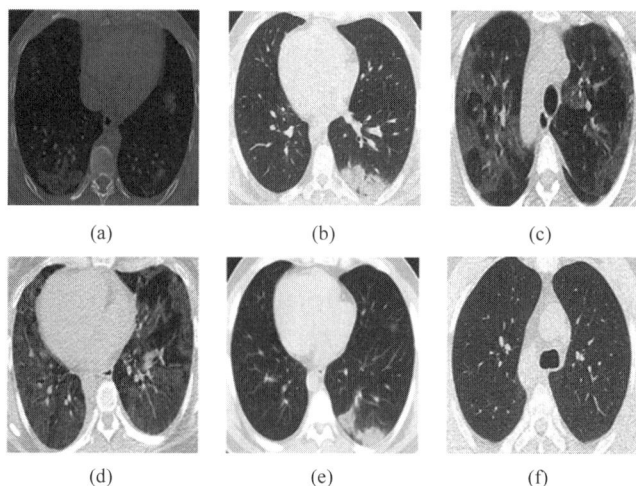

(a)　　　　　　　　(b)　　　　　　　　(c)

(d)　　　　　　　　(e)　　　　　　　　(f)

图 6-10　实验数据集图像

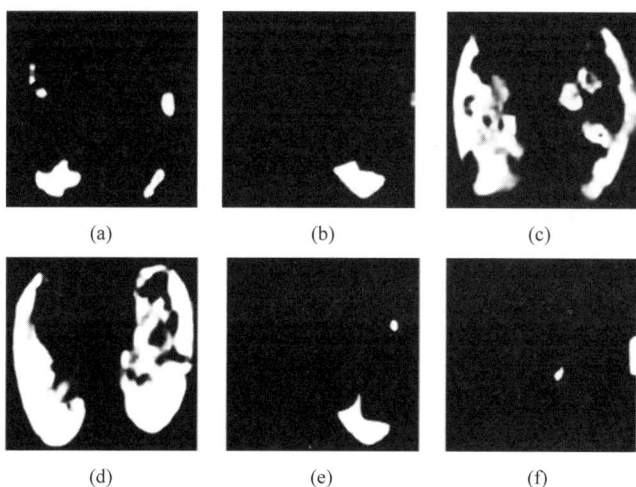

(a)　　　　　　　　(b)　　　　　　　　(c)

(d)　　　　　　　　(e)　　　　　　　　(f)

图 6-11　实验数据集标签图像

6.3.3 数据预处理

面对医学图像分割任务中常见的训练数据量不足问题,获取大量精确标注的 CT 图像尤为困难,本章研究了一系列数据增强技术,以扩充现有的数据集。由于手动逐像素标注既耗时又需要专业放射学知识,因此获得的 CT 分割数据集规模有限。为应对数据不足的挑战,本章实施了包括图像平移、翻转、旋转及亮度调整在内的传统数据增强方法,旨在通过现有数据生成额外的训练样本。这些方法通过在不改变原图尺寸的前提下平移像素、沿水平或垂直轴翻转图像、进行 0 至 360°旋转,以及调整亮度等手段,增加模型训练的多样性。执行这些增强技术时,部分原有像素可能被舍弃,同时通过最近邻填充、边缘像素复制或插值方法添加新的像素,从而丰富训练集,提高深度神经网络在医学图像分割任务中的性能。

除了传统的数据增强方法外,本章还使用了深度卷积生成对抗网络(deep convolutional GAN,DCGAN),从 CT 分割数据集中合成带有病变组织的肺部 CT 图像。如图 6-12 所示,一般的 GAN 是由一个生成器网络和一个判别器网络组成。生成器网络尝试随机合成图像进行输出,而判别器则试着将这些输出与真实图像样本区分开来。随着这两个模块网络的博弈,网络将会不断优化,输出图像的质量会越来越好,最终获得一个能够产生逼真图像输出的生成器网络。

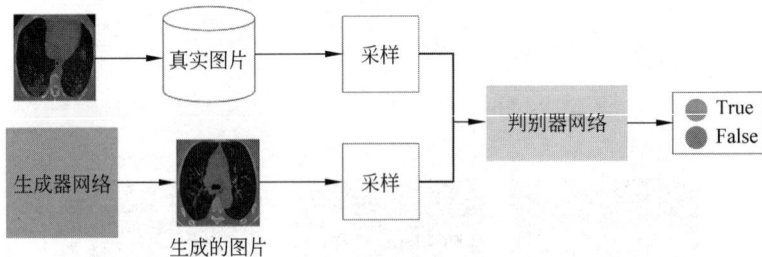

图 6-12　生成对抗网络示意图

CGAN 是结合了卷积结构的 GAN 网络,使用全卷积网络替代 GAN 中的多层感知机,实现了 GAN 网络中有效且稳定的训练。其主要做了以下几点优化。

①取消池化层,在生成器网络中使用转置卷积进行上采样,而在判别器网络中使用带有步长的卷积代替池化层。②在生成器网络和判别器网络中都使用 BN 处理,防止生成器网络把所有样本收敛到同一极小值点上。③去掉全连接层。④生成器网络除输出层外,均采用 ReLU 激活函数,最后一层使用 Tanh 激活函数。⑤判别器网络中所有层均使用 LeakyReLU 激活函数。

Frid-Adar 等[134]在其研究中利用 DCGAN 对来自 182 例肝脏病变(包含 53 个囊肿、64 个转移性肿瘤和 65 个血管瘤)的 CT 图像数据集进行学习,合成出 3000 张图像。这些合成图像被用于训练神经网络,结果显示肝病分类的准确性提升了 7%。DCGAN 通过采用卷积层取代传统生成对抗网络中的全连接层,并引入池化层,有效提升了训练效率。本研究亦采用 DCGAN 技术,从 110 个轴向肺部 CT 切片生成了 800 张图像,并通过标准数据增强技术获取了额外的 400 张图像,总计将数据集增至 1510 张。扩充数据集后,随机选取 80% 的数据用于训练,10% 用于验证,余下 10% 用作测试,同时对所有图像进行归一化处理。

6.3.4　网络训练细节

训练本章的神经网络时,批尺寸设置为 18,图像的分辨率均为 512×512 像素。采用 Adam 优化算法作为网络训练的反向传播算法,其 Momentum 为 0.9,初始的学习率设置为 0.0003,每个训练轮次大约耗时 20~30min,经过反复的实验可以得到在训练轮次的数量为 600~700 时,网络的损失函数基本达到收敛状态,如图 6-13 所示。

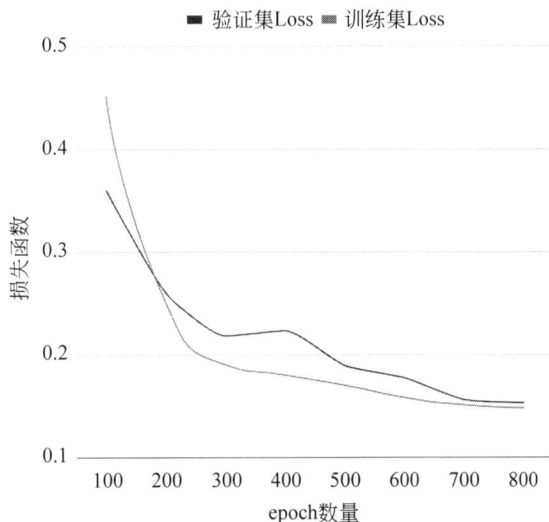

图 6-13　网络损失函数收敛过程折线图

6.4　实验结果与分析

6.4.1　图像分割性能评价指标

本章使用了 5 种广泛医学图像分割中采用的度量指标,即灵敏度(sensitivity,Sen)、特异度(specificity,Spec);Dice 相似度系数(dice similarity coefficient,DSC);结构相似性(structural similarity,S_a);平均绝对误差(mean absolute error,MAE)。

结构相似性

$$S_a = (1-\alpha) * S_o(S_p, G) + \alpha * S_r(S_p, G) \tag{6-14}$$

其中，α 是 S_o 对象感知相似度和 S_r 区域感知相似度之间的平衡因子。本章中建议的默认设置（$\alpha = 0.5$）。

6.4.2 实验环境

本章提出方法的训练与实验使用的硬件配置为：中央处理器是 Intel i9-9900k@3.60GHz，内存是 64GB，显卡是 NVIDIA RTX2080 11GB。在 Windows 10 系统环境下使用 PyTorch 框架完成网络的搭建与编写。采用 NVIDIA GPU Computing Toolkit 10.1版本。

6.4.3 实验结果分析和对比

在进行感染病变组织分割性能的比较研究中，本章方法与 U-Net 及其多种性能优异的变体（包括 Attention U-Net、H-Dense U-Net、Attention U-Net++、Inf-Net）进行了比较分析。通过综合使用多项度量评价指标（如灵敏度、特异性、DSC 和 S_a、MAE 等），结果显示本研究方法在所有评价指标上均实现了有效提升，具体包括灵敏度提升 0.006，特异性提升 0.003，DSC 系数提升 0.001，结构相似性系数提升 0.005，平均绝对误差降低0.007。这些结果验证了本章方法相比较当前最优图像分割网络的有效性，尤其是相对标准 U-Net 及其变体网络，显示出显著的性能提升。此外，通过柱状图和实际分割图像的对比展示（图 6-14 和图 6-15），进一步证明了本方法在区分健康组织与病变组织边界方面的优势，尤其是与 Inf-Net 网络相比，能更清晰地接近病变组织的真实情况。表 6-1 展示了本方法的优越性，也为肺部 CT 图像分割领域提供了新的研究方向和参考。

表 6-1　本章方法与其他医学图像分割网络的比较

方法/性能	Sen	Spec	DSC	S_a	MAE
U-Net	0.538	0.858	0.433	0.623	0.194
H-Dense U-Net	0.605	0.902	0.518	0.657	0.183
Attention U-Net	0.632	0.916	0.578	0.725	0.132
Attention U-Net++	0.681	0.923	0.613	0.728	0.114
Inf-Net	0.692	0.943	0.682	0.781	0.082
本章方法	0.698	0.946	0.688	0.786	0.075

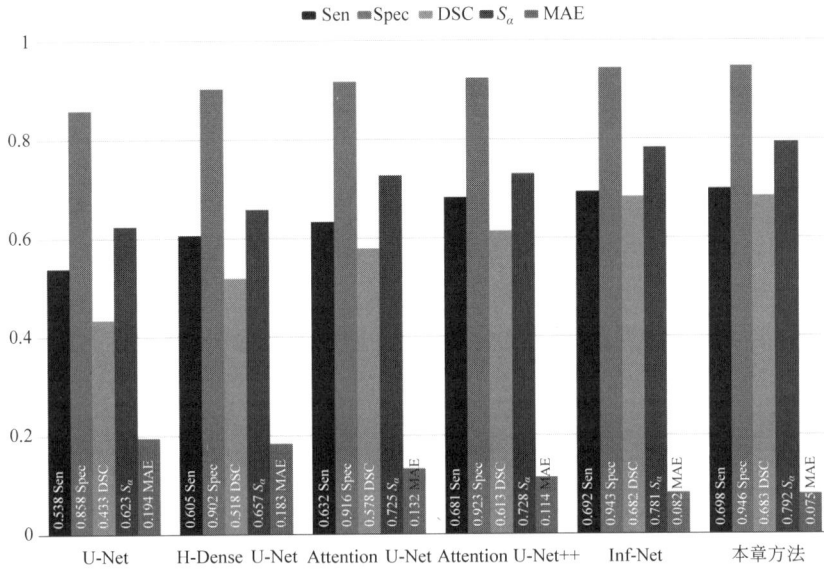

图 6-14　对比实验评价结果柱状图

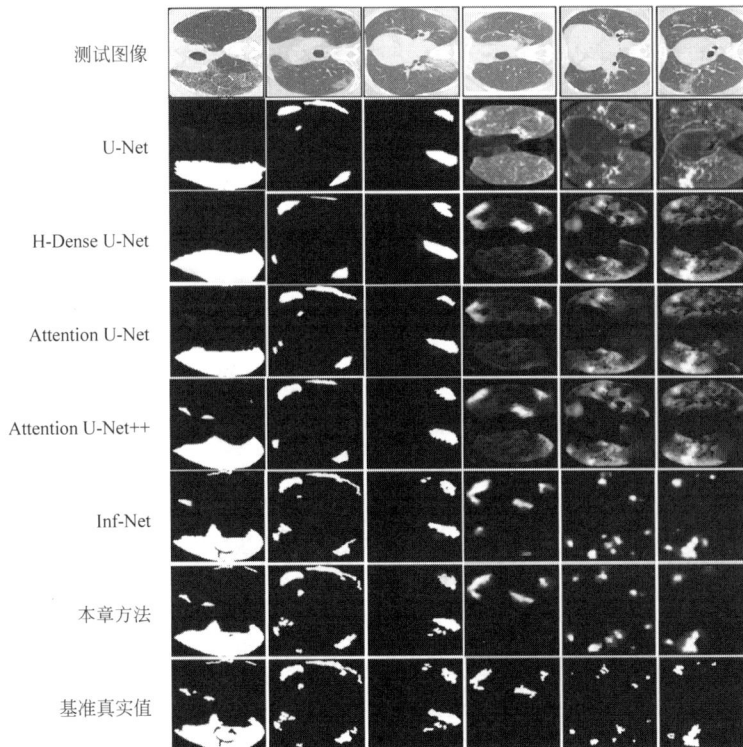

图 6-15　肺部 CT 图像病变组织分割结果

6.4.4 网络模块消融实验与分析

1. 边缘注意模块的作用

除了将完整的网络结构与原始的 U-Net 网络对比外,本章还通过控制变量的方法来证实边缘注意模块的有效性。在第一个对比实验中,我们在 U-Net 网络结构的基础上只添加了边缘注意模块,对比实验的结果如表 6-2 第 3 行。各量化指标中的灵敏度、特异度、DSC、S_α、MAE 分别提升了 0.034、0.037、0.002、0.008、−0.006。这些指标中病变组织分割的灵敏度提升比较明显,说明在边缘注意模块中加入的边缘特征空间相关性,能够提升网络的分割精度。此外,在第 2 个与本章方法的对比实验中,我们选择去除边缘注意模块,让前两层的特征信息不再形成单独的输出流。通过表 6-2 第 3、4 行各量化指标的对比,说明在上下文募集模块中,加入边缘注意模块特征信息也能够有效提升网络的分割性能。此外,图 6-16 对比各组合的量化评价指标,清晰地展现了边缘注意模块的作用效果。

表 6-2 边缘注意模块消融实验评价指标对比

方法/性能	①边缘注意	②形状注意	③局部注意	Sen	Spec	DSC	S_α	MAE
U-Net				0.538	0.858	0.433	0.623	0.194
U-Net+①	√			0.564	0.881	0.441	0.631	0.188
U-Net+②③		√	√	0.675	0.933	0.608	0.726	0.120
本章方法	√	√	√	0.698	0.946	0.683	0.792	0.075

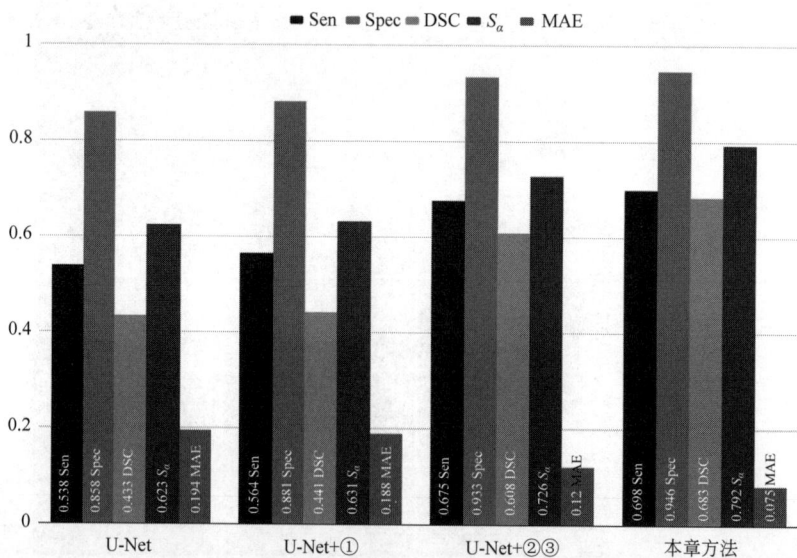

图 6-16 边缘注意模块消融实验结果柱状图

2. 形状注意模块的作用

我们对形状注意模块采用了与边缘注意模块消融实验相同的方法,在与 U-Net 的对比实验中,各量化指标中的灵敏度、特异度、DSC、S_{α}、MAE 分别提升了 0.005、0.015、0.004、0.002、−0.007。在与本章方法的对比实验中,去除了跳跃连接上的形状注意块,跳跃连接中单独保留了局部注意模块,通过表 6-3 的 4 行对比结果可知,若 U-Net 只添加单独的形状注意模块,网络的图像分割能力提升得并不明显。此外,通过图 6-17 可以对比各组合的量化评价指标,清晰地观察形状注意模块的作用效果。3 种注意模块同时使用时,形状注意模块才能发挥其特有的作用。

表 6-3　形状注意模块消融评价指标对比

方法/性能	①边缘注意	②形状注意	③局部注意	Sen	Spec	DSC	S_{α}	MAE
U-Net				0.538	0.858	0.433	0.623	0.194
U-Net+②		√		0.543	0.863	0.437	0.625	0.187
U-Net+①③	√		√	0.655	0.922	0.596	0.719	0.125
本章方法	√	√	√	0.698	0.946	0.683	0.792	0.075

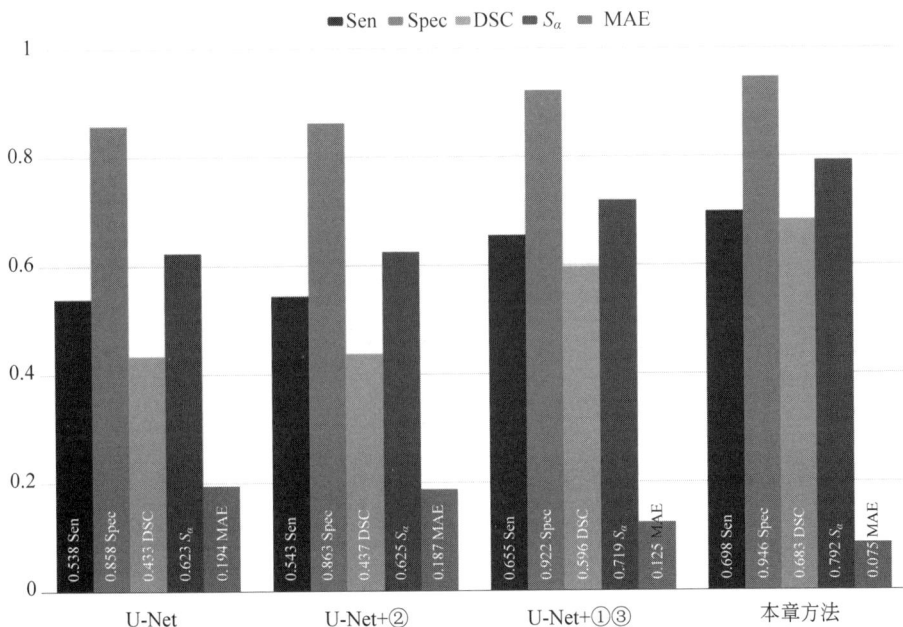

图 6-17　形状注意模块消融实验结果柱状图

3. 局部注意模块的作用

在与 U-Net 的对比实验中,如表 6-4 所示,局部注意模块的各量化指标中的灵敏度、特异度、DSC、S_α、MAE 分别提升了 0.074、0.059、0.091、0.070、-0.011,可见单独的局部注意模块对网络性能的提升最为明显。与形状注意模块相同的是,局部注意模块建立在跳跃连接之中。去除局部注意模块的过程,就是直接将形状注意模块的特征通过跳跃连接输入反卷积层中。通过图 6-18 可以对比各组合的量化评价指标,清晰地观察局部注意模块的作用效果。

表 6-4　局部注意模块消融评价指标对比

方法/性能	①边缘注意	②形状注意	③局部注意	Sen	Spec	DSC	S_α	MAE
U-Net				0.538	0.858	0.433	0.623	0.194
U-Net+③			√	0.612	0.917	0.524	0.693	0.183
U-Net+①②	√	√		0.663	0.943	0.599	0.721	0.142
本章方法	√	√	√	0.698	0.946	0.683	0.792	0.075

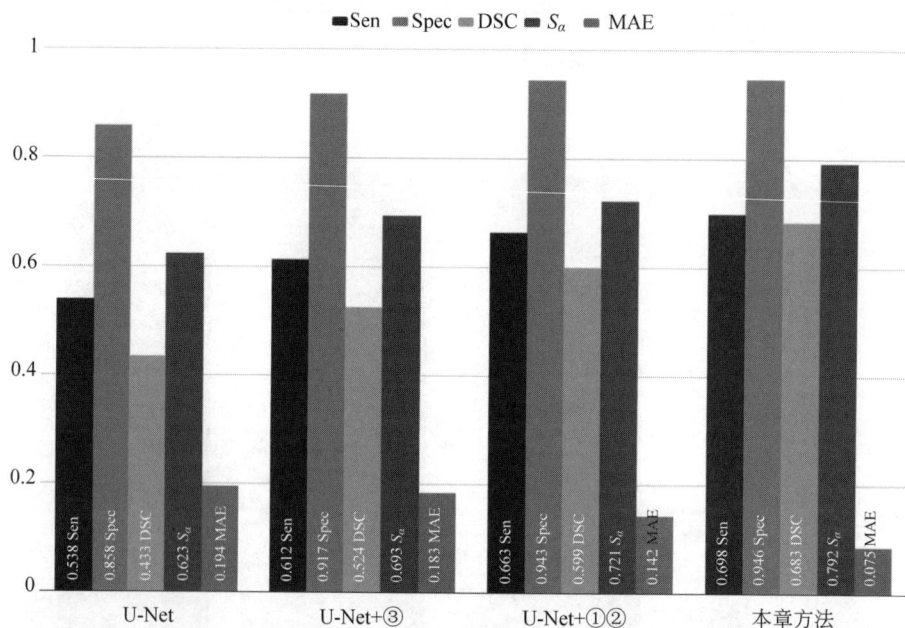

图 6-18　局部注意模块消融实验结果柱状图

4. 瓶颈块的作用

除去各注意机制的消融实验,本章还进行了无瓶颈块的网络性能对比实验。其实验结果如表 6-5 所示。由此可见,瓶颈块的作用除了能够一定量地提升网络的特异度,其另一重要作用就是提高网络训练效率,防止梯度消失和梯度爆炸问题的出现,达到最佳状态。通过图 6-19 可以对比各组合的量化评价指标,清晰地观察瓶颈块的作用效果。图 6-20 展示了本消融实验中损失函数的收敛过程(收敛曲线作了平滑处理),说明本章的网络中添加瓶颈块结构时能有效加快损失函数的收敛速度,提升网络的训练效率。

表 6-5　瓶颈块消融实验评价指标对比

方法/性能	Sen	Spec	DSC	S_α	MAE
无瓶颈块	0.691	0.941	0.679	0.789	0.081
本章方法	0.698	0.946	0.683	0.792	0.075

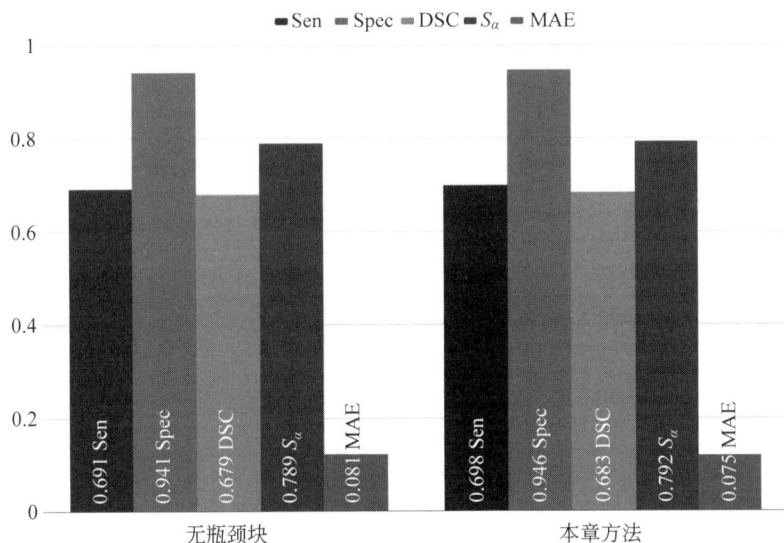

图 6-19　瓶颈块消融实验结果柱状图

5. 改进损失函数的作用

为验证本章改进的损失函数对网络分割精度的提升作用,我们分别使用了 5 种不同的损失函数来计算网络最终的损失值,并通过反向传播算法不断优化网络参数,来获取最优的网络权重,并通过该网络实现分割图像各量化指标的对比,具体结果如图 6-21 和表 6-6 所示。

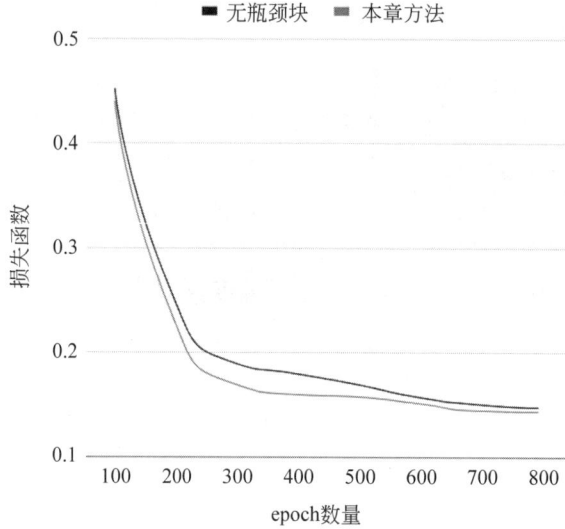

图 6-20　瓶颈块消融实验损失函数图

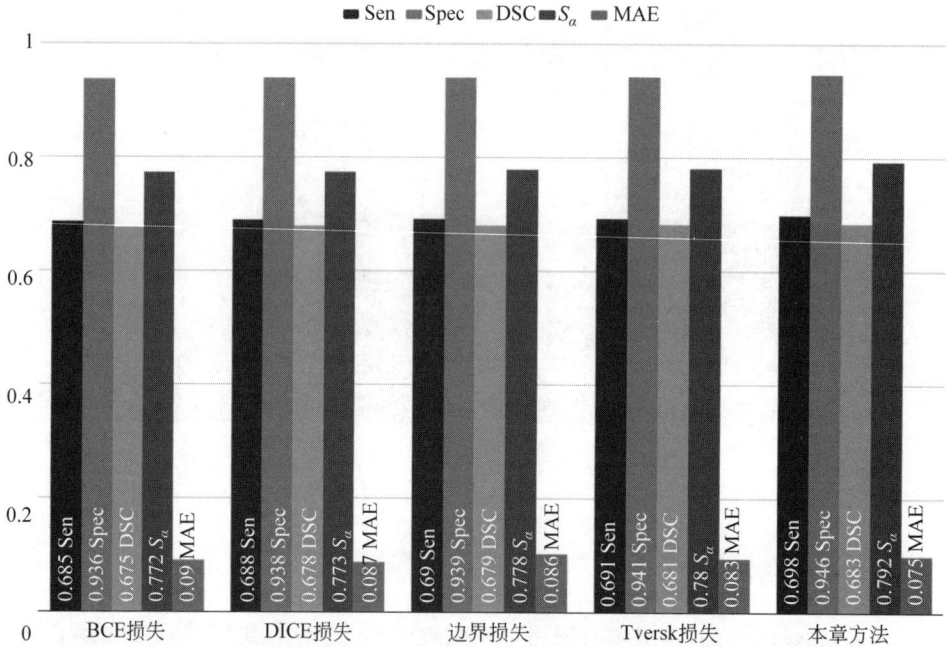

图 6-21　损失函数消融实验结果柱状图

表 6-6　损失函数消融实验评价指标对比

损失函数/性能	Sen	Spec	DSC	S_α	MAE
BCE 损失	0.685	0.936	0.675	0.772	0.090
DICE 损失	0.688	0.938	0.678	0.773	0.087
边界损失	0.690	0.939	0.679	0.778	0.086
Tversky 损失	0.691	0.941	0.681	0.780	0.083
本章方法	0.698	0.946	0.683	0.792	0.075

6. 数据预处理的作用

本节对比了 3 种不同的数据预处理方式对网络训练结果的影响,评价结果对比如表 6-7 和图 6-22 所示。

表 6-7　数据预处理消融实验评价指标对比

方法/性能	Sen	Spec	DSC	S_α	MAE
无数据增强	0.623	0.908	0.562	0.683	0.154
数据增强	0.685	0.927	0.641	0.736	0.109
本章方法	0.698	0.946	0.683	0.792	0.075

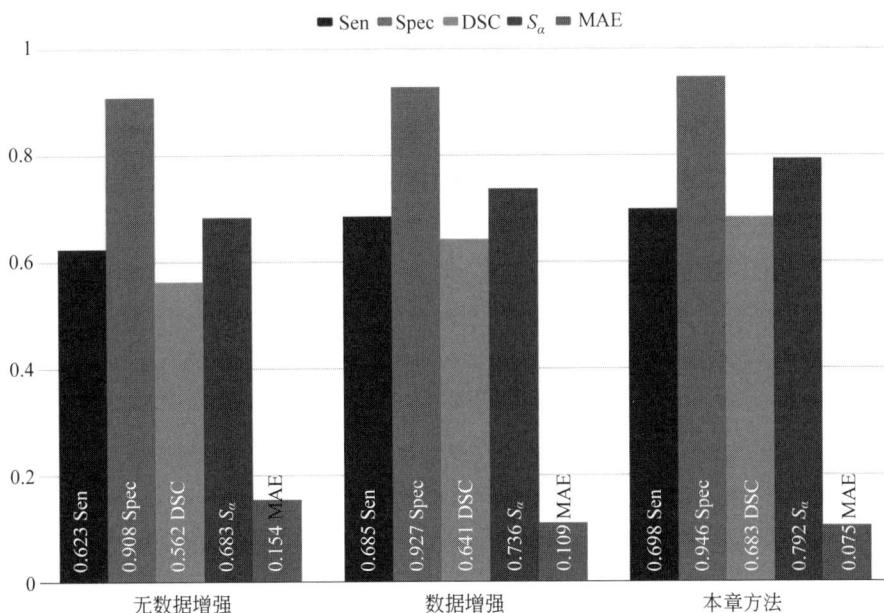

图 6-22　数据预处理消融实验结果柱状图

6.5　本章小结

随着深度学习的进展,图像分割技术在处理自然与医学图像方面表现出显著的能力,尽管两者在特征表现上存在差异。特别地,医学图像分割在精确度要求上更为严格,因为医学图像通常缺乏自然图像的色彩丰富性和清晰边界。肺部 CT 图像在肺炎及肺癌诊断中扮演重要角色,肺部 CT 图像成为快速诊断的有效工具。本研究针对患者肺部 CT 图像中的病变组织,设计了一种结合多层注意机制的 U-Net 网络结构进行分割,以提高对病变组织分割的精度,助力医疗人员评估病情及分析病毒对肺部的影响。通过实验验证,本研究提出的方法提升了肺部病变组织分割的准确性。本章的工作基于 U-Net 模型的改进,并通过比较分析及消融实验确认了方法的有效性。主要内容如下:①研究注意机制,合理应用于网络设计;②引入边缘、形状及局部注意模块,提升分割性能;③通过上下文聚合和瓶颈块优化特征提取,提高训练效率;④针对肺部病变的应用展示方法的实用性。实验结果证实,本方法能有效分割患者肺部病变组织。

本章提出的方法在分割患者肺部病变组织方面取得了积极成果,但在与其他医学图像分割模型的比较分析中也揭示了一些不足和局限。这些不足主要包括以下内容。

(1) 数据集获取困难:获取患者肺部 CT 图像数据集极为困难,可用的数据集数量有限。在未来的工作中,争取获取更多数据集以丰富网络的测试与训练基础。

(2) 硬件限制:虽然使用的 RTX 2080Ti 显卡性能处于民用游戏显卡的高端,但与专业的深度学习训练显卡相比,其性能仍有较大差距。这导致在训练过程中,为了达到最优效果需要更长的时间,限制了更多网络对比实验的进行。

(3) 研究范围限制:本研究专注肺部 CT 图像中病变组织的分割。鉴于 X 射线图像也是诊断肺炎的有效手段,后续研究考虑将肺部 X 射线图像纳入研究范围,以拓展研究的广度和深度。

(4) 缺乏可解释性:神经网络方法通常被视为缺乏足够可解释性的"黑箱"方法。为提高方法的透明度和可信度,后续研究将致力于增强模型内部各模块功能的可视化和解释性。

通过这些反思和总结,本章旨在指出未来研究方向,以进一步优化和完善针对肺部病变组织分割的深度学习方法,增强其实用性、效率和解释能力。

第 7 章　基于多尺度特征融合 U-Net 的皮肤病图像分割网络

皮肤镜图像中皮肤病变的分割是黑色素瘤自动诊断的重要步骤。由于皮肤病变具有各种形状和大小,因此皮肤病变的分割是一个具有挑战性的任务。本章提出一种具有柔性接受野的多尺度聚集网络,用于黑色素瘤分割。我们提出了通道注意扩展卷积模块(CDM)来获取完整的上下文信息。CDM 可以灵活调整感受野,捕捉多尺度信息,以应对不同形状的病变。此外,我们还开发了聚合交互模块来整合编码器相邻层的特征,从而减少跳跃连接输入特征的差异,抑制了冗余信息带来的噪声。采用亚像素卷积作为上采样操作,提高了细节特征的细粒度。提出的模型在 ISIC 2018 皮肤分割数据集上进行训练。实验和比较研究表明,我们的方法在准确性(Acc.)、Dice 系数(Dice)、Jaccard 指数(Jac)、灵敏度(Sen)和特异性(Spec)的评估指标上比其他最先进的模型获得更好的分割结果。实验结果表明,该方法的 Acc.系数为 95.7%,Dice 系数为 86.4%,Jac 系数为 81.6%,Sen.系数为 91.5%,Spe.系数为 96.7%,并能够很好地适应病变尺度的变化。

7.1　编码器—解码器模型结构

医学图像的语义分割旨在描绘解剖结构与关注区域的轮廓,将图像中每个像素划分至预设类别,以实现像素级分类。传统分类卷积神经网络,如 VGG[135] 和 ResNet[9],设计时考虑输出需求为一维类别结果,故其网络末端采用全连接层,并通过激活函数输出类别概率,此类设计不适用于图像分割任务。2015 年,全卷积神经网络(fully convolutional neural networks,FCN)[136] 提出,为语义分割任务提供了端到端解决方案。FCN 通过转换图像像素至相应类别实现预测与输入的像素对应,如图 7-1 所示,通过使用转置卷积层调整中间层特征图尺寸至输入图像尺寸。然而,FCN 在图像尺寸恢复过程中简单应用反卷积进行像素分类,忽略了像素间的关系。为提升分割精度及适用性于医学图像,Ronneberger 等[94] 基于全卷积层提出 U-Net 结构,有效使用有限数据获得优秀分割效果。U-Net 成为医学图像分割领域的经典模型,后续研究多基于 U-Net 结构进行借鉴或直接引用,通过适当改进增强网络性能。

U-Net 采用 U 形编解码器结构。编码路径由无填充卷积层及最大池化操作构成,以捕获高级特征,并缩小特征图。解码路径通过反卷积上采样逐层扩大特征图。网络引入跳跃连接,将编码器与解码器同级单元的特征映射联结,以融合低级纹理与高级语义特征,解决医学图像分割难题。Oktay 等[137]提出 Attention U-Net,整合注意门至 U-Net 结构,消除编码器特征映射中的冗余与干扰,强调关键特征,经胰腺 CT 图像数据集验证,提升了 U-Net 分割性能。U-Net++ [138]探讨下采样次数,通过密集连接融合同构 U-Net,实现不同下采样次数网络的一次性训练与剪枝。Sarker 等[139]结合残差连接与金字塔池模块的黑色素瘤分割模型,利用多尺度特征,并采用负对数似然与终点误差损失函数优化病灶形状边缘分割。针对黑色素瘤图像孔洞与收缩问题,Guo 等[140]设计前景与背景分割互补网络,联合计算损失,并共同训练,提高分割精确度。

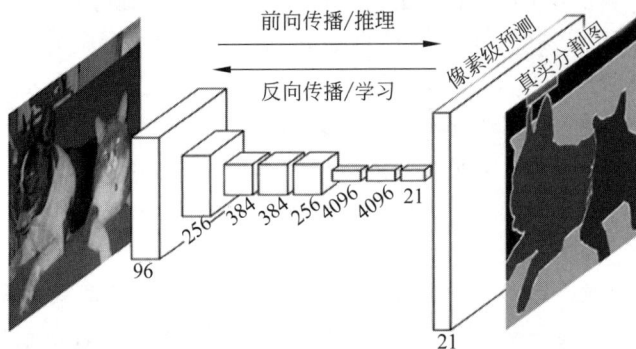

图 7-1　FCN 结构图

7.2　多级特征融合 U-Net

虽然提出的 U-Net 网络已经是很突出的医学图像分割模型,但是使用 U-Net 网络分割黑色素瘤并不足以得到满意的精确度,最终预测图像在形状和边缘上仍然存在不足。黑色素瘤区域的模糊边界和各种形状对预测造成很大干扰,使得网络难以准确分割病灶的边缘。本章基于 U-Net 模型进行了改进,使用平行扩张卷积模块代替卷积层,不同扩张率的扩张卷积具有不同的感受野,得到不同尺度的特征映射,通过注意力机制获得不同特征映射的重要性。在跳跃连接中使用聚合交互模块,以集成相邻层相似分辨率特征,从不同分辨率的分支中学习上下文信息,提高网络对不同大小病灶的表达能力,并且使用子像素卷积层替代转置卷积操作,使在上采样对细节的表达更加清晰。本章将介绍提取多尺度特征的模块的原理、通道注意力的使用,并且介绍聚合交互模块的机制和作用,以及损失函数。图 7-2 展示了本章网络结构的总体框架图。

7.2.1　通道注意扩张卷积模块

CNN 通过分层提取特征来识别目标,其中感受野的概念至关重要。感受野的大小直

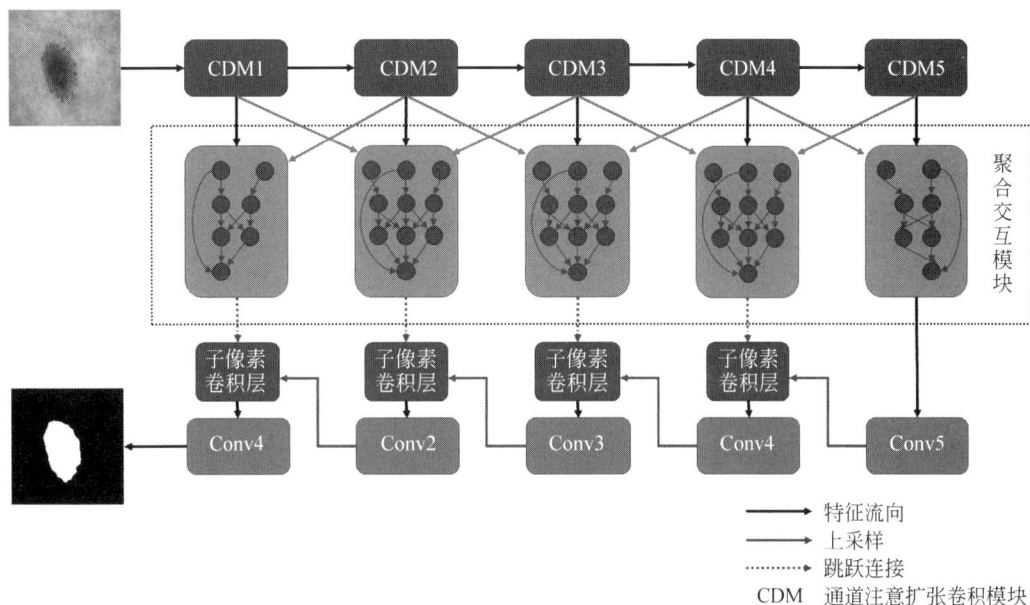

图 7-2　本章方法整体网络结构框架图(见彩图)

接影响模型捕捉特征的能力:过小的感受野仅能感知局部特征,过大的感受野则可能引入无关信息。为了适应不同尺寸的目标,本研究采用并行多分支结构,在多个感受野尺度下提取特征后进行融合。扩大感受野通常通过增大卷积核尺寸、叠加多层卷积以及应用池化操作来实现,但这两种策略均有局限。大卷积核虽然扩展感受野,但增加了参数量,且感受野大小单一;池化操作则可能导致信息损失和空间层次信息的缺失。为此,本研究引入扩张卷积[141]技术,对传统卷积进行改良,在卷积核插入零填充,以显式调节感受野大小,同时保持特征映射的分辨率。扩张卷积在扩大感受野的同时不损失信息,每个卷积输出包含较广范围的信息。然而,扩张卷积由于具有非连续的核结构,经多次应用后可能产生格栅状特征映射,失去信息连续性,这对像素级语义分割极为不利。此外,可扩张卷积虽然能捕获长距离信息,但可能仅对大尺寸对象分割有效,对小尺寸对象分割帮助有限。

面对扩张卷积可能引起的栅格化问题,Wang[142]等设计了一种结构名为 HDC 的扩张卷积,通过堆叠不同扩张率的扩张卷积解决此问题。扩张卷积通过采用不同扩张因子来扩大感受野,弥补了传统卷积固定核尺寸的不足,但手动挑选扩张率较为困难,且这种方式对感受野大小的调整存在局限性。基于此,我们提出了一个集成平行扩张卷积与通道注意力的多尺度特征融合模块,其结构如图 7-3 所示。该模块包括 3 个不同扩张率($r=1,2,3$)的 3×3 扩张卷积,每个卷积层后均加入 BN 层和 ReLU 激活层,以赋予模型非线性特性。这3个扩张卷积能够捕获不同尺度的特征信息。考虑到图像中物体大小和形状的多样性,不同感受野的特征映射重要性可能有所不同,因此,为每个扩张卷积输出分配权重尤为重要。我们采用 ECA[153] 作为注意力机制,通过分析每个分支输出的跨通道关系来学习每个通道对预测结果的贡献度,最终将所有特征汇聚作为模块输出。

$$g[i,j] = \sum_{r=1}^{R} D_r[i,j] \cdot C[D_r[i,j],k] \tag{7-1}$$

其中 $g[i,j]$ 表示多尺度特征融合模块的输出,$D_r[i,j]$ 表示输入经过扩张卷积计算后的特征信息,其中 r 表示扩张率,$C[D_r[i,j],k]$ 代表通道注意层对特征映射重新分配的权重,其中 k 表示跨通道交互的个数。因此,每一层可以逐渐调整到其适当的感受野。最后,将加权输出特征图相加,进行进一步处理,通过自适应扩大感受野,可以将上下文信息整合到局部信息中,通道注意扩张卷积模块学习到了不同感受野的特征映射,从而解决了黑色素瘤存在空洞和收缩的问题。

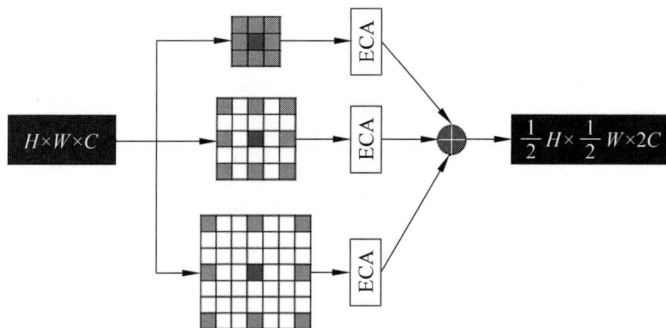

图 7-3 通道注意扩张卷积模块

7.2.2 聚合交互模块

在特征提取阶段,不同层级的卷积层对应图像特征的不同抽象程度。具体来说,浅层卷积层倾向捕获图像中的低级特征,如边缘和形状,而随着网络向深层方向进展,通过连续的池化操作导致的特征图尺寸减小和信息丢失,深层卷积层主要提取高级的语义特征,例如物体的类别信息。Pang 等[143]提出了一种聚合交互模块(AIM),旨在通过不同层级的特征聚合增强网络处理多尺度特征的能力。该模块通过交互学习机制聚合特征,其中浅层聚合层利用来自邻近卷积层的信息加强细节特征的表示,并减少噪声影响;在中层,结合了细节和语义信息的特征映射,通过交互学习进行融合,使得模型可以根据图像分割的需求灵活地调整不同级别抽象信息在最终输出中的比重,有效地利用了特征信息;而在顶层聚合阶段,主要处理来自深层卷积层的特征映射,通过考虑不同分辨率的特征映射之间的关系进一步丰富语义信息的提取。这种层次化的特征聚合和交互学习方法不仅平衡了细节与语义信息的表达,也显著提高了网络在图像分割任务中的性能。

模块结构中 3 个分支表示浅层聚合、中间层聚合和深层聚合,其中浅层的输入特征由 f^i、f^{i+1} 组成,中间层的输入特征由 f^{i-1}、f^i、f^{i+1} 组成,深层的输入特征由 f^{i-1}、f^i 组成。从编码器传过来的特征会经过一个由单卷积层、BN 层和 ReLU 层组合转换,将特征的通道数量减少为 64,主要是为了减少模型复杂度,加快训练收敛。接下来将以中间层为例介绍聚合交互模块的交互学习,在交互阶段,B^0 分支和 B^2 分支通过池化或双线性插值操作调整特征图与 B^1 分支相同,然后通过逐元素加和将两者合并到 B^1 分支,与此同时,B^1 分支也进行相应的分辨率调整操作,分别调整大小,合并到 B^0 和 B^2 分支。合并后每个分支通过卷积层、BN 层和 ReLU 层组合同时考虑细节特征和语义特征,再将 B^0 和 B^2 分支以相同的操作合并到 B^1,为了确保训练的结果按照 f^i 特征方向发展,引入残差学习策略,将 f^i 和 B^1 特征逐元素求和,增加目标的权重,保证其他分支只是作为辅助提供不同分辨率的特征映射。其中聚合交互模块数学公式如下:

$$f^i = I^i(f^i) + M^i(f^i_{AB}) \tag{7-2}$$

$$f^i_{AB} = \begin{cases} \sum_{j=1}^{2} B^i(f^{j-1}) & i=0 \\ \sum_{j=0}^{2} B^i(f^{i+j-1}) & i=1,2,3 \\ \sum_{j=0}^{1} B^i(f^{i+j-1}) & i=4 \end{cases} \tag{7-3}$$

其中 $I(\cdot)$ 和 $M(\cdot)$ 分别表示残差映射和分支合并结果,$B^i(\cdot)$ 是集成交互模块中第 i 个分支的整个操作,B^0 和 B^4 仅有两个输入特征,借助此捕获更丰富的多尺度语义信息。

7.2.3　子像素卷积层

在卷积神经网络中,经过卷积层提取特征后,利用池化或下采样操作减小特征映射的尺寸,以便输入到下一层。针对图像分割任务,为了将这些特征映射恢复至原始输入图像的分辨率,通常需要进行多次上采样操作。上采样的主要方法包括插值法(interpolation)、反卷积(deconvolution)和反池化(unpooling)。这些方法分别有其独特的处理机制,以确保特征映射能够有效扩展到所需的分辨率,以适应图像分割任务的需求。

图像尺寸调整通过应用诸如双线性插值等插值技术,依据邻近 4 个像素点的权重计算,实现对目标大小图像中像素值的估算。此过程涉及每个新像素值的计算,基于输入与输出像素位置的线性关系,而无需额外参数。插值方法因其在放大图像时基于周围像素颜色,通过数学公式推导丢失像素的颜色,能在不引入新参数的条件下增大图像尺寸,使图像在视觉上显得更加平滑。然而,这种平滑化过程可能导致图像边缘特征的模糊,影响边缘分割的效果。

采用转置卷积核实施的反卷积,亦称为转置卷积,如图 7-4 所示,是一种将原始卷积核转置后执行的卷积过程。在 FCN 中,转置卷积被应用于解码器部分,目的是将经过多阶段处理的低分辨率特征映射还原至与输入图像相同的分辨率。转置卷积参与端到端训练,通过学习过程逐渐细化目标信息。反卷积层与卷积层相对,将单一输入激活与多个输出相关联,产生扩大且密集的特征图。此过程涉及输出特征映射的边界裁剪,以维持与先前卷积层相同的输出映射尺寸。Odena 等[144]指出,反卷积易导致不均匀的重叠现象,使图像的某些区域相对于其他区域颜色更深,进而出现颜色差异,特别是当卷积核尺寸无法被步长整除时,可能产生所谓的棋盘效应,这在图像分割任务中可能对低分辨率特征映射的解释造成干扰。

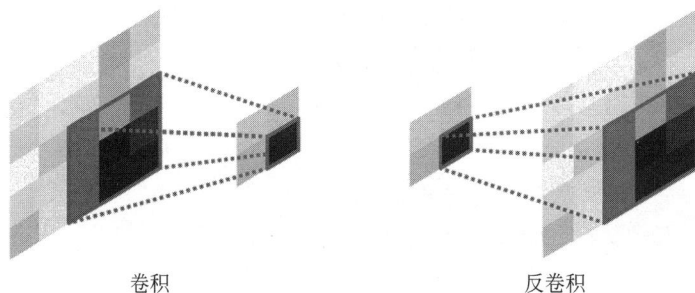

卷积　　　　　　　　　　　反卷积

图 7-4　转置卷积示意图

针对图像分割中低分辨率特征映射至高分辨率细节清晰度受影响的问题,采用高效子像素卷积层解决方案。如图 7-5 所示,该方法首先对低分辨率图像执行卷积操作,生成通道数为 r^2(r 为放大倍数)的特征图,随后通过周期性筛选技术组合这些特征像素,生成比原图像放大 r 倍的高分辨率输出。此方法通过组合不同通道的特征避免卷积导致的像素重叠问题。UNet 架构通过逐层上采样和跳跃连接融合编码层特征,实现了灵活的特征融合,从而获取更丰富的特征信息。如图 7-6 所示,本研究采用子像素卷积层作为上采样方法替代双线性插值或转置卷积,通过先利用 1×1 卷积扩增特征映射的通道数至 4 倍,然后通过子像素卷积将其放大至原尺寸的 2 倍,最终通过 3×3 卷积恢复特征信息。

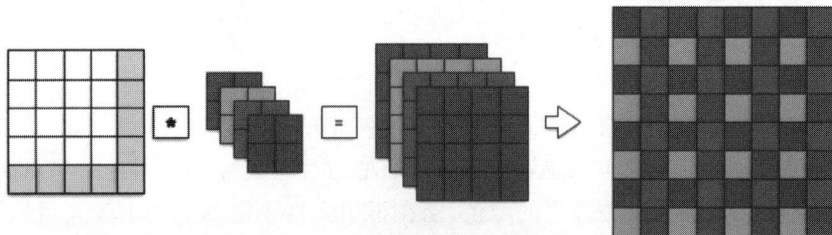

图 7-5　子像素卷积的实现过程

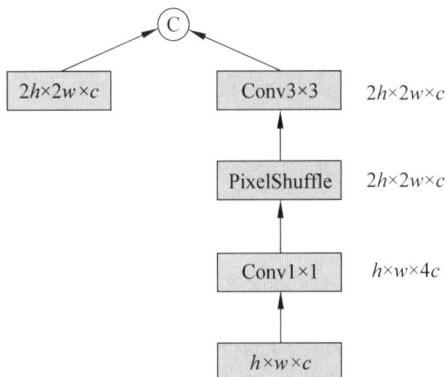

图 7-6　子像素卷积层结构

7.3　损失函数的设计

7.3.1　损失函数的作用

从整体性看深度学习,就是把输入数据 X 假设为一个随机变量,服从一个概率分布 $X \sim P(x|\theta)$,其中的参数 θ 是未知量,需要对其求解,但深度学习模型无法直接得到一个解,只能通过求一个近似值 σ 来逼近 θ,作为最终的输出。损失函数在优化中起到了近似值向准确值逼近的作用,通过衡量网络预测与真实值之间的偏差,并利用反向传播算法进行参数调整,从而实现网络的训练。模型训练目标因此转换为最小化损失函数的问题,损失函数的选择直接影响模型训练的效果及其性能表现。合适的损失函数能够在反向传播过程中避免梯度消失或梯度爆炸,增强网络训练的稳定性。在图像语义分割——一种像素级的分类任务中,广泛采用交叉熵损失函数及其衍生形式,以优化分类效果;同时,基于模型预测与真实标签重合度的损失函数系列被开发出来,用于更准确地评估模型的分割性能。

7.3.2　基于交叉熵的损失函数

交叉熵损失函数普遍用于分类问题中,语义分割等同于逐像素分类问题,所以交叉熵在分割任务中将预测向量与真实标签向量进行像素级对比。二元交叉熵适用于二类分割的问题,先预设真实标签中像素点值为 1,表示为 y,像素点值为 0,表示为 $1-y$,网络模型的输出结果通过 Sigmoid 函数计算得到概率分布。二元交叉熵(binary cross-entropy,BCE)损失可定义为

$$\text{BCE}(y, \hat{y}) = -\sum_{i}^{N} y^{i} \log(\hat{y}^{i}) + (1-y^{i}) \log(1-\hat{y}^{i}) \tag{7-4}$$

$y=1$、0 分别表示标签像素为前后景的概率，$\hat{y}$ 是预测结果像素为前后景的概率。交叉熵损失分别计算每个像素的交叉熵，然后计算一个平均值。这里没有考虑图像类间的不平衡问题，在医学图像中，往往一幅图中目标的像素比例比较小，会导致训练比较困难，结果也不够理想。因此，针对类别不均衡问题，Lin 等[145]提出焦点损失函数（focal loss），在交叉熵损失函数基础上添加难易区分权重，使得难分类像素对损失函数的贡献值更高。焦点损失函数的公式为

$$\text{FL}(p, \hat{p}) = -(\alpha(1-\hat{p})^{\gamma} p \log(\hat{p}) + (1-\alpha)\hat{p}^{\gamma}(1-p)\log(1-\hat{p})) \tag{7-5}$$

其中，α 是类权重因子，γ 是聚焦参数。α 越大，对应的类对损失函数的贡献就越大，网络训练更有倾向性，γ 平滑地调整容易分类像素的降权重速率。当 $\alpha=0.5$、$\gamma=0$ 时，等价于交叉熵损失。

7.3.3　基于相似度度量的损失函数

Dice 损失来自 Dice 系数，Dice 系数是一种评估两个样本相似度的度量函数。Dice 系数的取值范围为 0~1，取值越大，表示预测结果与真实值越相似，Dice 系数和 Dice 损失的定义如下：

$$\text{Dice}(X, Y) = \frac{2|X \cap Y|}{X + Y} \tag{7-6}$$

$$L_{\text{Dice}}(X, Y) = 1 - \frac{2|X \cap Y|}{X + Y} \tag{7-7}$$

其中，X 是预测分割结果，Y 是真实标签。在皮肤病图像分割中，广泛使用的二元交叉熵函数逐元素损失累加到一起，没有考虑像素间的联系，不能使网络尽可能平滑地显示前景区域，也不能很好地处理图像类不平衡问题。考虑图像中存在非常小的病灶区域，为了让网络能够对小的皮肤损失有更好的校准，本章采用了 Salehi 等[133]提出的 Tversky 损失作为主要的损失函数，以使网络训练应对高度不平衡的数据，使假阴性比假阳性更有权重。Tversky 指数是 Dice 相似系数和 α、β 得分的推广，Tversky 指数定义为以下公式：

$$S(P, G, \alpha, \beta) = \frac{|\text{PG}|}{|\text{PG}| + \alpha|P/G| + \beta|G/P|} \tag{7-8}$$

其中，P 代表预测结果，G 代表基准真实值，α、β 分别控制假阳性和假阴性的惩罚幅度。定义的 Tversky 损失表达式为以下公式：

$$T(\alpha, \beta) = \frac{\sum\limits_{i=1}^{N} p_{0i} g_{0i}}{\sum\limits_{i=1}^{N} p_{0i} g_{0i} + \alpha \sum\limits_{i=1}^{N} p_{0i} g_{1i} + \beta \sum\limits_{i=1}^{N} p_{1i} g_{0i}} \tag{7-9}$$

在输出层中，p_{0i} 是预测像素 i 为病变的概率，p_{1i} 是像素 i 为非病变的概率。g_{0i} 对于病变像素是 1，对于非病变像素是 0，而对 g_{1i} 则是相反的。

通过引入一致性增强损失函数作为 Tversky 损失的辅助，通过为预测结果施加全局约束来实现前景边界的平滑化。此辅助损失函数的选择基于两个考虑：首先，它侧重提高前景的精确度而非背景，且不会因对象尺度差异导致网络训练的不稳定；其次，在预测的前景区域与真实标签区域没有重合时，该函数能施加更大的惩罚力度。这种方法有助于缓解类内的不一致性和类间界限模糊的问题，进一步提升对象边界的预测清晰度。

$$L_{\mathrm{CEL}} = \frac{\mathrm{FP} + \mathrm{FN}}{\mathrm{FP} + 2\mathrm{TP} + \mathrm{FN}} = \frac{\sum(p - pg) + \sum(g - pg)}{\sum p + \sum g} \tag{7-10}$$

FP+FN 表示前景区域与真实标签区域之间的并集与交集的差，FP+2TP+FN 表示预测结果和真实标签的并集与交集之和。最后，本章网络使用的总损失函数可以写为

$$L_{\mathrm{total}} = L_{\mathrm{tver}}(p, g, \alpha, \beta) + \lambda L_{\mathrm{CEL}}(p, g) \tag{7-11}$$

7.4　实验数据集和预处理

7.4.1　实验数据集

本章利用国际皮肤成像合作组织（ISIC）提供的大型公开皮肤病图像数据集。ISIC 2018 的训练数据集包含 2594 张图像及其对应的真实标注掩码，专注于病灶分割。这些数据集涵盖了原始图像以及由专家手动分割的病灶边界，后者以二值掩码形式呈现，其中病灶区域内的像素值设定为 255，非病灶区域则为 0。图 7-7 展示了 ISIC 数据集中的皮肤病图像样本，图 7-8 展现了对应的专家手动标注的病灶掩码图。

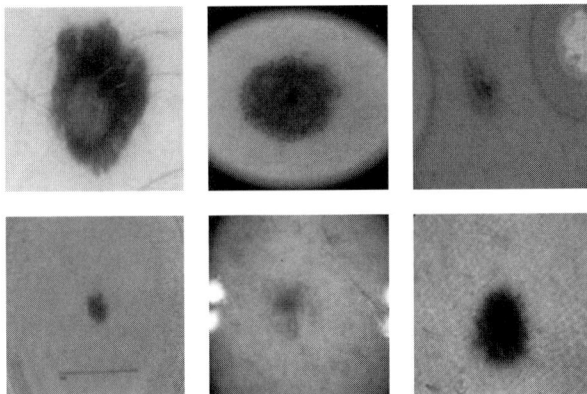

图 7-7　皮肤病图像数据集

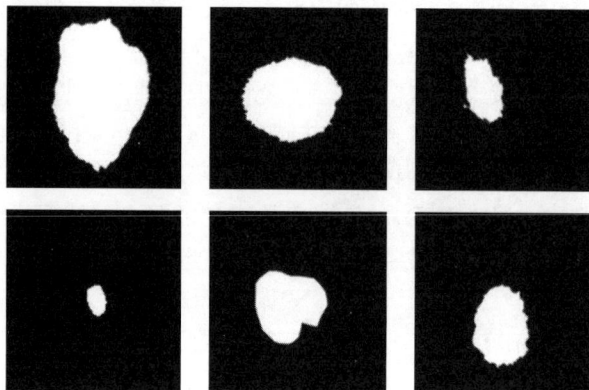

图 7-8　数据集标签图像

7.4.2　数据预处理

在深度学习领域,对数据集进行训练集、验证集和测试集的划分是常规做法,以确保模型的有效训练和准确评估。训练集用于模型参数的调整,验证集监控训练进程,以避免模型过拟合,测试集则用于评价模型的最终性能。考虑网络性能与训练数据量的密切相关性,以及医学图像数据标注的专业性和时间成本,本研究采用图像增强技术来扩展数据集。ISIC 2018 数据集中的 2594 张训练图像按 7∶1∶2 比例划分为训练、验证和测试集,如图 7-9 所示。首先,将皮肤病图像从 RGB 颜色空间转换至 HSV 颜色空间,后者更适合图像处理,直观反映颜色的属性。此外,采用了多种传统图像增强方法,包括图像翻转、旋转和缩放,以增加训练样本的数量和多样性,从而提高模型的鲁棒性。这些方法在获取批数据后随机应用,以确保每个训练轮次输入的数据都是变化的,有效利用了有限数据资源。

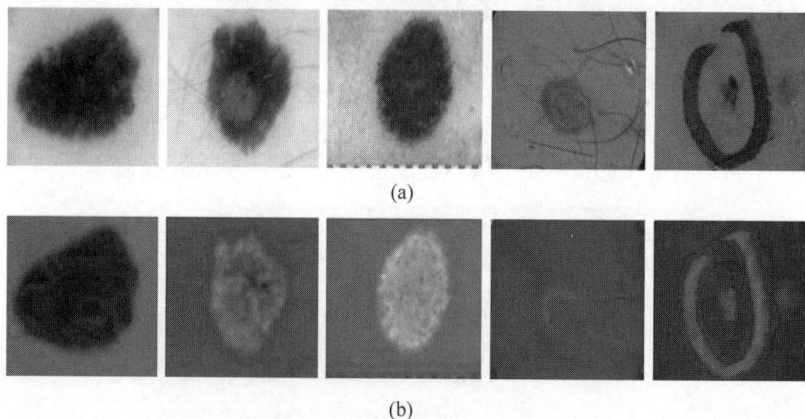

(a)

(b)

图 7-9　ISIC 2018 数据集原始图像与 HSV 图像

7.4.3　网络训练细节

在模型训练过程中,设置批处理大小为 12,统一图像分辨率为 128×128 像素。优化算法采用 Adam,其参数 beta1 和 beta2 分别设定为 0.9 和 0.999,初始学习率为 0.0004。为提高训练效率,每经过 20 个训练轮次,学习率调整为原先的 1/10。经过多次实验观察,模型在 $60 \sim 80$ 个训练轮次内基本达到拟合,如图 7-10 所示,此时损失函数和模型准确率呈现稳定的波动。

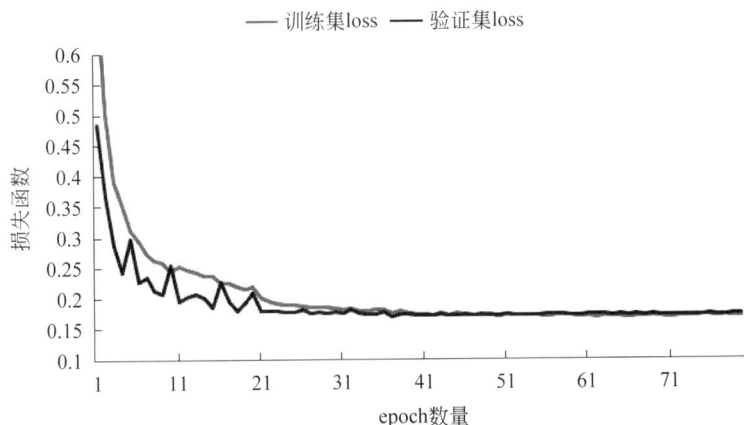

图 7-10　网络损失函数收敛情况折线图

7.5　实验结果分析

7.5.1　分割性能评价指标

评估网络模型的分割性能通常涉及对预测结果与真实标签间相关性的比较。这一评价基于 4 种判断类型,即真阳性(TP,预测与真实均为正);真阴性(TN,预测与真实均为负);假阳性(FP,预测为正而真实为负)和假阴性(FN,预测为负而真实为正)。基于这些类型,本章可计算医学图像分割的关键评价指标,包括准确率、Dice 系数、Jaccard 指数、灵敏度和特异度,从而全面评价模型性能。这些指标的含义和计算公式详见第 2 章的相关内容。

7.5.2　与现有分割网络性能对比

本章提出方法的训练与实验使用的硬件配置如下:中央处理器是 Intel i9-9900K@3.60GHz,内存是 32GB,显卡是 NVIDIA RTX2080 11GB。在 Windows 10 系统环境下,使用 PyTorch 框架完成网络模型的编写。

本研究通过 ISIC 2018 皮肤病数据集进一步评价所提模型性能,并与 U-Net、

Attention U-Net、U-Net++、SLSDeep 及 CompNet 等模型进行比较。性能比较结果如表 7-1 所示。对比结果显示,本研究模型在所有评估指标上均超越 CompNet 模型,具体表现为准确率提高 0.6%,Dice 系数增加 0.4%,Jaccard 指数提升 0.21%,而灵敏度和特异性分别提高了 0.13% 和 0.18%。相较于其他模型,本章设计的网络对不同形状的皮肤病图像展现出优良的分割性能。此外,通过对 5 个实例的定性结果进行可视化分析,如图 7-11 所示,发现 U-Net 在处理皮肤病变区与正常皮肤区对比度低时分割效果欠佳,边界模糊。而基于 U-Net 改进的模型均显示出一定程度的性能提升,本章的方法在处理皮肤病图像噪声干扰上表现最佳,分割结果的边界更平滑,更接近真实标注(Ground Truth)。

表 7-1　本章方法与其他医学图像分割网络的比较

方法/性能	Acc	Dice	Jac	Sen	Spe
U-Net	0.929	0.812	0.756	0.854	0.954
Attention U-Net	0.938	0.823	0.761	0.885	0.960
U-Net++	0.941	0.836	0.766	0.897	0.963
SLSDeep	0.949	0.853	0.781	0.882	0.955
CompNet	0.951	0.858	0.793	0.895	0.958
本章方法	0.957	0.864	0.816	0.915	0.967

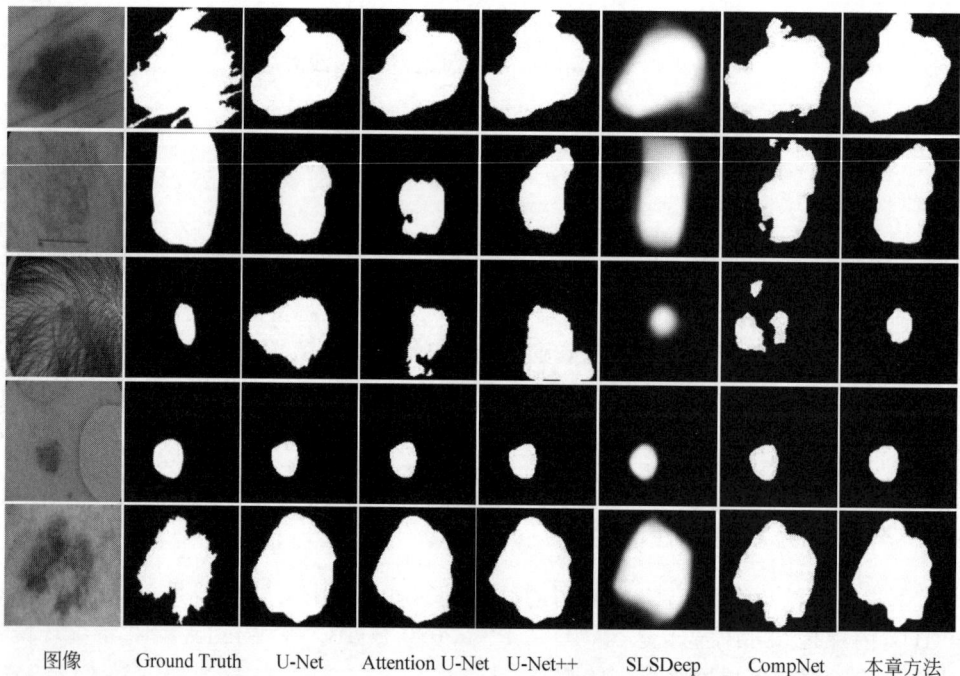

图像　　Ground Truth　　U-Net　　Attention U-Net　U-Net++　　SLSDeep　　CompNet　　本章方法

图 7-11　ISIC 2018 黑色素瘤图像分割结果(见彩图)

7.5.3　网络模块消融实验对比

本章设计一系列消融实验,旨在验证通道注意扩张卷积模块与聚合交互模块的有效性。实验通过逐步添加这些模块的方式进行,以对比网络性能的变化。此外,本研究还探讨了不同上采样技术的影响,特别是验证了子像素卷积层的有效性。同时,通过使用不同的损失函数进行训练,评估了本研究提出的损失函数对于网络性能提升的贡献。

本章以 U-Net 为基础骨干网络,通过多组对比实验,依据控制变量原则,评估了通道注意扩张卷积模块的性能。实验设计包括首先在 U-Net 架构中用平行扩张卷积层替换标准卷积层,形成一种网络结构;接着在每个可扩张卷积层上分别加入 SE 模块和 ECA 模块构建另外两种网络结构。实验结果如表 7-2 所示。从对比结果看出,第 1、2 行的评价指标表明,平行扩张卷积层显著提升了对病变区域的分割性能,说明扩张卷积通过扩大感受野和提取多尺度特征能够提高网络的分割精度。而对比第 3、4 行的评价指标,分析 SE 模块与 ECA 模块两种通道注意块对网络性能的影响,结果显示 ECA 模块在提升网络性能方面更为有效,更利于多尺度特征的灵活融合和自适应感受野的选择。

表 7-2　通道注意扩张卷积模块性能消融实验对比

方法/性能	①平行扩张卷积	②SE 模块	③ECA 模块	Acc	Dice	Jac	Sen	Spec
U-Net				0.929	0.812	0.756	0.854	0.954
U-Net＋①	√			0.947	0.847	0.787	0.901	0.955
U-Net＋①②	√	√		0.950	0.854	0.801	0.912	0.960
U-Net＋①③	√		√	0.955	0.860	0.811	0.908	0.970

本实验以 U-Net 作为基准模型,旨在通过向 U-Net 架构中添加聚合交互模块,并与本研究方法进行比较,探讨其对分割性能的影响。对比实验结果,尤其是在引入聚合交互模块后的分割评价指标,显示在表 7-3 中。结果分析表明,将聚合交互模块整合入 U-Net 可以显著提升其分割性能。进一步,结合使用通道注意扩张卷积模块与聚合交互模块时,网络模型表现出最优的分割性能。网络模块消融实验分割结果如图 7-12 所示。

表 7-3　聚合交互模块性能消融对比

方法/性能	①平行扩张卷积	②ECA 模块	③AIM 模块	Acc	Dice	Jac	Sen	Spec
U-Net				0.929	0.812	0.756	0.854	0.954
U-Net＋③			√	0.951	0.857	0.808	0.910	0.961
本章方法	√	√	√	0.957	0.864	0.816	0.915	0.967

上采样技术在图像分割中扮演重要角色,不同方法各具特点。双线性插值通过计算

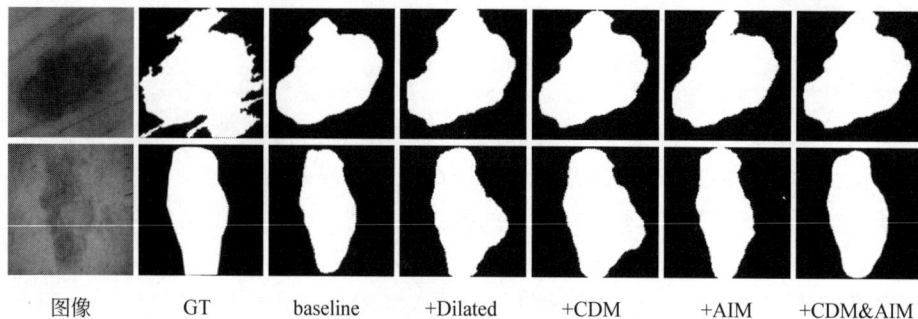

| 图像 | GT | baseline | +Dilated | +CDM | +AIM | +CDM&AIM |

图 7-12　网络模块消融实验分割结果（见彩图）

邻近像素值生成新像素，从而产生较为平滑的图像结果；而转置卷积通过卷积操作重构图像，但可能产生棋盘效应；子像素卷积被提出，以有效地克服转置卷积带来的棋盘效应。通过设计实验，本研究比较了在同一网络结构下采用不同上采样技术对分割效果的影响，相关结果整理于表 7-4。实验对比显示，相较于双线性插值和转置卷积，使用子像素卷积的方法在准确率、Dice 系数、Jaccard 指数、特异性、灵敏度等关键性能指标上实现了显著提升。

表 7-4　上采样方式实验对比

上采样方式	Acc	Dice	Jac	Sen	Spec
双线性插值	0.955	0.860	0.813	0.916	0.967
转置卷积	0.951	0.845	0.795	0.881	0.976
子像素卷积	0.957	0.864	0.816	0.915	0.967

本研究中采用的损失函数考虑了前景与背景的分割精度，以评估所选择损失函数对网络性能的影响。设计的实验采用 5 种不同的损失函数对所提网络模型进行训练，通过最小化这些损失函数来优化模型参数。采用测试集对不同损失函数下训练完成的网络模型的分割性能进行了比较，详细结果如图 7-13 所示。

为了公平比较各种网络模型的性能，上述实验并未用到 HSV 图像扩容数据集，因此在此设计实验中对比了不使用数据增强、使用数据增强和使用 HSV 图像扩容与数据增强 3 种方式对网络结果变化情况，实验结果如表 7-5 所示。

表 7-5　数据预处理实验评价指标对比

预处理方式	Acc	Dice	Jac	Sen	Spec
无数据增强	0.955	0.862	0.813	0.903	0.974
数据增强	0.957	0.864	0.816	0.915	0.967
本章方法	0.958	0.868	0.819	0.913	0.971

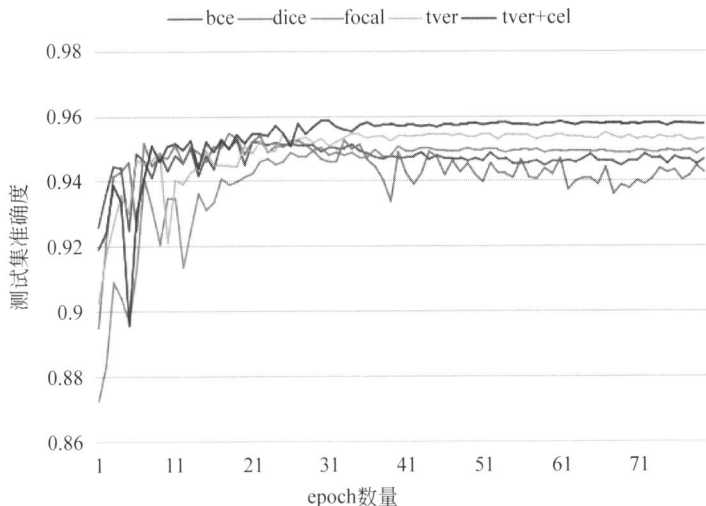

图 7-13　损失函数实验结果折线图

7.6　本章小结

　　黑色素瘤图像分析中遇到的诸如气泡、颜色偏差、标记、不规则形状及毛发遮盖等干扰因素,对像素级别的图像分割构成显著挑战。在本研究中,通过采用平行扩张卷积和通道注意力机制,实现了感受野大小的自适应调整,以在不降低特征图分辨率的前提下捕捉多尺度上下文信息,从而有效提高了对不规则形状和模糊边界的处理能力。进一步,通过聚合交互模块的引入实现了多级特征的集成和特征信息的强化,有效应对复杂图像特征,同时缩小了 U-Net 原始结构中跳跃连接的语义差异。此外,采用子像素卷积层作为上采样策略,使得上采样后的特征图更加平滑,对改善最终分割效果具有重要影响。本章基于 U-Net 结构设计了网络模型,并通过与其他医学图像分割模型的性能比较分析及模块消融实验验证了所提网络模型的有效性。

第 8 章　基于迁移学习和 U-Net 的肺部 CT 图像分割方法

本章建立基于迁移学习和 U-Net 的肺部 CT 图像分割方法。通过引入迁移学习 (TL)解决标注数据缺乏的问题,并创新性地提出连续扩展卷积(CDC)模块、并行双注意力(PDA)模块和附加多核池(AMP)层 3 个模块来解决模糊分割边界问题,有效分割感染组织。大量的实验和比较研究表明,我们所建立的模型在 CT 图像分割中具有较高的准确性,并且在 Dice 系数、灵敏度、特异性、阳性预测值(PPV)和体积重叠误差(VOE)方面优于当前先进的模型。

8.1　相关神经网络模型

本章提出方法的主干用到 ResNet50 中的部分结构。本章将详细介绍 ResNet 以及目前用于医学图像分割的流行、典型的深度学习网络模型。

8.1.1　深度残差网络

AlexNet 标志着现代深度卷积网络模型的一个重要进展,随后,VGG 网络[135]与 ResNet 等[9]深度残差网络模型的出现,进一步推动了 CNN 在图像识别领域的发展。尤其是 ResNet 的提出,不仅成为图像识别历史上一个里程碑事件,还刷新了 ImageNet 竞赛的纪录。实践证明,神经网络的深度对模型性能具有决定性影响,理论上讲,网络层次越深,能够提取的特征也更加复杂,从而理应获得更优的性能。然而,实验发现,随着网络深度的增加,模型性能开始饱和甚至退化,这一现象称为退化问题。ResNet 通过引入深度极深的架构,并利用残差单元来解决退化问题,展示了出乎意料的准确性和良好的收敛性。残差单元通过恒等映射建立输入与输出间的直接通道,解决了深度网络性能下降的问题,该结构也称为短路连接。

ResNet 在 VGG19 网络的基础上引入残差单元和短路连接,优化了网络结构。通过采用步长为 2 的卷积进行下采样,并使用全局平均池化代替全连接层,ResNet 提高了模型的效率和性能。不同深度的 ResNet 模型展示了结构上的差异:18 层和 34 层的模型采用两层结构的残差单元,而更深层次的模型则采用三层残差单元,卷积核尺寸分别为 1×1、3×3 和 1×1。具体到 ResNet50,它包括 5 个阶段,第 1 阶段通过 7×7 卷积核的卷积操作、BN 及 ReLU 激活函数进行特征提取,接着用 3×3 核的最大池化减半特征图尺寸,之后 4 个阶段分别利用 3、4、6、3 个残差单元进行深层特征提取,最终通过全局平均池化层输出模型结果。

8.1.2　深度学习模型

FCN 作为图像分割领域的里程碑技术,通过替换传统 CNN 的全连接层为卷积层,实现了对任意尺寸图像的处理能力。在 FCN 的基础上,U-Net 模型凭借其对称结构及跳跃连接,在医学图像分割中获得广泛应用。U-Net++[146] 则对 U-Net 的跳跃连接进行创新,引入嵌套密集卷积连接,有效缩小编解码器间特征映射的语义差距,应用于肺结节、结肠息肉、肝脏及细胞核分割,取得优于 U-Net 的性能。U2Net[147] 设计了双层 U 型结构,使用新型剩余 U 型块,在保持高分辨率特征图的同时降低计算成本,使网络能从不同尺度获取丰富上下文信息。U-Net3+[148] 作为 U-Net++ 的进一步改进,重新设计了编解码器间及解码器的内部连接,实现全尺度特征获取,并采用多尺度深度监督策略,在肝脏和脾脏分割实验中显示出超越 U-Net 和 U-Net++ 的精度,证实了其有效性。

8.2　基于迁移学习和 U-Net 的肺部 CT 图像分割方法

针对肺部 CT 图像分割面临的挑战,包括标记数据集不足和病变组织的多样性,本章提出了一种深度学习方法,以提高分割精度。首先,通过应用迁移学习技术解决了高质量标注数据难以获取的问题,有效利用了已有数据资源来增强模型的泛化能力。其次,设计了一种结合 ResNet50 的高效分割网络,该网络整合了前 4 个特征提取模块作为骨干,并引入了 3 种创新模块:连续扩张卷积模块用于增强模型对不同尺度特征的捕获能力;并行双注意力机制模块提升模型对关键特征的聚焦能力;以及多核池化模块用以丰富特征表达。这些设计显著提升了模型在肺部 CT 图像中对病变组织分割的精确度。最后,本章将详细介绍使用迁移学习的策略、各模块的设计原理及其对分割性能提升的贡献。

8.2.1　迁移学习

迁移学习的核心在于利用预先训练的网络模型,通常基于大规模自然图像数据集如 ImageNet 进行训练,以解决医学图像处理等特定领域的深度网络训练需求。该技术主要采用两种策略:首先将预训练网络作为特征提取器,利用其强大的特征提取能力直接应用于新的任务中;其次是对预训练网络进行微调,通过细微调整网络参数适应新的数据集。这两种策略因有效性而广泛应用于医学图像分析中。

在本研究中,图 8-1 展示了迁移学习的 3 个主要步骤。

第 1 步,选择 ResNet50 作为模型的骨干部分,该网络包含 4 个主要的特征提取模块,并已通过 ImageNet 数据集预训练,确保模型能够捕获丰富的视觉特征。ImageNet 项目由斯坦福大学的计算机科学家发起,是目前世界上最大的图像识别数据库之一,提供了约1500万张精确标注的高质量图像,覆盖 2.2 万个类别。利用这些预训练模型,如Inception V3、ResNet、AlexNet 等,可以显著加速模型训练过程,提高模型的泛化能力和性能。在模型初始化阶段,通过加载 ResNet50 的预训练权重实现了快速且有效的模型性能提升,同时过滤输入图像中的干扰信息和噪声,这一过程展示了模型级别迁移学习的优势,即简单易用、能快速实现稳定或更优的性能。

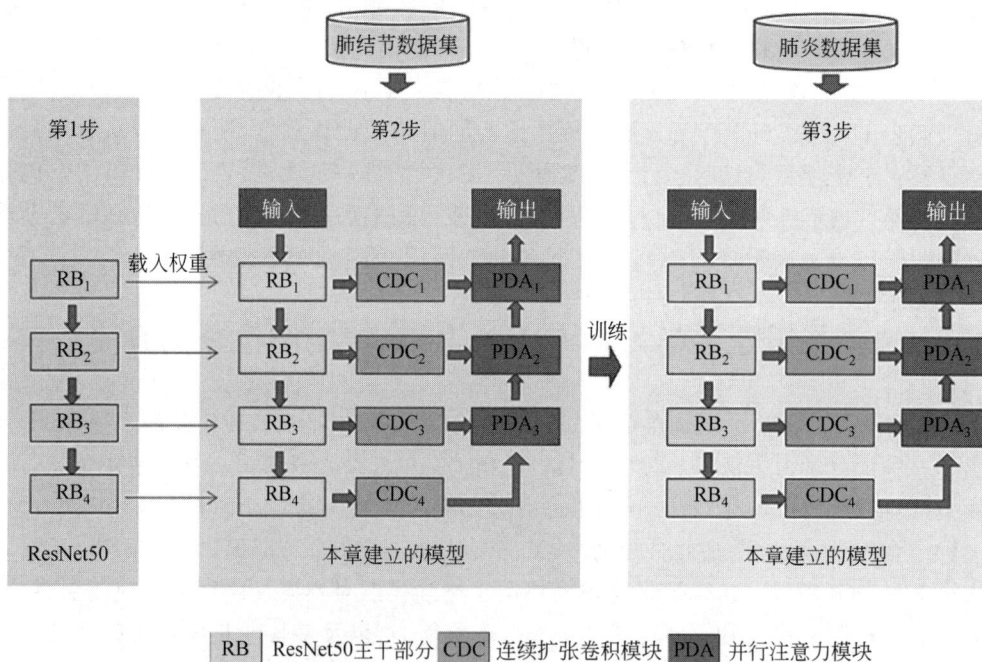

图 8-1 迁移学习步骤图(见彩图)

第 2 步,ImageNet 数据库虽然含有大量带标注的数据,但是图像类型都是自然图像。在医学图像中,图片通常具有标签高度不平衡的特点,这与自然图片有较大的差别。肺结节在 CT 图像上表现为结节状、球形以及类球形病灶,结节密度可以是均匀的,也可以是非均匀的;可以呈现出实质性密度,也可以是毛玻璃样的。图 8-2 展示了肺结节与肺炎感染组织的对比图,其中图(a)是带有肺结节的肺部 CT 图像,图(b)是病毒感染的肺部 CT 图像,这两张图像箭头指向的部分表示病变的组织。可以看出,感染组织与肺结节在 CT 图像中的表现具有相似性。因此第 2 步会将模型放入肺结节数据中进行训练,肺结节数据集选用的是一个公开的、可自由访问的胸部 CT 图像数据集:LIDC-IDRI 数据集。该数据集由美国国立卫生研究院基金会发起收集,共收集了 1018 个实例,被广泛地用于评估图像分析算法以检测肺部 CT 结节,以促进肺结节检测、分类等方法的发展。通过加入肺结节这一数据集的训练,以使自然图像过渡到肺炎数据集进行缓冲。这一操作通常被归类为数据级别迁移学习。

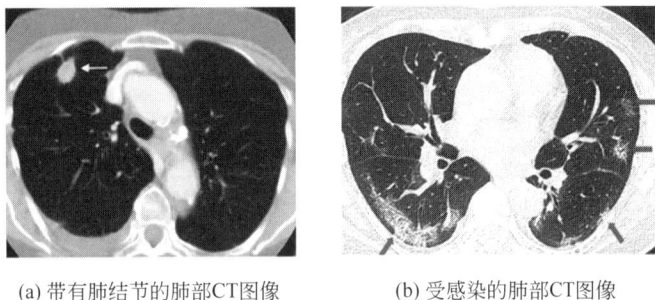

(a) 带有肺结节的肺部CT图像　　　　(b) 受感染的肺部CT图像

图 8-2　肺结节与感染组织对比图

最后一步,将预训练好的模型送入肺炎数据集,进行正式的端到端训练。

8.2.2　系统架构图

本章提出的网络结构如图 8-3 所示,整体框架由 1 个主干网络和 3 个核心模块组成:连续扩张卷积(CDC)、并行双注意力(PDA)以及额外多核池化(AMP)。首先,肺部 CT 图像被送入主干网络,该网络基于 ResNet50 的前 4 个特征提取模块构建,作为编码器生成多级特征,并预加载训练权重,以增强特征提取能力。CDC 模块通过扩大感受野进一步提取上下文信息,增强特征表达。AMP 模块旨在补偿下采样过程中可能丢失的特征

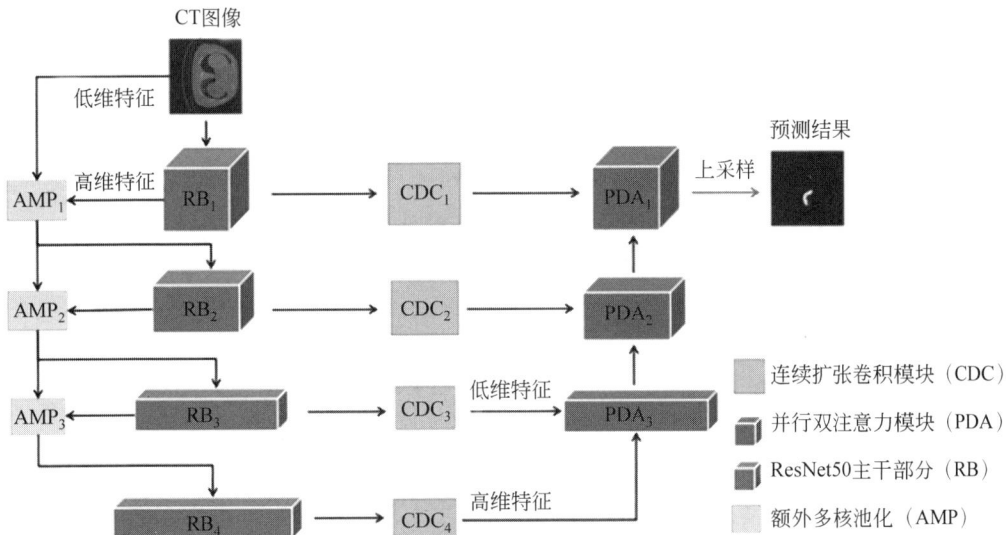

图 8-3　本章整体网络结构框架图(见彩图)

信息。PDA 模块结合空间和通道注意力机制,以并行方式处理高级和低级特征,旨在最大限度地保留有用的纹理信息和细节特征,优化最终预测图的质量。下文将详细介绍这3 个关键模块。

8.2.3　连续扩张卷积模块

连续扩张卷积(CDC)模块通过替换传统卷积操作,并采用创新串联结构,显著提升网络对特征信息的学习与上下文信息的提取能力。该模块通过在卷积核中嵌入间隔的"扩张"实现扩大感受野,有效覆盖广阔输入区域,同时保持参数数量和计算复杂度不变。不同扩张率的设定使得扩张卷积能够调整感受野大小,适应不同层级的特征提取需求,有效捕获丰富上下文信息。扩张率 1、2、4 的扩张卷积分别提供 3×3、7×7、15×15 的感受野,展示感受野随扩张率增加而指数级增长。CDC 模块的这种设计提高了模型对图像细节和上下文信息的捕获能力,增强了分析的准确性和效率。扩张卷积之后特征图计算公式如式(8-1)所示。

$$\text{output} = \left[\frac{i + 2p - k - (k-1)\times(D-1)}{s}\right] \tag{8-1}$$

其中,output 表示输出尺寸,i 表示输入尺寸,p 表示填充像素的大小,k 表示卷积核的尺寸大小,D 表示扩张率,s 表示步长的大小。

通过将扩张卷积集成至 CNN 中,有望在图像分割方面提高精确度。扩张卷积通过其非连续的卷积核设计介入了间隔性的空隙,使得其计算模式呈现棋盘状分布,导致输出的卷积结果缺乏与上一层之间的依赖性,从而可能导致局部特征信息的丢失。此外,扩张卷积采样的信号稀疏性导致远距离卷积捕获的信息间缺乏相关性,这对于分割肺部 CT 图像中的小病变组织尤为不利。为克服这些挑战,常用策略包括采用一系列递增扩张率的扩张卷积,以多尺度方式提取上下文特征。Peng 等[149] 设计了一种并行扩张卷积结构,通过不同尺度提取上下文信息,并拼接输出特征,形成综合特征映射,该策略在细胞轮廓、视网膜血管及颈动脉斑块分割中获得应用,通过实验证明了其有效性。

同时,选择一组合适的扩张率十分重要,因此在扩张率的选择上应满足以下原则:首先,在特征图中的任意两个扩张卷积层都应该避免重复的采样,这种约束使得提取特征变得高效,数学公式如式(8-2)。其次,在满足第一条原则的情况,当所有扩张卷积对同一片区域采取卷积操作时,应使得所有有效的采样位置能够被均匀地分布。

$$\frac{k-1}{2} < \max\left(\frac{[R1,R2]}{R1}, \frac{[R1,R2]}{R2}\right) \tag{8-2}$$

其中 k 表示卷积内核的实际尺寸,$R1$ 和 $R2$ 表示不同的扩张率,$[\cdot]$ 表示其中各项的最小公倍数。比如 CDC 选择的扩张率是(3,5,7),卷积核尺寸为 3×3,对于(3,5)、(3,7)以及(5,7)都满足式(8-2),但是如果将卷积核尺寸设置为 5,扩张率(3,6),则不满足该条件。

本研究针对传统并行扩张卷积结构进行了优化,提出了一种新型结构,通过串联不同扩张率的扩张卷积和普通卷积,并引入短路连接增强模型性能,如图 8-4 所示。具体来说,模型首先通过 1×1 卷积处理输入特征,生成特征映射图 $F1$,此步骤不改变特征图尺寸,而增加模型非线性。接着,模型依次通过扩张率分别为 3、5、7 的扩张卷积,生成 $F2$、$F3$、$F4$ 特征映射图。这一系列扩张卷积的使用旨在增加模型深度,并保持特征映射图尺寸不变,从而提升准确度。将这 4 个特征映射图拼接后,通过一个 3×3 卷积进行通道数压缩,同时保持特征图尺寸不变。最终,采用残差连接将压缩后的特征图与初始的 1×1 卷积输出进行元素相加,输出最终的多尺度特征图。这种设计模式有效提升了模型对于复杂特征的捕捉能力,对于精确的医学图像分割任务尤其关键。CDC 模块的数学公式建模如式(8-3)所示:

$$O_{CDC} = ReLU(Conv3(Cat(F1,F2,F3,F4)) + F1) \tag{8-3}$$

其中 $F1$、$F2$、$F3$、$F4$ 表示上文中提到的连续经过不同扩张率的扩张卷积操作后得到的特征映射图,$Cat(\cdot)$ 表示 concatenation 操作,$ReLU(\cdot)$ 表示 ReLU 激活函数,$Conv3(\cdot)$ 表示卷积核为 3×3 的卷积操作。

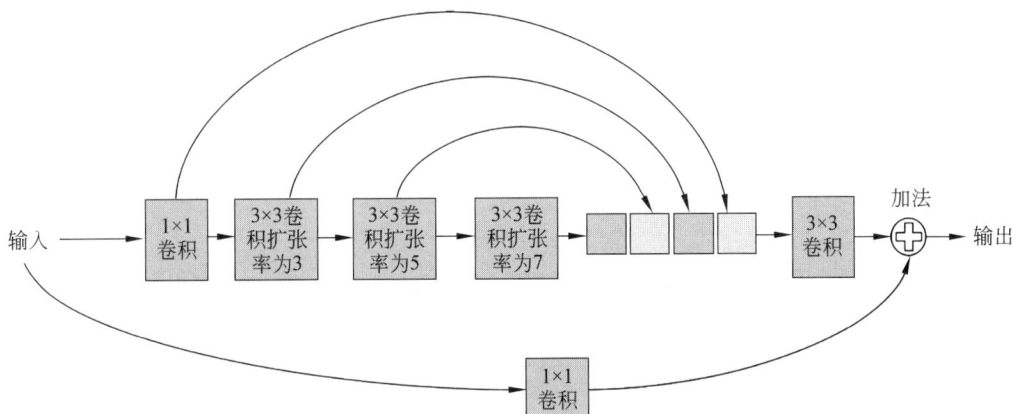

图 8-4　连续扩张卷积模块(见彩图)

8.2.4　多核池化模块

本节将详细介绍本研究提出的额外多核池化模块(AMP)。下采样旨在压缩输入特征图的尺寸,同时减少参数量,降低网络的计算复杂度。常用的下采样方法包括平均池化和最大池化,其中平均池化有助于保留更多的背景信息,而最大池化则倾向保留更多的纹理信息。池化操作通过去除冗余特征信息保留关键信息。然而,这种直接的下采样方法可能会过滤掉有用信息。通过调整步长的卷积操作进行下采样是一种替代策略,可以更好地融合信息。在模型的主体结构中,每一层的下采样通过步长为 2 的 1×1 卷积操作完成,导致每次下采样后特征图的尺寸减半,这可能导致有价值的信息丢失。因此,引入了 AMP,旨在尽可能补偿可能遗失的特征信息。

在肺部 CT 图像分割的研究中,为了应对病变组织尺寸和形态的多样性,本研究提出了 AMP,如图 8-5 所示。通过融合高级特征与低级特征补充可能丢失的信息。AMP 模块采用平均池化而非最大池化,以保留更全面的图像信息,利用 3 种不同尺寸的池化核(2×2、3×3、5×5)编码不同尺度的上下文信息,并与高级特征拼接,再通过 1×1 卷积调整通道维度,以在无须增加计算成本的情况下提高模型对各种大小病变的识别与分割能力。

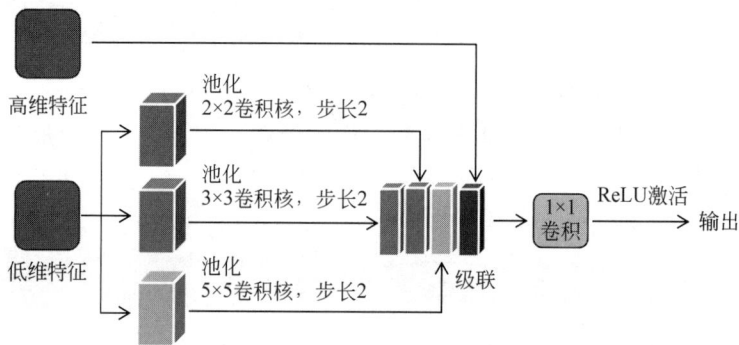

图 8-5 额外多核池化模块(AMP)(见彩图)

AMP 数学公式建模如式(8-4)所示。

$$O_{AMP} = \mathrm{ReLU}(\mathrm{Conv1}(\mathrm{Cat}(\mathrm{pol1}, \mathrm{pol2}, \mathrm{pol3}, L2))) \quad (8\text{-}4)$$

其中 $L1$ 和 $L2$ 表示上文所提的低级特征和高级特征。pol1 表示 $L1$ 经过内核为 2×2 的平均池化层输出的结果,pol2 和 pol3 与 pol1 操作一致,仅内核尺寸分别为 3×3 和 5×5,Cat(·)表示 concatenate 操作,ReLU(·)表示 ReLU 激活函数,Conv1(·)表示卷积核大小为 1×1 的卷积操作。

8.2.5 并行的双注意力模块

本研究引入了并行的双注意力模块(parallel dual-attention module,PDA),旨在通过混合注意力机制,即空间注意力机制与通道注意力机制的结合来丰富 CDC 模块输出后的细节特征信息。如图 8-6 所示,该模块针对从深层提取的高级特征与相对浅层的低级特征进行处理,通过并行结构加强模型对细节特征的关注能力。具体而言,低维特征首先通过空间和通道注意力机制进行特征增强,生成的特征映射图在相应维度上突出关键信息,随后与原始低级特征进行融合。同时,高级特征通过双线性插值上采样至与低级特征同等尺寸,经过非线性增强后与低级特征进行拼接。该过程通过 1×1 卷积调整特征通道,以实现高效的信息融合,进一步提升模型对复杂肺部 CT 图像中病变组织的分割性能。

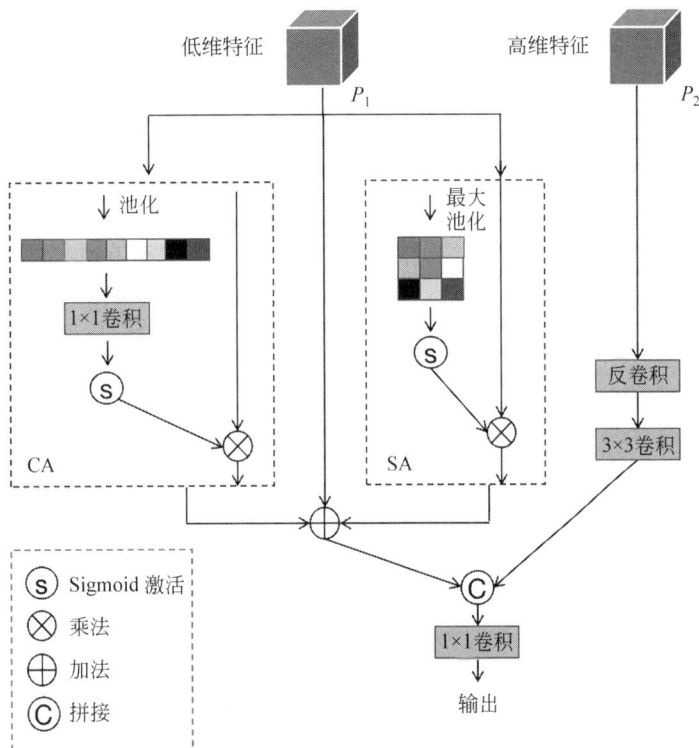

图 8-6　并行的双注意力模块

PDA 模块的数学公式如式(8-5)所示。

$$O_{\text{PDA}}=\text{Conv1}(\text{Cat}(\text{ReLU}(CA+SA+P_1))+\text{Conv3}(\text{Deconv}(P_2)))\qquad(8\text{-}5)$$

其中 P_1 和 P_2 分别表示低级特征和高级特征,SA 和 CA 分别表示经过空间注意力机制和通道注意力机制生成的特征信息,Cat(·)表示 concatenate 操作,ReLU(·)表示 ReLU 激活函数,Conv1(·)表示卷积核大小为 1×1 的卷积操作,Conv3(·)表示卷积核大小为 3×3 的卷积操作,Deconv(·)表示双线性插值操作。

在空间注意力机制的设计上,输入的低级特征中以通道作为基准,取出每个通道中的最大值组成一个集合,通过 Sigmoid 函数形成一个空间注意权重矩阵,通过这个空间注意权重矩阵可以选择最可能关注的区域。在通道注意力机制的设计上,我们借鉴了 ECA-Net 中通道注意力机制的方法。使用全局平均池化获得聚合特征,之后通过执行一个快速的可以权重共享的一维卷积来实现通道间信息交互,然后通过 Sigmoid 函数生成通道间的交互映射关系。

SA 和 CA 的数学公式如式(8-6)和式(8-7)所示。

$$SA = Sigmoid(Max(P1)) \times P1 \tag{8-6}$$

$$CA = Sigmoid(Conv(GAP(P1))) \times P1 \tag{8-7}$$

其中 $P1$ 表示上文所述的低级特征,Sigmoid(·)表示激活函数,Max(·)表示获取的是特征图中每一个通道中的最大值,Conv(·)表示内核尺寸为 1×1 的一维卷积,GAP(·)表示全局平均池化层。

双线性插值用于提升低分辨率特征图的分辨率,通过上采样将输入图像扩大到高分辨率图像,以补偿网络编码阶段因卷积操作而丢失的信息。这种上采样方法的主要优势在于其简便性、快速执行能力,以及无须学习调整权重,仅需设定目标图像大小即可完成操作。双线性插值的关键在于分别对两个方向上执行一次线性插值。线性插值是一种在一维数据上的插值方法,根据需要插值的点与其左右两个邻点间的距离分配权重进行插值计算。

双线性插值是有两个变量的插值函数的线性插值扩展,相当于在不同的两个方向上各使用一次线性插值。因此在明确原图尺寸和目标图片尺寸的情况下,可以使用双线性插值去计算目标图像的像素值。

8.3 神经网络训练

8.3.1 损失函数的选择

在机器学习中,单个样本的预测值与真实值的差称为损失,损失值越小,代表模型越好,损失函数就是用来计算损失值的。选择合适的损失函数会激发算法的学习过程,帮助模型更快更好地收敛。在医学图像分割中,通常使用以下损失函数。

1. 交叉熵损失函数

交叉熵损失被定义为两个随机变量或事件集的两个概率分布之间差异的度量,被广泛应用于目标分类。对于图像分割来说,分割也是一种像素级的分类,因此交叉熵损失函数在图像分割上的应用效果也很好。

二元交叉熵损失定义如式(8-8)所示。

$$L_{BCE}(y, \hat{y}) = -(y\log(\hat{y}) + (1-y)\log(1-\hat{y})) \tag{8-8}$$

$\hat{y}$ 是模型的预测值,y 是实际真实值,二元交叉熵损失函数会平等地对待输入图像中的每个像素,从而得到一个平均值。对于医学图像这种背景像素与目标像素极度不平衡的特点,二元交叉熵效果往往不是很好。加权二元交叉熵是二元交叉熵的一种变体,在它的函数中,正例会被系数加权,广泛地应用在数据不平衡的情况下。

加权二元交叉熵(W-BCE)的定义如式(8-9)所示。

$$L_{\text{W-BCE}}(y,\hat{y}) = -(\beta * y\log(\hat{y}) + (1-y)\log(1-\hat{y})) \tag{8-9}$$

β 值可用于调整假阴性和假阳性样本比例。如果要减少假阴性数量,设置 $\beta > 1$,相反,如果要减少假阳性数量,设置 $\beta < 1$。平衡交叉熵(B-BCE)损失函数与加权交叉熵类似,但它不仅重视正面的例子,同样也注重负面的例子。

平衡交叉熵损失定义如式(8-10)所示。

$$L_{\text{B-BCE}}(y,\hat{y}) = -(\beta * y\log(\hat{y}) + (1-\beta)(1-y)\log(1-\hat{y})) \tag{8-10}$$

2. Dice 损失函数

Dice 损失函数是用来计算两幅图像之间相似性的常用度量,即预测图与真实图之间重叠的部分。目前被广泛应用于医学图像的分割上。

Dice 损失函数的定义如式(8-11)所示。

$$\text{Dice} = 1 - \frac{2y\hat{p} + 1}{y + \hat{p} + 1} \tag{8-11}$$

y 表示实际真实值,$\hat{p}$ 表示预测值。

Tversky 损失函数[133]可以看作 Dice 损失函数的推广,通过 β 系数给假阴性和假阳性添加权重。

Tversky 损失函数的定义如式(8-12)所示。

$$\text{Tversky} = 1 - \frac{p\hat{p} + 1}{p\hat{p} + 1 + \beta(1-p)\hat{p} + (1-\beta)p(1-\hat{p})} \tag{8-12}$$

3. 本章使用的损失函数

在处理类别平衡的数据集上,二元交叉熵损失表现优越;针对类别不平衡的场景,加权交叉熵和平衡交叉熵通过调整权重系数有效提升性能。Dice 损失源自 Dice 系数,用于评价分割效果,而 Tversky 损失基于敏感度与特异性,强调真阳性的重要性。在医学图像分割领域,广泛采用二元交叉熵和 Dice 损失。但二元交叉熵对像素逐一处理,忽略全局结构,不适合肺部 CT 图像非感染区域占优势的场景。因此,本研究采用加权二元交叉熵结合加权 Dice 损失函数,以应对类别不平衡问题。

本章损失函数定义见式(8-13)。

$$L_{\text{total}} = \frac{1}{2}(L_{\text{BCE}} + L_{\text{Dice}}) \tag{8-13}$$

其中 L_{BCE} 表示加权二元交叉熵,L_{Dice} 是加权 Dice 损失,我们的总损失会去求它们的均值。BCE 损失函数定义如式(8-14)所示。

$$L_{BCE} = \frac{\sum\limits_{i=1}^{H}\sum\limits_{j=1}^{W}(1+\alpha_{i,j})\sum\limits_{l=0}^{1}(g_{i,j}=l)\log Pr(p_{i,j}=l\,|\,\psi)}{\sum\limits_{i=1}^{H}\sum\limits_{j=1}^{W}(\alpha_{i,j})} \qquad (8\text{-}14)$$

其中 l 为 1 或 0,表示 2 种类别,$p_{i,j}$ 和 $g_{i,j}$ 分别表示预测值和真实值,即经过模型训练得出的预测感染组织像素值和经过专业医生像素级分割得出的感染组织像素值,(i,j) 表示像素对应的坐标位置,W 和 H 表示图片的宽和高,ψ 代表模型中的所有参数,$Pr(p_{i,j}=l)$ 表示预测的可能性,$\alpha_{i,j}\in[0,1]$ 表示每个像素的权重。

加权 Dice 损失函数如式(8-15)所示。

$$L_{Dice} = \frac{\sum\limits_{i=1}^{H}\sum\limits_{j=1}^{W}(2g_{i,j}p_{i,j})(1+\alpha_{i,j})}{\sum\limits_{i=1}^{H}\sum\limits_{j=1}^{W}(g_{i,j}+p_{i,j}+g_{i,j}p_{i,j})(1+\alpha_{i,j})} \qquad (8\text{-}15)$$

8.3.2 实验数据集

本章一共使用 3 个数据集:LIDC-IDRI 数据集[150]、MosMedData 数据集以及 Coronacases 数据集。本章实验使用的数据集是根据实际需要对以上 3 个数据集进行拆分和组合形成的。本章将分别介绍这 3 个数据集,并具体说明如何根据实际需求对这些数据集进行重组,最终生成实验数据集。

1. LIDC-IDRI 数据集

在迁移学习阶段,本研究利用大型肺结节检测数据集 LIDC-IDRI。该数据集包含 1018 个螺旋胸部 CT 扫描图像及其相应的 XML 注释文件,记录了 4 位经验丰富的胸部放射科医生对图像的标注结果。每个病例的图像均经过两阶段标注:初步独立标注肺结节,随后复审所有医生的匿名标注,旨在全面识别肺结节,而非达成一致意见。图像以 Dicom 格式存储,含有医疗相关的元数据,每张 CT 图像分辨率为 512×512 像素。

针对肺部 CT 图像病灶分割的研究目的,从 LIDC-IDRI 数据集中筛选结节标注,忽略非结节标注,以适配肺炎数据集的特性。将 DCM 格式图像转换为 PNG 或 JPG 格式,并基于 XML 文件中的<unblindedReadModule>字段,提取结节位置信息制作真实掩码(掩码标签)。本过程选取单一医生标注,共生成 23 332 组图像切片及对应掩码,为迁移学习提供丰富的数据资源。图 8-7 展示了整理出来的 LIDC-IDRI 数据集中的两组切片示例,(a)和(c)是肺部 CT 图像,(b)和(d)是医生标注出来的结节图像。

与本例相似,数据集中其他切片的兴趣区域占比也揭示了类不平衡问题,即目标结节相对于背景及非目标组织的体积占比较小。这种类不平衡现象在数据集中普遍存在,对

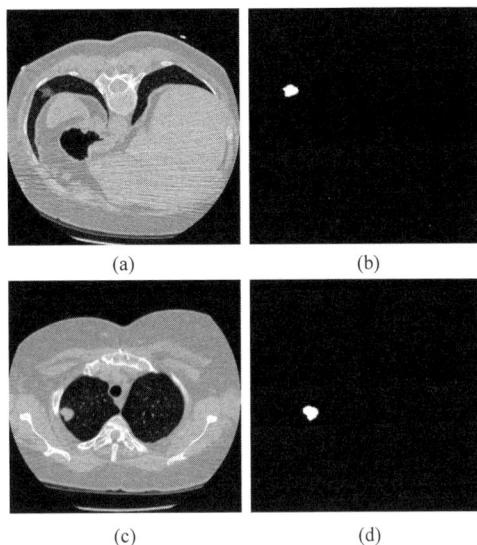

图 8-7　LIDC-IDRI 数据集图像

于开展基于此类数据的研究与分析,尤其是应用于机器学习和深度学习模型的训练,提出了特定的挑战。

2. MosMedData 数据集

MosMedData 数据集是由莫斯科市政医院提供的,包含 1000 个不同患者的 CT 扫描图像。其中,50 个 CT 扫描已由专业医生注释二进制像素遮罩,标识出感染组织(毛玻璃浑浊和实变区域)。这些图像保存为 NIFTI 格式,常见于医学图像中,研究中需将其转换为 PNG 格式以适应数据处理需求。

CT 扫描结果对肺炎严重程度进行分级,定义了 5 个级别(CT0-CT4)及相应管理策略:CT0 级别表现与肺炎不符,建议咨询专家;CT1 级别毛玻璃浑浊且肺实质受累≤25%,建议在家使用远程医疗技术随访;CT2 级别毛玻璃浑浊且肺实质受累在 25%～50%,建议初级保健医生在家随访;CT3 级别毛玻璃浑浊且肺实质受累在 50%～75%,患者应立即入院,并转入重症监护和复苏病房;CT4 级别显示毛玻璃浑浊伴实变、网状变化及胸腔积液,肺实质受累≥75%,需紧急医疗救治,并送入专科医院的重症监护和复苏病房。图 8-8 展示了整理出来的 MosMedData 数据集,其中的(a)～(e)分别对应CT0-CT4。

3. Coronacases 数据集

Coronacases 数据集包含搜集的 20 份公开的肺部 CT 扫描,所有病例的肺部均被肺

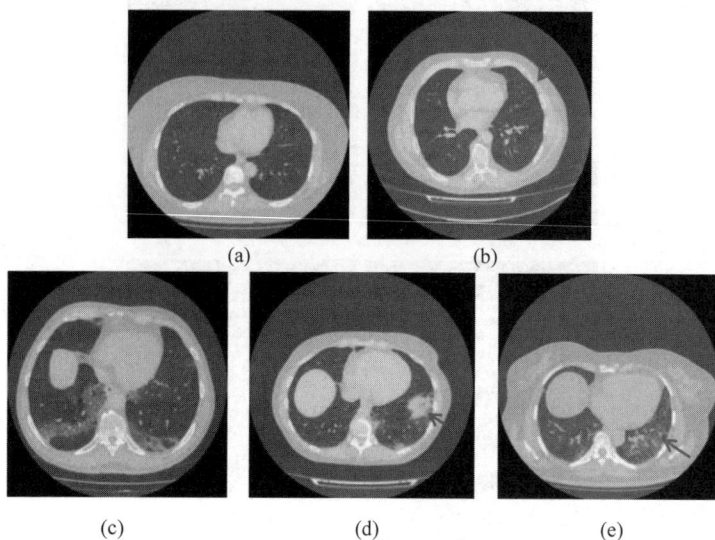

图 8-8　MosMedData 数据集图像

炎感染,肺部感染的比例从 0.01% 到 59% 不等。感染组织的描绘首先由有 1~5 年经验的医生进行标注,然后 2 名具有 5~10 年经验的放射科医生会进行细化,最后所有的注释都由 10 年以上经验的胸部放射科医师进行验证和细化。其中图片是以 NIFTI 格式保存的,后期的数据集整理需要转换为 PNG 格式。图 8-9 展示了整理好的 Coronacases 数据集,可以发现感染组织的变化还是很大的。

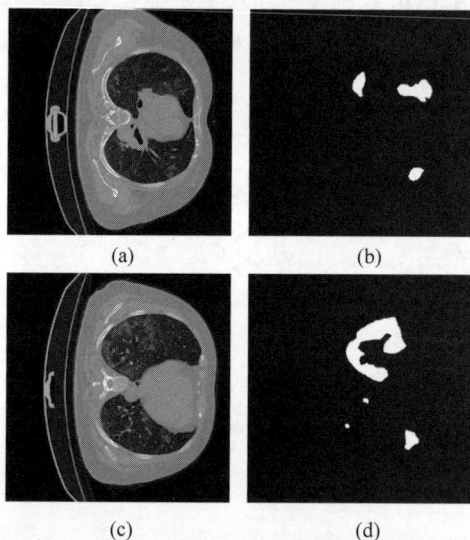

图 8-9　Coronacases 数据集图像

4. 实验数据集

在本研究中,我们采用了肺结节数据集和结合 MosMedData 与 Coronacases 数据集作为迁移学习和正式训练的基础。肺结节数据集含 23 332 组肺部 CT 图像,通过预训练增强了模型的泛化能力,为识别肺炎感染组织奠定了基础。正式训练采用 MosMedData 的 40 个病例和 Coronacases 的 9 个病例作为训练集,余下的用于测试,生成 3920 组训练图像和 719 组测试图像,统一调整至 256×256 像素。此外,采用数据增强技术(旋转、翻转、平移及亮度调整)增加数据多样性,提高模型鲁棒性,有效减少过拟合风险。该策略旨在优化模型对感染组织的识别与分割能力,对医学图像处理任务尤为重要。图 8-10 为实验数据集中原始的肺部 CT 图像,图 8-11 为对应的专家标注的感染组织。可以发现(a)和(d)两幅图像是不包含感染组织的角度切片。

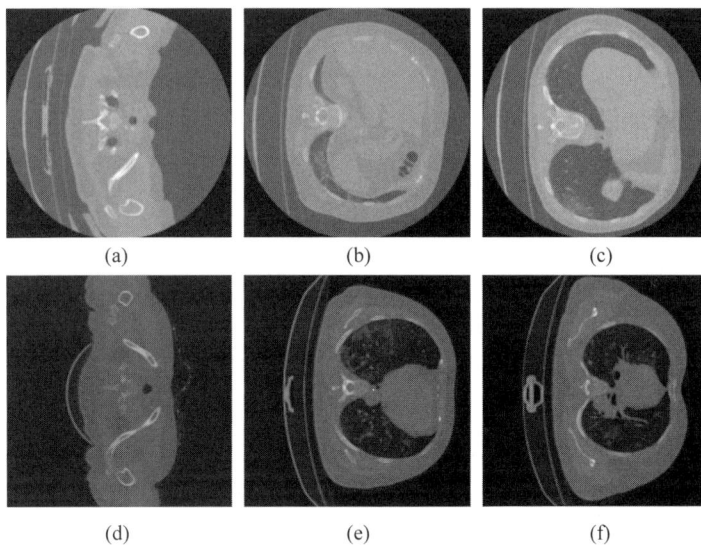

图 8-10　实验数据集图像

8.3.3　网络训练细节

实验共需要进行 2 组数据集的训练,即 LIDC-IDRI 肺结节和肺炎数据集。训练肺结节数据集时,超参数设置如下所示:输入的原始图像分辨率大小为 512×512 像素,之后会将图片压缩成 352×352 像素大小,并将图片中的每一个像素值归一化到[0,1]。实验中采用 Adam 优化算法作为网络训练的反向传播算法,其 Momentum 大小为 0.9。初始学习率设置为 1e-4,训练轮次数(epochs)为 100,每完成一个训练轮次需要耗时 8 分钟,每 50 个训练轮次学习率会缩小到 0.1,批数据大小设置为 18。在这个预训练阶段,将 80% 的肺结节

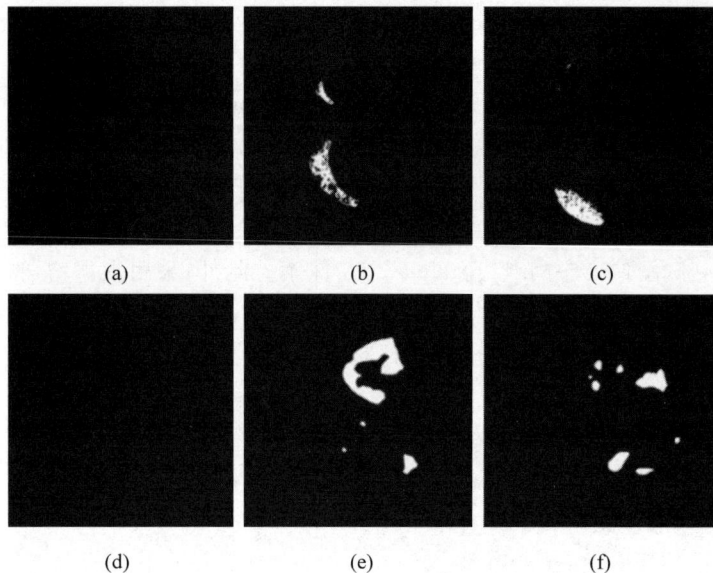

图 8-11　实验数据集标签图像

数据集用于训练,20％作为验证数据集,以搜索最佳的模型,用于后续的正式训练。

训练肺炎数据集时,其他超参数设置与预训练时基本一致,训练轮次数为 100,每完成一个训练轮次需要耗时 8 分钟,并且使用数据增强方法,如旋转、翻转、平移、改变亮度以及不同比率(0.75,1,1.25)的多尺度调整等。模型在训练过程中损失值的变化如图 8-12所示。可以发现,训练轮次为 60 时,模型损失值的值基本达到了收敛的状态。

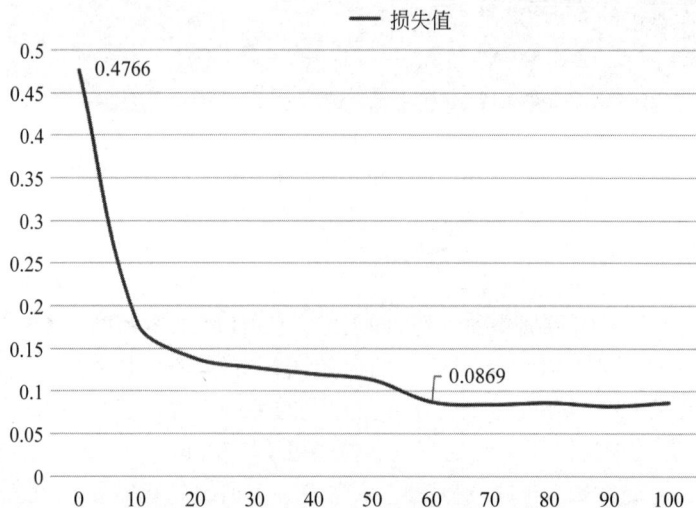

图 8-12　本章网络损失函数收敛过程折线图

8.4　实验结果与分析

8.4.1　图像分割性能评价指标

本章一共使用了 5 种被广泛采用的评价标准去衡量模型的性能,即 Dice 相似系数、灵敏度(sensitivity,Sen)、特异度(specificity,Spec)、阳性预测率(positive predictive value,PPV)、体素重叠误差(volumetric overlap error,VOE)。这些指标的具体含义和计算公式,详见第 2 章。

8.4.2　实验结果分析和对比

为验证本研究模型的有效性,我们将其与若干先进的深度学习模型比较,包括 U-Net、U-Net++、U2Net、U-Net3＋以及在医学图像分割领域性能卓越的 CE-Net。通过评估这些模型在肺部 CT 图像中分割肺炎感染组织的性能,本研究模型的优越性凸显。评价指标包括 Dice、SEN、SPE、PPV 及 VOE,结果显示本模型在所有指标上均优于对比模型。特别是在 Dice 系数上,本模型相较于性能最佳的 CE-Net 模型提高了 7.7%。此外,本模型在 SEN、SPE、PPV 指标上分别比 CE-Net 提高了 0.1033、0.0005、0.0634,VOE 错误率亦低于 CE-Net 3.2%。

图 8-13 以柱状图形式直观展现了各模型间的评价指标比较。图 8-14 则展示了各模型与本研究模型在肺部 CT 图像分割结果的对比。分析指出,在特定感染区域(如箭头

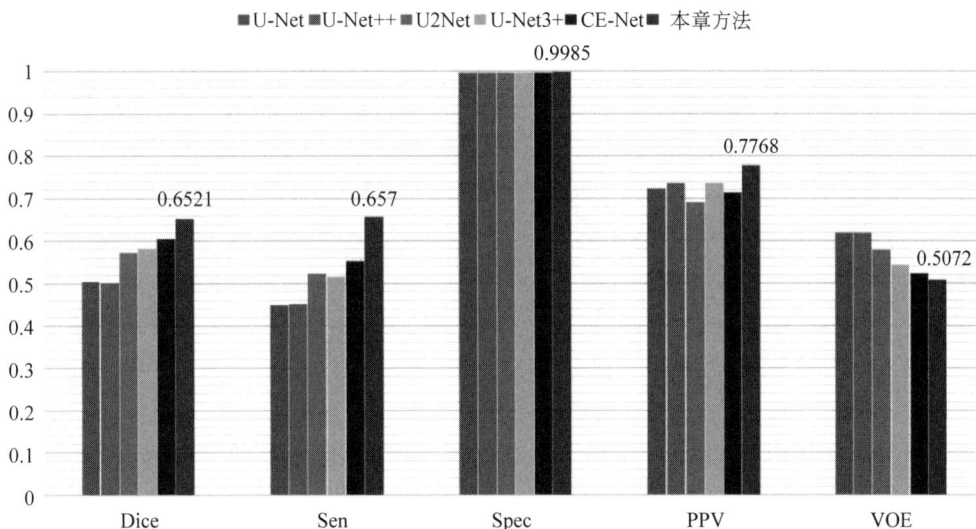

图 8-13　实验结果对比柱状图

1、2所示),本模型的分割结果最为全面且接近真实情况。在无感染组织的切片中,仅本模型未错误标注感染组织,显示出较低的假阳性率。尽管在某些复杂组织形态的准确分割上(如箭头4所示)本模型仍存在改进空间,但其整体性能明显优于比较组模型,尤其在细节捕捉和边缘处理上展现出较强的能力。表8-1证明了本研究提出的模型在肺部CT图像中分割感染组织的有效性和优势。

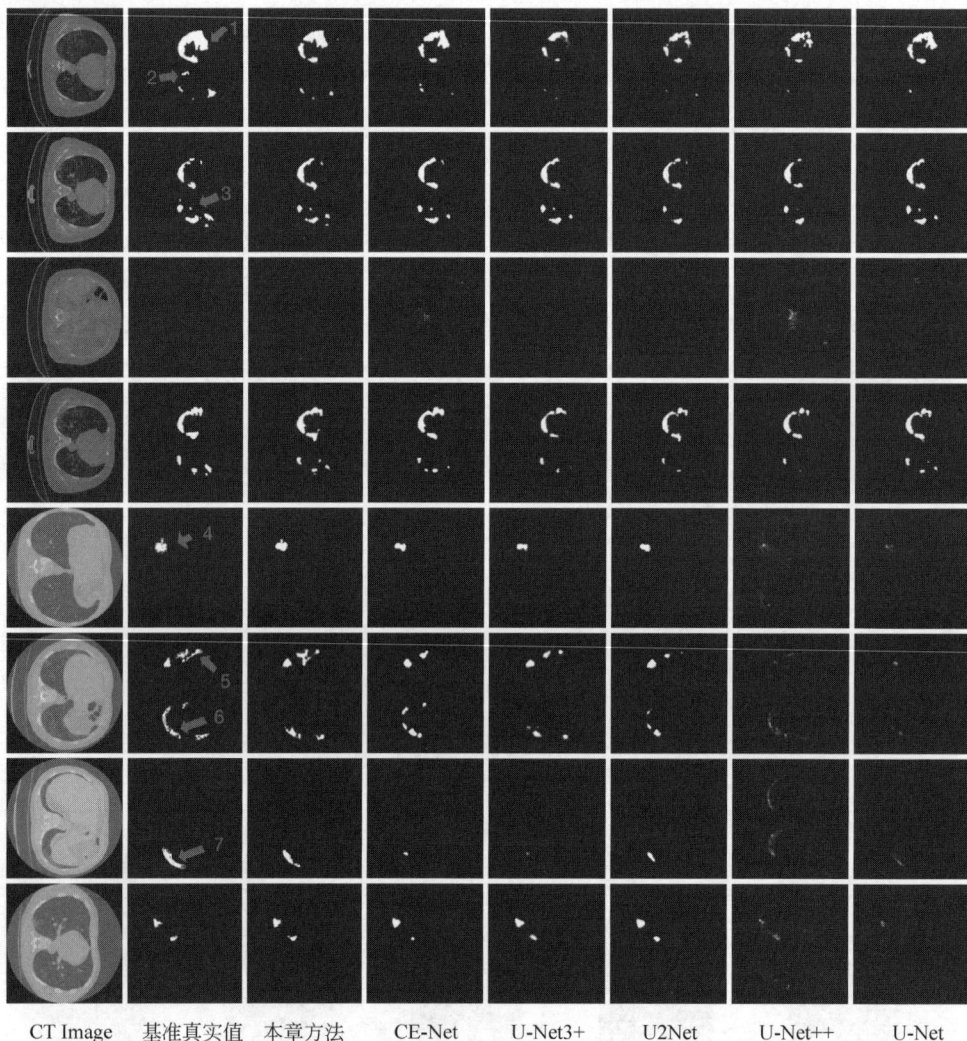

| CT Image | 基准真实值 | 本章方法 | CE-Net | U-Net3+ | U2Net | U-Net++ | U-Net |

图8-14　不同模型的病变组织分割结果(见彩图)

表 8-1　本章方法与其他网络模型的分割性能比较

方法/性能	Dice	Sen	Spec	PPV	VOE
U-Net	0.5044	0.4495	0.9973	0.7230	0.6201
U-Net++	0.5013	0.4503	0.9974	0.7351	0.6186
U2Net	0.5736	0.5233	0.9973	0.6913	0.5783
U-Net3	0.5814	0.5150	0.9981	0.7362	0.5432
CE-Net	0.6057	0.5531	0.9980	0.7134	0.5237
本章方法	0.6521	0.6570	0.9985	0.7768	0.5072

8.4.3　网络模块消融实验与分析

本章通过在同一个数据集中的消融实验去证实本章提出的 CDC 模块、PDA 模块以及 AMP 模块的有效性,还证实了在缺少标注数据的情况下引入迁移学习能够有效地提升模型的精确度。比较的基线模型是一种类似 U-Net 的网络结构,编码结构是带有 ECA 组件的 ResNet50 的前 4 层。

1. 连续的扩张卷积模块的对比实验

本章通过控制变量法验证了 CDC 模块的有效性。在对比实验中,考查了 U-Net、U-Net++、U2Net、基线模型(A)以及增加了 CDC 模块的基线模型(B)。实验结果如表 8-2 所示,引入 CDC 模块后,模型在所有评价指标上实现了全面提升,特别是 Dice 系数增加了 3.7%。基线模型(A)在大多数评价指标上优于 U-Net 和 U-Net++ 模型,但在除 PPV 外的指标上略逊于 U2Net。而 CDC 模块加持的模型(B)在除 SEN 指标外的其他指标上均优于 U2Net 模型。柱状图形式展示了这些对比实验结果,如图 8-15 所示,证明了通过连续应用扩张卷积以提取特征的策略能显著提升模型的准确性。这一结果强调了 CDC 模块在提高医学图像分割精度方面的重要性和效果。

表 8-2　CDC 模块消融实验评价指标对比

方法/性能	Dice	Sen	Spec	PPV
U-Net	0.5044	0.4495	0.9973	0.7230
U-Net++	0.5013	0.4503	0.9974	0.7351
U2Net	0.5736	0.5233	0.9973	0.6913
基线模型(A)	0.5613	0.5179	0.9973	0.7022
基线模型+CDC(B)	0.5824	0.5225	0.9974	0.7141

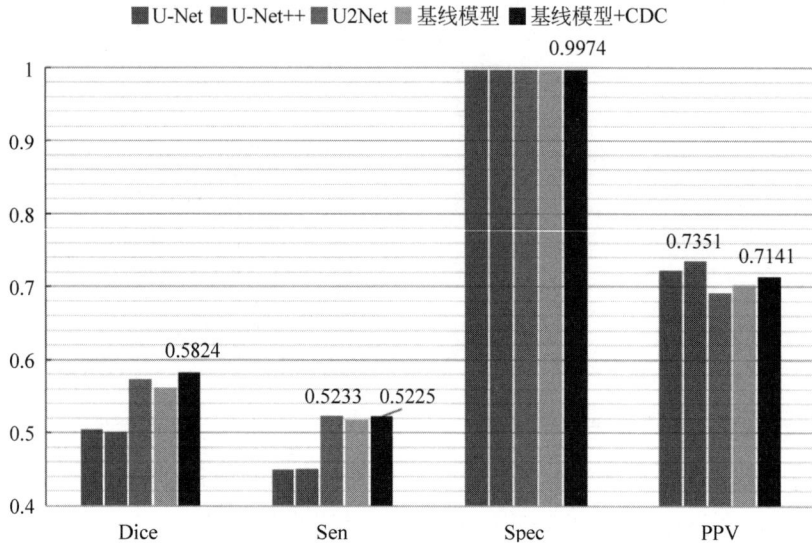

图 8-15 CDC 模块消融实验结果柱状图

2. AMP 模块的对比实验

在对 AMP 模块的对比实验上,采用了与 CDC 模块消融实验相同的方法。实验的对比结果如表 8-3 所示。可以发现,通过添加 AMP 模块,表中用(C)表示,相较于基线模型而言,在 Dice、SEN 以及 PPV 评价指标上都有一定提升。而相较于添加了 CDC 模块的基线模型而言,(C)模型中仅有 SEN 评价标准优于(B)模型。并且(C)模型中的 Dice 和 SEN 评价指标都优于 U-Net 和 U-Net++ 模型。(C)模型对比 U2Net 模型,虽然 Dice 低于 U2Net 模型,但是相较于基线模型也提升了 1.2%。图 8-16 展示了 AMP 模块对比实验结果的柱状图。虽然基线模型添加了 AMP 模块并没有在对比实验中取得最佳效果,但是在与基线模型的对比中还是有一定范围的提升。在后续不同模块间的组合实验中,AMP 模块的价值也会有所体现。

表 8-3 AMP 模块消融实验评价指标对比

方法/性能	Dice	Sen	Spec	PPV
U-Net	0.5044	0.4495	0.9973	0.7230
U-Net++	0.5013	0.4503	0.9974	0.7351
U2Net	0.5736	0.5233	0.9973	0.6913
基线模型(A)	0.5613	0.5179	0.9973	0.7022
基线模型+AMP(C)	0.5679	0.5244	0.9973	0.7133

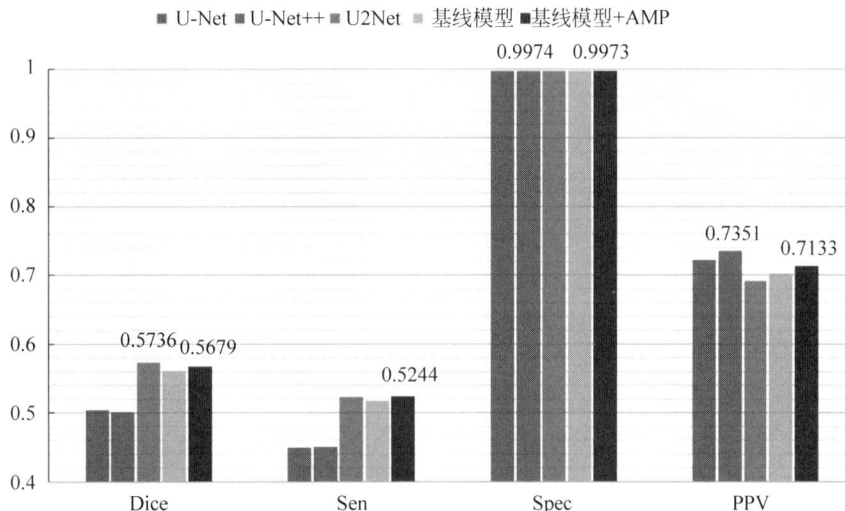

■ U-Net ■ U-Net++ ■ U2Net ■ 基线模型 ■基线模型+AMP

图 8-16　AMP 模块消融实验结果柱状图

3. 并行的双注意力模块的对比实验

表 8-4 展示了对并行的双注意力模块做消融实验时得到的实验结果。添加了并行的双注意力模块的基线模型用(D)表示,(D)模型的 Dice、Sen、Spec、PPV 全面优于添加单个 CDC 模块和 AMP 模块。图 8-17 是并行的双注意力模块的对比实验结果的柱状图。从上文可知,(B)和(C)模型在评价标准上并没有全面优于 U-Net、U-Net++以及 U2Net 模型,但是添加了并行的双注意力模块的基线模型除了在 PPV 评价标准上低于 U-Net++模型,其余的均优于它们。并且(D)模型中的 Dice 和 Sen 评价标准相较于基线模型是这 3个模块中最多的。在 Dice 评价标准中,(B)(C)(D)分别提升了 3.7%、1.2%及 6.5%。在Sen 评价标准中,(B)(C)(D)分别提升了 0.9%、1.2%及 17%。

表 8-4　并行的双注意力模型消融实验评价指标对比

方法/性能	Dice	Sen	Spec	PPV
U-Net	0.5044	0.4495	0.9973	0.7230
U-Net++	0.5013	0.4503	0.9974	0.7351
U2Net	0.5736	0.5233	0.9973	0.6913
基线模型(A)	0.5613	0.5179	0.9973	0.7022
基线模型＋PDA(D)	0.5978	0.6063	0.9980	0.7239

■ U-Net ■ U-Net++ ■ U2Net ■ 基线模型 ■ 基线模型+PDA

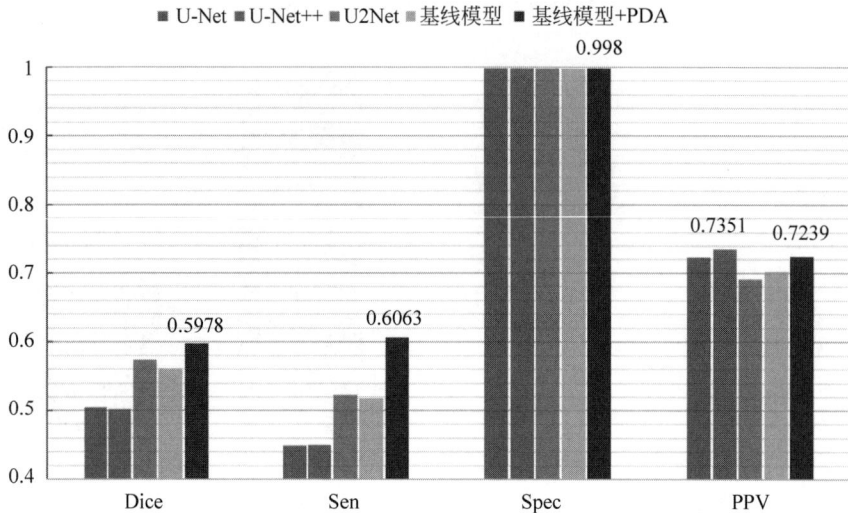

图 8-17　并行的双注意力模块消融实验结果柱状图

表 8-4 也验证了并行的双注意力模块能够在上采样上有效地提取更多有价值的信息。在肺部 CT 图像的分割中,能够尽可能地减少将病变组织误判为健康的组织,提高分割的准确性。

4. 不同模块组合的对比实验

表 8-5 展示了不同模块组合后的实验评价指标对比结果。可以发现任意两个模块组合的评价标准都优于仅在基线模型上添加单个模块。在添加两个模块的维度上比较,添加连续的 CDC 和 PDA 模块的效果是最佳的。上文提到,仅添加单个 AMP 模块在评价标准的提升上效果并不是很大,但是通过 AMP 模块与其他两个模块不同的组合可以看出,AMP 模块对于模型在分割精确度上的提升还是有利的。

很显然,3 个模块组合后的 Dice、Sen、Spec、PPV 评价标准对比上文中提到的U-Net、U-Net++、U2Net、U-Net3+以及 CE-Net 模型是全面胜出的。与对比模型中效果最好的 CE-Net 模型相比,Dice 提升了 3.8%,Sen 提升了 14%,Spec 增加了 0.0004,PPV 提升了 6%。

最后将迁移学习技术引入实验中,这个方法在所有对比实验中取得了最佳效果。相较于没有使用迁移学习技术,Dice 提升了 3.7%,SEN 提升了 4.1%,SPE 增加了 0.0001,PPV 提升了 2.7%。这也说明在缺少标注数据集的情况下,可以通过使用迁移学习的方式,让模型先在大量不同的数据集中学习有价值的特征信息,提升模型的分割性能。

表 8-5　不同模块组合实验评价指标对比

方法/性能	Dice	Sen	Spec	PPV
基线模型（A）	0.5613	0.5179	0.9973	0.7022
基线模型＋CDC（B）	0.5824	0.5225	0.9974	0.7141
基线模型＋AMP（C）	0.5679	0.5244	0.9973	0.7133
基线模型＋PDA（D）	0.5978	0.6063	0.9980	0.7239
基线模型＋CDC＋AMP	0.6022	0.6118	0.9980	0.7315
基线模型＋PDA＋AMP	0.6177	0.6196	0.9982	0.7365
基线模型＋PDA＋CDC	0.6207	0.6285	0.9982	0.7464
基线模型＋所有模块	0.6289	0.6310	0.9984	0.7563
本章模型＋迁移学习	0.6521	0.6570	0.9985	0.7768

8.5　本 章 小 结

深度学习技术的快速发展极大地推动了图像处理领域的进步,尤其是在医学图像分割任务中表现出卓越的能力。与自然图像相比,医学图像通常缺乏清晰的边界和丰富的色彩,对分割精度的要求极高,尤其是在疾病诊断和治疗中。肺部 CT 图像分割在肺部疾病的诊断和治疗中具有重要意义,特别是肺部 CT 图像分析对肺炎病人治疗的辅助作用不容忽视。本章研究聚焦于患者肺部 CT 图像中感染组织的分割,基于 U-Net 架构提出了一种融合连续扩张卷积和并行双注意力机制的网络结构,并采用迁移学习技术,以提高分割精度。通过与现有方法的对比实验,验证了所提方法的有效性。本章主要工作和贡献包括:①综述肺部 CT 图像分割的重要性及其挑战;②深入探究深度学习、注意力机制和迁移学习的理论基础;③创新性地设计了结合 CDC、PDA 和 AMP 模块的网络结构;④实施迁移学习,以克服标注数据缺乏的问题;⑤通过实验验证了本章方法在患者肺部 CT 图像分割任务中的有效性。

尽管本章研究方法在患者肺部 CT 图像感染组织的分割上取得了一定成效,但仍存在一些局限性和改进空间,具体包括:首先,实验数据集较小,仅包含 49 个病例的 3920 张图片作为训练集,以及 11 个病例的 710 张图片作为测试集。这限制了模型泛化能力的提升,未来工作需扩大带标注数据集规模。其次,尽管使用了先进的 RTX 2080Ti 显卡,但相较于专业深度学习训练显卡仍有差距,导致训练时间较长。此外,目前的研究聚焦于肺炎患者的肺部 CT 图像,未来可以探索模型在肺部 CT 图像不同部位分割的应用,拓展研究范围。最后,考虑将研究扩展至不同身体部位和医学成像类型,通过对方法的适当修改增强其适用性和价值。

第 9 章　基于 Transformer 和 U-Net 的 CT 图像分割方法

本章提出一种基于 Transformer 和 U-Net 的 CT 图像分割深度学习模型,用于对感染的 CT 病变进行精确分割。我们将 swin Transformer 和 CNN 结合到一个 U-Net 架构中,得到的模型既具有 CNN 的快速收敛性,又具有 swin Transformer 的强大表示能力。模型可以获取全局特征和多级局部特征,利用注意力机制从特征信息中提取关键信息,并将其与高级 CNN 特征图结合。在此基础上,引入迁移学习缓解标注数据稀缺的问题,并通过预训练提高模型的性能。通过大量的对比实验,表明提出的模型在 CT 图像的感染分割上具有较高的准确率,并且在 DSC、敏感性、特异性和阳性预测值(PPV)方面都优于当前先进的模型。

9.1　相关理论知识

9.1.1　注意力机制

受人类注意力机制启发,研究人员模仿并建模了人类视觉系统这一特性,提出并将注意力机制应用于计算机视觉领域。该机制因易于与基础模型集成并共同训练,且具备一定程度的可解释性,故在图像分类、目标检测和语义分割等视觉任务中广受欢迎,并取得显著成果。注意力分为自主性和非自主性两种类型,区别在于是否受到自主性提示的影响。自主性注意力是主动关注特定对象的过程,而非自主性注意力则由外部刺激引发。

1. 自注意力

自注意力计算给定的输入序列各个位置的数据之间彼此的影响力大小。注意力的计算在同一组序列的内部进行,所以叫作自注意力[151]。自注意力可以并行化计算,输入是一串向量序列,输出是另一串向量序列,它的每一个输出都包含了整个输入序列的信息。自注意力层可以像神经网络一样多次叠加使用。

自注意力的计算过程如图 9-1 所示。自注意力的计算首先假设输入的序列是 $S = [x^1, x^2, x^3, x^4]$,每一个输入向量先乘一个矩阵 W,得到嵌入矩阵 $I = [a^1, a^2, a^3, a^4]$。接着这个嵌入矩阵分别乘 3 个不同的变换矩阵 W^q, W^k, W^v,分别得到查询矩阵 $Q = [q^1, q^2, q^3, q^4]$、键矩阵 $K = [k^1, k^2, k^3, k^4]$ 和值矩阵 $V = [v^1, v^2, v^3, v^4]$,它们的每一列代表一个向量。接下来是键矩阵 $\boldsymbol{K}$ 和查询矩阵 $\boldsymbol{Q}$ 的注意力计算过程,是把键矩阵 $\boldsymbol{K}$ 转置,与查询矩阵 $\boldsymbol{Q}$ 做内积运算,得到了矩阵 $\boldsymbol{A}$。将矩阵 $\boldsymbol{A}$ 经注意力评分函数 Softmax 操作后得到 $\hat{\boldsymbol{A}}$。$\hat{\boldsymbol{A}}$ 再左乘值矩阵 $\boldsymbol{V}$ 得到输出序列 $\boldsymbol{O}=[b^1,b^2,b^3,b^4]$。

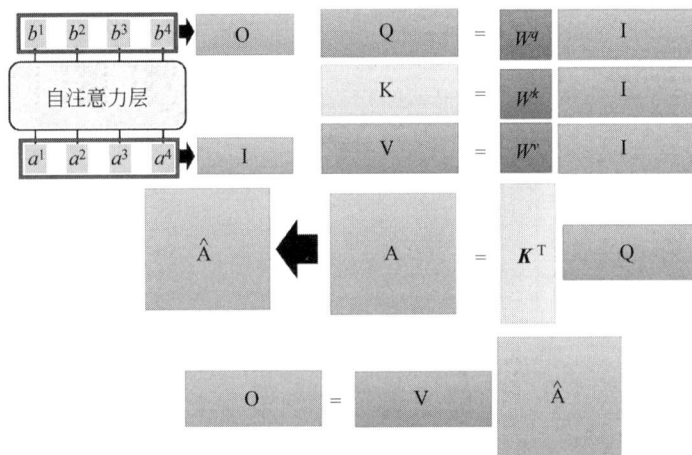

图 9-1　自注意力计算过程

以上整个过程可以表示为输入矩阵 $\boldsymbol{I}\in R^{d\times N}$ 分别乘 3 个不同的矩阵 $\boldsymbol{W}^q$、$\boldsymbol{W}^k$、$\boldsymbol{W}^v\in R^{d\times d}$,得到 3 个中间矩阵 $\boldsymbol{Q}$、$\boldsymbol{K}$、$\boldsymbol{V}\in R^{d\times N}$,它们的维度是相同的。把 $\boldsymbol{K}$ 转置之后,与 $\boldsymbol{Q}$ 相乘得到注意力矩阵 $\boldsymbol{A}\in R^{N\times N}$,代表每一个位置两两之间的注意力。为了保持梯度平稳,使用缩放因子 $\sqrt{d}$。再将它取 Softmax 操作,得到 $\hat{\boldsymbol{A}}\in R^{N\times N}$,最后将它左乘矩阵 $\boldsymbol{V}$,得到输出向量 $\boldsymbol{O}\in R^{d\times N}$。这些过程的数学表达为式(9-1)。

$$\boldsymbol{O}=\mathrm{Softmax}\left(\frac{\boldsymbol{Q}\boldsymbol{K}^{\mathrm{T}}}{\sqrt{d}}\right)\boldsymbol{V} \tag{9-1}$$

2. 通道注意力

深度神经网络通过卷积核从输入特征学习新特征图,从本质上说是进行空间及通道特征的融合。传统深度神经网络通常对所有通道的输入特征图进行直接融合,未能评估不同通道的重要性,导致结果易受非关键信息干扰。引入通道注意力机制允许网络主动识别各通道对任务的重要性,并相应调整权重,提升效率。Hu 等[152]在 SENet 中首次提出通道注意力机制,区别于传统深度卷积网络,通过挤压激励(squeeze and excitation,SE)模块,主动探索特征图各通道间的相互作用,实现根据任务贡献动态分配权重。

在 SE 模块中,通过执行挤压(squeeze)操作对输入特征图进行预处理,采用全局平均池化将通道上的整个特征图空间编码为单一的通道级全局特征。随后,激励(excitation)操作通过一系列处理学习全局特征中各通道间的依赖关系:先通过一个全连接层进行降维,再通过 ReLU 激活,后续通过另一个全连接层恢复维度,并通过 Sigmoid 函数计算每个通道的权重,最终输出特征图。该机制使网络专注于对任务贡献大的通道,优化了权重分配,增强了网络效率。SE 模块具有的通用性与低计算成本下的性能提升特性,使其易于与现有网络结合。尽管 SE 模块有效,但其引入的额外全连接层和激活函数增加了计算负担,且降维过程可能导致信息损失。针对这些局限,Wang 等[153]提出 ECA-Net,引入高效通道注意力(efficient channel attention,ECA)模块,如图 9-2 所示,通过一维卷积整合全局平均池化后的特征,解决信息损失问题,且 ECA 的一维卷积核大小自适应通道维度,实现轻量级跨通道交互,进一步提升了网络的处理效率和性能。

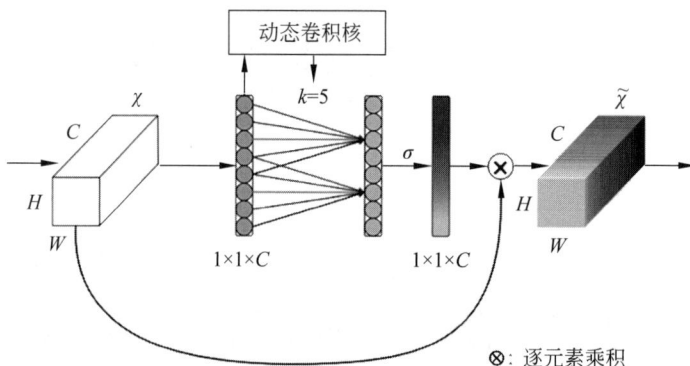

图 9-2　高效的通道注意力模块

3. 空间注意力

通道注意力机制提升了深度神经网络在通道特征融合方面的效率,类似地,空间注意力机制增强了对空间特征融合的效率。在计算机视觉领域,传统神经网络往往假设特征图中各个局部区域对任务的贡献相等,而空间注意力机制指出,平均分配注意力可能导致重要信息被忽视,强调无效信息。实际上,特征图中不同区域对任务的贡献程度是不同的,关注与任务密切相关的区域并赋予更高权重能够提升处理效率。

空间注意力机制在增强网络的空间不变性方面发挥了重要作用。具备空间不变性的网络能更准确地预测。虽然传统卷积神经网络通过池化层实现了一定的平移不变性,但面对超出池化层范围的输入平移,其无法保持空间不变性,显示出对大尺度空间变换的敏感性。空间变换网络(spatial transformer network,STN)引入了空间变换层,如图 9-3 所示,有效解决了这一问题,成为空间注意力机制应用的典型例证。

STN 包括 3 个关键组成部分:局部网络(localization network)、参数化网格采样(parameterized grid sampling)和差分图像采样(differentiable image sampling)。局部网络负责从输入特征图中学习并输出相应的空间变换矩阵。参数化网格采样模块,计算输

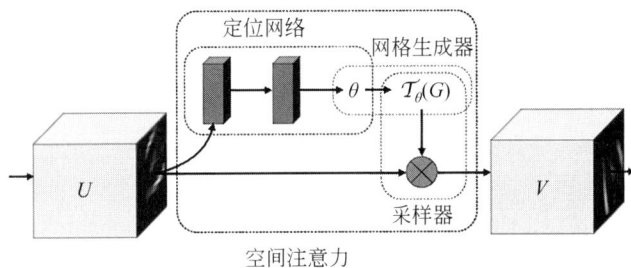

图 9-3　空间变换模块

出特征图的每个位置在输入特征图中的对应位置。差分图像采样模块根据这些对应位置进行像素填充,通常采用双线性插值,基于周围 4 个像素点进行填充,以生成最终的输出特征图。STN 的核心优势在于,其能够识别并适应输入特征图经历的旋转、缩放、裁剪等空间变换,确保输出特征图保持原始图像的空间一致性。通过集成到现有卷积网络中,STN 增强了网络的鲁棒性,并在一定程度上提升了数据的多样性。

9.1.2　swin Transformer

1. 总体架构

swin Transformer 为视觉任务设计了一种通用的 Transformer 架构,克服了直接从 NLP 领域迁移至计算机视觉(computer vision,CV)的挑战。这种挑战主要源于两方面:首先,NLP 与 CV 领域的数据形式和规模差异显著,NLP 任务处理的是一系列标准化的单词令牌(token),而 CV 任务中图像元素的规模变化极大;其次,CV 任务通常需要处理更高分辨率的数据,而在 CV 中应用 Transformer 时,其计算复杂度与图像尺寸的平方成正比,这在需要像素级预测的任务(如语义分割)中尤其成问题,导致过大的计算量。

为解决这些问题,swin Transformer 引入类似 CNN 的层次化结构,采用 4 个阶段逐步降低数据分辨率,组合使用多个补丁分割层、线性嵌入层、swin Transformer 块以及补丁合并层,如图 9-4 所示。这种设计使 swin Transformer 能够有效处理各种分辨率的图像,同时减少计算复杂度,为视觉任务提供了一种高效、通用的 Transformer 架构。

补丁分割层(patch partition)把原始图片划分为一个个图像补丁,作为后续处理过程的数据,方便进行自注意力计算。假如,输入的图片的通道数为 3,高度和宽度为 H 和 W,swin Transformer 首先把 $H \times W \times 3$ 的图片分割成一批分辨率为 $P \times P \times 3$ 的二维的图像补丁,其中 $P \times P$ 是补丁的大小,这些补丁可以看作是展平的二维的小块的序列,该序列一共有 $N = \dfrac{HW}{P^2}$ 个展平的二维图像补丁,每个补丁的维度是 $P^2 \times 3$。在 swin Transformer 中,P 的大小为 4,所以 $N = \dfrac{H}{4} \times \dfrac{W}{4}$。经过这一步的分块操作,一张空间分

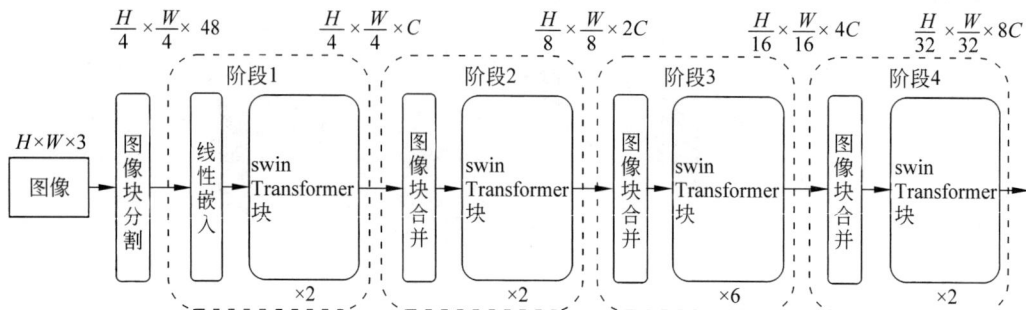

图 9-4　swin Transformer 网络架构

辨率为 $H \times W \times 3$ 的图片就变成了 $\frac{H}{4} \times \frac{W}{4}$ 个图片块,每个块是一个 48 维的令牌。线性嵌入层(linear embedding layer)对每个向量都做一个线性变换,变换后的维度为 C,这一步之后得到的张量维度是 $\frac{H}{4} \times \frac{W}{4} \times C$。在第一阶段中,这个张量输入 2 个连续的 swin Transformer 块中。第二阶段的输入是维度为 $\frac{H}{4} \times \frac{W}{4} \times C$ 的张量。从第二阶段到第四阶段,每个阶段的初始阶段都会先做一步补丁合并(patch merging)操作,目的是减少令牌数量,把相邻的 2×2 个令牌合并到一起,得到的令牌维度是 $4C$。补丁合并操作再通过一次线性变换把维度降为 $2C$。至此,维度是 $\frac{H}{4} \times \frac{W}{4} \times C$ 的张量经过补丁合并操作,变成了维度是 $\frac{H}{8} \times \frac{W}{8} \times 2C$ 的张量。每个阶段都会改变张量的维度,形成一种层次化的表征。因此,这种层次化的表征可以方便地替换为各种视觉任务的骨干网络。

2. swin Transformer 块

swin Transformer 区别于传统 Transformer 的多头自注意力(multi-head self-attention,MSA)模块,核心在于采用基于滑动窗口的方法构造自注意力机制。具体地,swin Transformer 块的设计包括层归一化(layer norm,LN)、MSA 模块、残差连接以及一个包含 ReLU 非线性激活函数的两层多层感知机(MLP)。在两个相继的 swin Transformer 块中,分别交替使用基于固定窗口的多头自注意力(window-based MSA,W-MSA)和基于滑动窗口的多头自注意力(shifted window-based MSA,SW-MSA)模块,如图 9-5 所示。

这种设计在连续的块中交替使用不同类型的窗口策略,使模型能够在保持计算效率的同时提高感受野,并促进信息在图像不同区域间的交流。通过这种窗口划分机制,swin

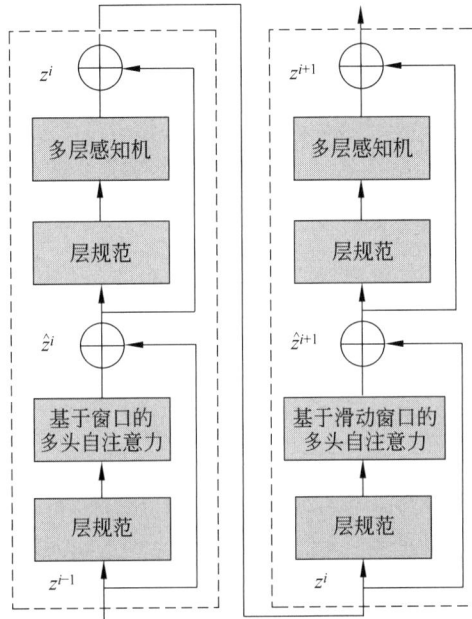

图 9-5　2 个连续的 swin Transformer 块

Transformer 能够在不显著增加计算负担的情况下有效处理高分辨率图像，并适应各种视觉任务的需求。这种方法的数学表达可通过特定公式（如式（9-2）～式（9-5））详细描述。

$$\hat{z}^i = \text{W-MSA}(\text{LN}(z^{i-1})) + z^{i-1} \qquad (9\text{-}2)$$

$$z^i = \text{MLP}(\text{LN}(\hat{z}^i)) + \hat{z}^i \qquad (9\text{-}3)$$

$$\hat{z}^{i+1} = \text{SW-MSA}(\text{LN}(z^i)) + z^i \qquad (9\text{-}4)$$

$$z^{i+1} = \text{MLP}(\text{LN}(\hat{z}^{i+1})) + \hat{z}^{i+1} \qquad (9\text{-}5)$$

其中，$\hat{z}^i$ 分别表示（S）W-MSA 模块的输出，z^i 表示第 i 个块的 MLP 模块的输出。自注意力的计算方法为式（9-6）。

$$\text{Attention}(\boldsymbol{Q},\boldsymbol{K},\boldsymbol{V}) = \text{Softmax}\left(\frac{\boldsymbol{Q}\boldsymbol{K}^{\text{T}}}{\sqrt{d}} + \boldsymbol{B}\right)\boldsymbol{V} \qquad (9\text{-}6)$$

其中，$\boldsymbol{Q},\boldsymbol{K},\boldsymbol{V} \in R^{M^2 \times d}$ 分别表示查询矩阵、键矩阵和值矩阵。M^2 表示窗口中的补丁数量，d 表示查询或键的维度。$\boldsymbol{B}$ 中的值取自偏置矩阵 $\hat{\boldsymbol{B}} \in R^{(2M-1) \times (2M+1)}$。

标准 ViT[154] 中的 MSA 采用全局自注意力机制，计算复杂度与序列长度成指数关系，应用于图像分割这种任务时计算量过大。而基于窗口的 MSA 在一个个窗口中计算自注意力。假设图像被分为 hw 个补丁，每个窗口包含 $M \times M$ 个切片补丁，则传统 MSA

和基于窗口的 MSA 的计算量分别为式(9-7)和式(9-8),窗口中的补丁数量远小于图片补丁的总数目,基于窗口的 MSA 与补丁数量呈线性关系。

$$O(\text{MSA}) = 4hwC^2 + 2(hw)^2C \tag{9-7}$$

$$O(\text{W-MSA}) = 4hwC^2 + 2M^2hwC \tag{9-8}$$

基于窗口的 MSA 虽然大幅节省了计算量,但是忽略了窗口之间的关系建模,不重叠的窗口之间缺乏信息交流,影响了模型的表示能力,基于滑动窗口的 MSA 模块解决了这个问题。第 5 章中图 5-6 所示,将前一层尺寸为 8×8 的特征图划分为 2×2 个补丁,每个补丁的尺寸是 4×4,然后将下一层的窗口移动位置,得到多个不重叠的窗口,在新的窗口中做自注意力计算,通过这种方式将上一层中相邻却不重合的窗口进行关系建模。

9.2　基于 Transformer 和 U-Net 的肺部 CT 图像分割方法

CNN 在处理长距离依赖关系方面存在内在局限,这限制了其在肺部 CT 图像肺炎病灶分割等医学应用中的效能。尽管基于全卷积神经网络(FCNN)的方法在此领域已取得不错成效,但分割精度尚未达到医学应用的高标准,且面临过拟合和欠分割的问题。传统的 ViT 计算量大且缺少 CNN 的某些归纳偏差能力,需要进行大量数据训练,以优化性能。swin Transformer 是一种基于 Transformer 的架构,能够获取层次化特征,且其计算复杂度与图像空间分辨率成倍数关系。swin Transformer 在多个视觉任务中展现了领先性能,证明了其在医学图像分割领域的应用前景。本研究提出了一种融合 swin Transformer 和 CNN 优势的方法,命名为 MCSTU-Net,旨在提高肺炎患者肺部感染组织分割的精度,应对肺部 CT 图像分割面临的挑战。

9.2.1　MCSTU-Net

本章介绍的 MCSTU-Net 采用 U 形网络结构如图 9-6 所示,包括编码器、解码器以及跳跃连接部分。编码器的残差网络块(RB)主要基于 ResNet-50 的前 4 个阶段构建。由于 Transformer 基模型依赖大规模预训练,以优化性能,故未将 swin Transformer 直接作为主干网络。跳跃连接中加入了融合 CNN 与 swin Transformer 的 MCST 模块,以增强特征提取与融合。解码器部分由 3 个集成了注意力机制的多重注意力融合(MAF)模块组成。

在训练流程中,图像首先经过编码器,其中 ResNet-50 通过其卷积和下采样层,按阶段提取不同层次的特征,它们展现多样的接受域。这些来自不同编码层的特征传递至 MCST 模块,后者综合不同计算策略,以获取广角度信息。跳跃连接旨在补偿下采样与计算中的信息损失,其中混合扩张卷积分支通过拓展感受野获取更深层次的上下文信息,而 swin Transformer 分支则负责捕获长距离依赖。这些融合后的特征由解码器进一步

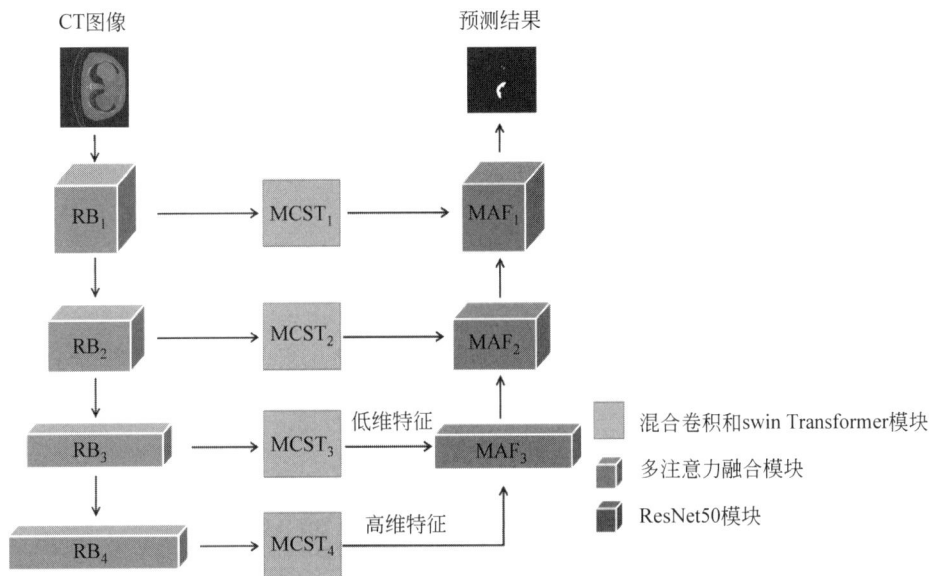

图 9-6　MCSTU-Net 网络结构图(见彩图)

处理,其中低级特征与高级特征根据其尺度被区分处理。MAF 模块接收不同尺度的特征,利用通道与空间注意力机制突显关键信息。下面详细阐述 MCST 模块和 MAF 模块的设计与作用。

9.2.2　融合 CNN 和 swin Transformer 模块

研究设计融合 CNN 与 swin Transformer 模块(MCST),旨在建模长距离依赖,并获取广阔感受野的局部信息,以实现特征信息的丰富融合。MCST 模块包含 3 个并行分支:混合扩张卷积分支、swin Transformer 分支以及跳跃连接分支,如图 9-7 所示。混合扩张卷积分支通过扩张卷积操作扩大感受野,而 swin Transformer 分支通过自注意力机制处理长距离依赖,共同促进特征信息的综合与丰富化,进一步提升特征表达能力。

MCST 模块的创新之处在于其有效结合了混合扩张卷积和 swin Transformer 的优势,不仅减少了计算复杂度和可训练参数量,而且扩展了感受野,并增强了对长距离依赖的建模能力。该模块结合了 CNN 的快速收敛特性和 Transformer 的强大表达能力。受到混合扩张卷积的启发,它应用具有不同扩张率的扩张卷积层,以扩大感受野,并丰富局部信息。在该模块中,每个分支的输入先通过一个 1×1 卷积层进行降维,以减半通道数,进而通过跳跃连接分支处理,实现高效的信息融合与传递。

混合扩张卷积分支借鉴了混合扩张卷积的概念,采用扩张卷积代替传统卷积,以扩大感受野,而无须增加计算量和时间。混合扩张卷积串联多个具有不同扩张率的扩张卷积

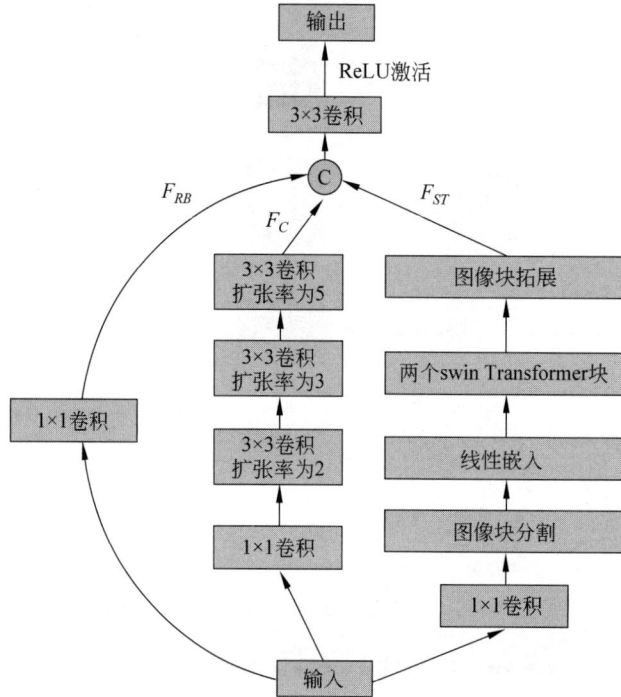

图 9-7　融合 CNN 和 swin Transformer 模块结构图(见彩图)

层,有效避免了单一扩张率扩张卷积层叠加可能引起的网格效应和信息丢失问题。

　　肺部病灶大小的巨大变异性要求扩张率的精确设计,以适应从微小病灶到覆盖整个肺部的病变。不适宜的扩张率过大可能降低模型性能,而扩张率过小则可能使扩张卷积退化为传统卷积。为了平衡这一需求,设计的卷积层扩张率选择避免了大于 1 的公约数,以保持有效的感受野扩展和信息获取。根据 384×384 像素输入图像的尺寸,本研究中扩张卷积层的扩张率依次设定为 2、3、5,所有使用的卷积核尺寸均为 3×3。这种设计不仅克服了潜在的网格效应,还优化了模型针对不同大小病灶的识别能力。

　　swin Transformer 分支具有强大的建模长距离关系的能力,用来提取不同区域间的联系。swin Transformer 分支的具体操作流程如下所述。该分支收到编码器输入的一个特征图像,先通过一个卷积层对它进行降维,得到 $x \in R^{H \times W \times C}$,然后用一个补丁分块层将一个输入的特征图像分割成不重叠的补丁,因为该分支的计算需要序列嵌入,补丁大小为 4×4。通过这种划分方法,每个补丁的特征维数变为 $4 \times 4 \times C = 16C$。因为数据的维数增加时,该分支的计算量会呈指数级增长,所以特征维数不能太大。通过一个线性嵌入层将原始特征投影到一个任意维数(表示为 V),在本模型的设置中,从上往下的 MCST 模块维数依次设置为 128、256、512、1024。将分辨率为 $H/4 \times W/4$ 的 V 维的标记化补丁输入两个连续的swin Transformer 块中进行表示学习,其中特征维数和分辨率保持不变。补丁扩展层会根据相邻维度的特征信息重新生成 4 倍分辨率上采样的映射图,然后将特征映射的分辨率恢复到输入分辨率。

　　将经过 3 个分支处理得到的 3 个空间分辨率相同的、含有不同关键信息的特征图连接起来,然后通过一个卷积核大小为 3×3 的卷积层(该卷积层是在不改变特征图空间分辨率的条件下,将通道数减少为原来的 1/3)最终输出含有丰富信息的特征图。

　　MCST 模块的数学表达式为式(9-9)。

$$\text{Output}_{\text{MCST}} = \text{ReLU}(\text{Conv}_{3\times3}(\text{Cat}(F_{RB}, F_C, F_{ST}))) \tag{9-9}$$

9.2.3　多重注意力融合模块

　　在解码器部分,每个 MAF 模块处理两个不同尺度的特征信息,如图 9-8 所示,将尺寸较小的定义为低级特征,而尺寸较大的定义为高级特征。为了精练这些特征,受到 CBAM 机制[155]的启发,设计了 MAF 模块,以实现更有效的特征融合。MAF 模块由通道注意力(CA)子模块和空间注意力(SA)子模块组成,如图 9-8 所示。这两个子模块通过串联结构相连,共同优化特征的融合过程。

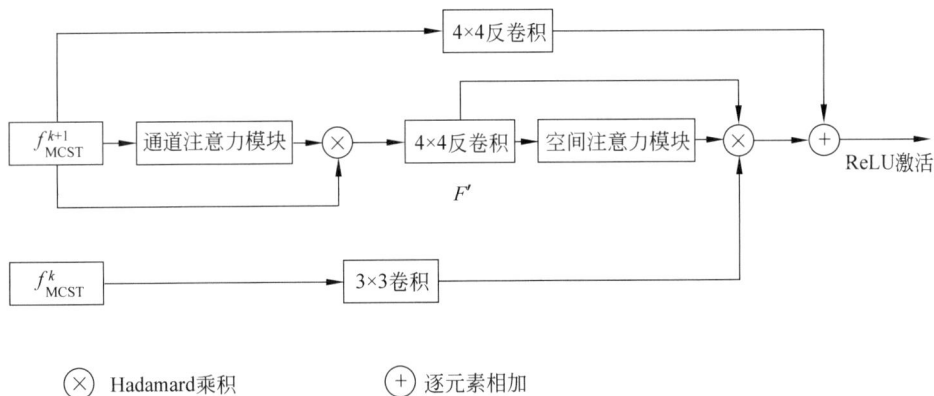

图 9-8　MAF 模块

　　MAF 模块的设计充分考虑了不同特征信息在通道和空间维度上的重要性,通过 CA 子模块关注不同通道上的特征重要性,而 SA 子模块则聚焦于空间维度上的重要区域。两种注意力机制的结合,通过平均池化和最大池化的方式加强了模型对于特征信息的提炼和融合能力。此设计方法不仅增强了特征间的相互作用,而且提高了解码器在特征重构和信息恢复中的效率,为精确的图像分割提供了强有力的支持。

　　如图 9-9 所示,MAF 模块的详细操作流程如下:相较于低级特征,高级特征 f_{MCST}^{k+1} 的通道数更多,高级特征 f_{MCST}^{k+1} 先经过一个通道注意力子组件推断出一维通道注意图 M_C,

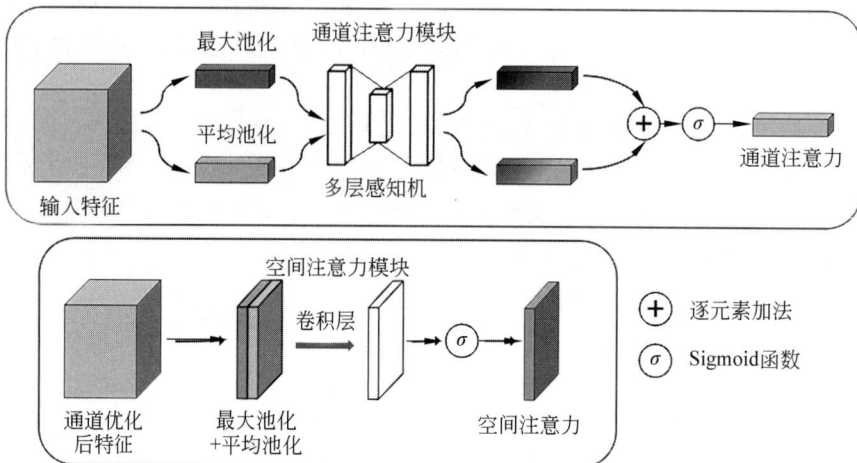

图 9-9　通道注意力子模块和空间注意力子模块示意图

然后高级特征 f_{MCST}^{k+1} 根据通道注意图 M_C 提取值得关注的特征，即高级特征 f_{MCST}^{k+1} 与通道注意图 M_C 执行元素乘法操作，得到的特征图经过反卷积操作得到的特征记为 F'，它的尺寸和低级特征 f_{MCST}^{k} 保持一致，F' 通过空间注意力子模块处理得到二维空间注意图 M_S。为了提取特征空间中的关键信息，特征 F' 与二维空间注意图 M_S 执行元素乘法得到新的特征，将这个新的特征与低级特征 f_{MCST}^{k} 执行哈达玛积操作，提取低级特征 f_{MCST}^{k} 中值得关注的信息。同时，初始高级特征 f_{MCST}^{k+1} 执行上采样操作，使其和低级特征 f_{MCST}^{k} 的尺寸保持一致，最后将它和经过注意力子模块处理后得到的特征图进行元素加法操作，使两个特征融合在一起，经过 ReLU 激活函数处理输出结果，作为低级 MAF 模块的输入。需要注意的是，本方法将计算过程中最后一个 MAF 模块输出的特征使用 1×1 卷积进行降维，得到通道为 1 的特征图，然后使用双线性插值法进行 4 倍的上采样操作，将特征图恢复到输入尺寸作为分割预测结果。MAF 模块的数学公式如下所示：

$$M_C = \sigma(\mathrm{MLP}(\mathrm{AvgPool}(f_{\mathrm{MCST}}^{k+1})) + \mathrm{MLP}(\mathrm{MaxPool}(f_{\mathrm{MCST}}^{k+1}))) \tag{9-10}$$

$$F' = \mathrm{Deconv}_{4\times4}(M_C * f_{\mathrm{MCST}}^{k+1}) \tag{9-11}$$

$$M_S = \sigma(\mathrm{Conv}_{3\times3}(\mathrm{Cat}(\mathrm{AvgPool}(F'), \mathrm{MaxPool}(F')))) \tag{9-12}$$

$$\mathrm{Output}_{\mathrm{MAF}}^{k} = \mathrm{ReLU}(M_S * F' * f_{\mathrm{MCST}}^{k} + \mathrm{Deconv}_{4\times4}(f_{\mathrm{MCST}}^{k+1})) \tag{9-13}$$

其中：

f_{MCST}^{k} 表示第 k 个 MCST 模块输出的特征，f_{MCST}^{k+1} 表示来自第 $k+1$ 个 MCST 模块的高级特征，$k \in \{1,2,3\}$。

$\mathrm{Deconv}_{4\times4}$ 表示卷积核为 4×4 的反卷积操作。

M_S 表示由 SA 子组件生成的一维通道注意图。

M_C 表示由 CA 子组件生成的二维空间注意图。

MLP(·)表示多层感知机。

AvgPool(·)和 MaxPool(·)分别表示平均池化和最大池化操作。

$Conv_{3\times3}$ 表示卷积层,它的下标表示卷积核的大小。

ReLU(·)表示 ReLU 激活函数。

Cat(·)表示拼接操作。

σ(·)表示 Sigmoid 激活函数。

∗ 表示哈达玛积操作。

9.3　神经网络训练

9.3.1　损失函数

在医学图像分割网络的实现中,选取恰当的网络架构,并对之进行训练,以优化权重,是至关重要的步骤,其中选择合适的损失函数成为确保模型性能的关键。尽管交叉熵损失和 Dice 损失及其变种和组合在分割任务中被广泛采用,但它们往往忽视了目标对象的高级特征或结构信息,如形状或拓扑结构,并且这些损失函数对所有类型的错误给予相同的惩罚力度,而不考虑错误的性质。

与自然场景图像相比医学图像具有特殊性,如对象的形状和外观变异较小。因此,使用不适当的损失函数可能导致预测模型在解剖学上出现异常错误,如器官边界附近的孔洞、空洞或较高的不准确性。选用恰当的损失函数不仅可以提升模型性能,还能加速模型的收敛过程。

特别地,Dice 损失基于 Dice 系数设计,解决实验数据中类别不平衡问题的灵活性更强。Dice 损失通过考虑预测和真实标签间的相似度有效平衡各类的贡献,从而优化模型在医学图像分割中的性能。数学定义如式(9-14)所示:

$$L_{Dice}(GT,P) = 1 - \frac{2\,|\,GT \bigcap P\,|}{GT + P} \tag{9-14}$$

其中 GT 是真实分割结果,P 是预测分割结果。

二值交叉熵(BCE)损失函数的损失曲线比较平滑,能够快速收敛,但它容易受到类不平衡问题的影响。Wei 等提出了一个 BCE 损失函数的变体,用来缓解实验数据中不同类别样本不平衡的问题[68]。

加权 BCE 损失函数定义如式(9-15)所示。

$$L_{BCE} = -\frac{\sum\limits_{i=1}^{H}\sum\limits_{j=1}^{W}(1+\alpha_{i,j})\sum\limits_{l=0}^{1}(g_{i,j}=l)\log Pr(p_{i,j}=l\mid\psi)}{\sum\limits_{i=1}^{H}\sum\limits_{j=1}^{W}(1+\alpha_{i,j})} \tag{9-15}$$

其中：

l 的值是 0 或 1,表示标签为阳性或阴性。

H 和 W 代表切片的宽度和高度。

$g_{i,j}$ 表示在图像像素值矩阵中 i 行 j 列处的真实值。

$p_{i,j}$ 表示在图像像素值矩阵中 i 行 j 列处的预测值。

ψ 代表模型中的参数。

$Pr(p_{i,j}=l)$ 是预测的概率。

$\alpha_{i,j}$ 表示对应的像素点权重。

本方法使用的损失函数被定义为 Dice 损失和加权 BCE 的加权和,数学定义如式(9-16)所示。

$$Loss = \frac{1}{2}L_{BCE} + \frac{1}{2}L_{Dice} \tag{9-16}$$

9.3.2 数据集

本章共使用 3 个数据集来训练模型：包含一个肺结节 CT 扫描图像数据集——LIDC-IDRI 数据集[150],两个肺炎患者肺部 CT 图像数据集——MosMedData 数据集和 Coronacases 数据集。这 3 个数据集与第 8 章使用的数据集相同,详细介绍见第 8 章。

9.3.3 迁移学习策略

在医学图像处理的深度学习应用中,迁移学习被认为是一种解决数据不足问题的有效手段,特别是在肺炎肺部 CT 图像分割任务中得到了广泛应用。迁移学习的核心理念是借鉴其他领域任务中获得的相关知识,并通过微调或预训练的策略将这些知识应用到当前的目标任务上。当前,使用诸如 ImageNet 这样的大型自然图像数据集训练出的基础网络模型,例如 ResNet[9] 和 VGGNet[135],将这些模型的训练参数迁移到医学图像处理任务中,已被证实能有效提升模型性能。迁移学习的成效往往与源域与目标域数据的相似度正相关,对于肺部 CT 图像分割,LIDC-IDRI 数据集因其与目标任务高度相关的特性而被认为是合适的预训练集选择。

图 9-10 展示了本研究采用的迁移学习策略,分为以下 3 个步骤。

首先,MCSTU-Net 模型的编码部分由 ResNet-50 网络的前 4 个残差块组成,该模型已经在 ImageNet 数据集上进行了预训练。在模型初始化阶段,通过加载 ResNet-50 的

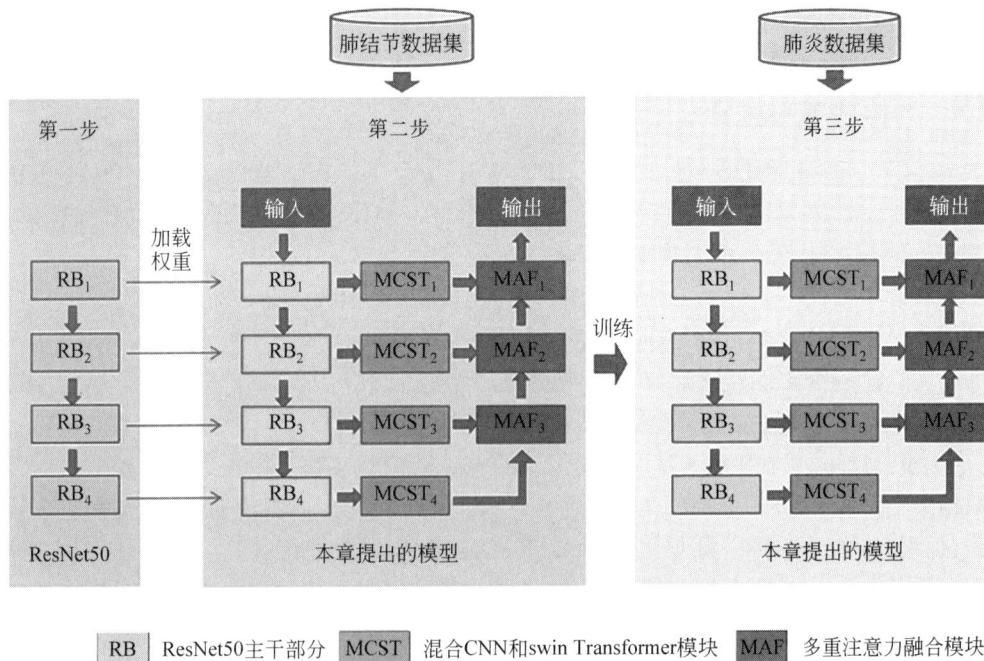

RB ResNet50主干部分　MCST 混合CNN和swin Transformer模块　MAF 多重注意力融合模块

图 9-10　迁移学习策略(见彩图)

前 4 个特征提取块的权重来初始化 MCSTU-Net 的编码器,此过程代表了模型级别的迁移学习。这一策略的优势在于简便性、节省预训练时间以及潜在的性能提升。

接下来,模型在肺结节数据集上进行预训练,并保存预训练的模型参数。鉴于 ImageNet 数据库中的图像主要为自然图像,与医学图像在边界对比度、类别平衡等方面有显著差异,特别是在 CT 图像分析中,肺炎的肺部病变与肺结节特征高度相似,故此阶段的数据级迁移学习旨在帮助模型从自然图像数据集平滑过渡到专门的肺炎数据集。

最终,加载经过数据级迁移学习阶段训练优化的模型参数,使用肺炎数据集对模型进行进一步训练,以完成针对具体任务的优化。

9.4　实验结果分析

9.4.1　性能评价指标

评估医学图像分割网络模型的性能时,常基于模型预测与实际标注之间的匹配程度。为了全面评估实验中的方法和模型性能,本研究采用 4 种常用的评价指标:DSC、灵敏度

（Sen）、特异性（Spec）和阳性预测值（PPV）。这些指标的具体含义和计算公式，详见第 2 章。

9.4.2　实验环境和设置

本实验中的软硬件配置如下。CPU 为 Intel Core i7-12700F，GPU 为 NVIDIA GeForce RTX3090，显存为 24GB，运行内存为 32GB，操作系统为 Windows 10，编程语言为 Python 3.7，深度学习框架为 PyTorch 2.0，CUDA 版本为 11.8。

本研究中的实验配置如下：初始图像输入分辨率设定为 384×384 像素。模型参数通过使用 Adam 优化器更新，其动量值设为 0.9。训练起始于学习率 0.0001，持续 100 个训练轮次，每 50 个训练轮次后学习率减少至原始值的 10%，即降至 0.00001。批大小设置为 36，补丁尺寸为 4×4。模型首先在肺结节数据集上进行预训练，此阶段 MCSTU-Net 的编码器加载了在 ImageNet 上预训练的 ResNet-50 参数。在预训练过程中，将肺结节数据集切分为训练集和验证集，比例为 8∶2，使用验证集寻找并保存最优模型参数。随后，模型在 Coronacases 数据集和 MosMedData 数据集上进行进一步训练，这两个阶段均从预训练的肺结节数据集参数开始，最终通过各自的测试集评估模型性能。图 9-11 所示为 Coronacases 数据集上模型训练过程中的损失曲线，展现了模型具有快速收敛的能力，整体曲线平滑。尽管在最初的 30 个训练轮次内波动稍显增大，随着训练的进行，波动幅度逐渐减小。在 MosMedData 数据集上的训练效果与此相似，显示出模型在不同数据集上具有稳定的训练性能。

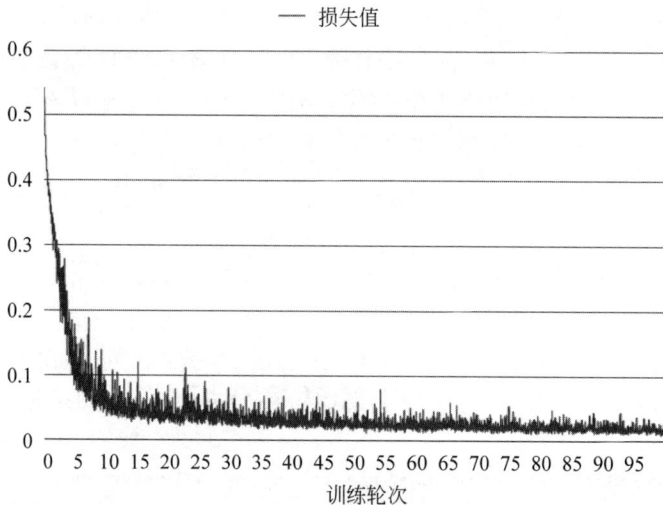

图 9-11　Coronacases 数据集上模型训练损失值

9.4.3　实验结果分析

为验证本研究方法的有效性,本章进行了广泛的实验研究,比较了 MCSTU-Net 与医学图像分割领域中若干经典与先进的深度学习模型,包括 U-Net、U-Net ++、CE-Net、nCovSegNet,以及基于 Transformer 的 3 种方法:TransUnet、Swin-Unet、CCAT-Net。特别地,nCovSegNet 与 CCAT-Net 均首次提出用于肺炎肺部 CT 图像的病灶分割,而其他模型也已被应用于该任务。考虑 Transformer 模型相较于 CNN 模型更难以收敛,Swin-Unet 的训练轮次延长至 150 个,且需加载预训练权重,以助于收敛。除特别说明的训练周期与权重初始化外,其他实验设置保持一致,确保了不同模型间的公平比较。

通过在两个数据集上的实验测试了模型的分割能力。表 9-1 展示了使用 MosMedData 数据集时本研究提出的 MCSTU-Net 在定量分割性能上的结果。图 9-12 直观展示了 MCSTU-Net 在所有评估指标上均超越其他模型,包括 DSC、Sen、Spec 及 PPV。与第二优模型 nCovSegNet 相比,MCSTU-Net 在 DSC 指标上提高了 1.61%,Sen 提升了 0.71%,Spec 增加了 0.09%,而 PPV 则提高了 0.8%。表 9-1 证明了 MCSTU-Net 在 MosMedData 数据集上的全面优势。

表 9-1　MosMedData 上的定量分割结果

方法/性能	DSC	Sen	Spec	PPV
U-Net	0.5547	0.4902	0.9899	0.7004
U-Net ++	0.5273	0.4389	0.9892	0.7112
CE-Net	0.6418	0.6056	0.9965	0.7589
nCovSegNet	0.6894	0.7283	0.9970	0.7836
TransUnet	0.6027	0.5782	0.9963	0.7455
Swin-Unet	0.5409	0.4823	0.9937	0.7278
CCAT-Net	0.6329	0.6118	0.9965	0.7680
本章方法	0.7055	0.7354	0.9979	0.7916

根据表 9-2 及图 9-13 的数据,在 Coronacases 数据集上,本章提出的 MCSTU-Net 在 DSC、Sen、Spec、PPV 四个评估指标上均展现出最佳性能。相较于性能排名第二的 nCovSegNet 模型,MCSTU-Net 在 DSC 指标上的提升达到了 2.57%,在 SEN 指标上领先了 1.71%,在 SPE 指标上超过了 0.19%,而在 PPV 指标上的增长为 0.81%。这一结果表明,MCSTU-Net 模型能够有效适应不同的肺部 CT 图像数据集,并且实现卓越的分割效果。

■ U-Net ■ U-Net++ ■ CE-Net ■ nCovSegNet ■ TransUnet ■ Swin-Unet ■ CCAI-Net ■ 本章方法

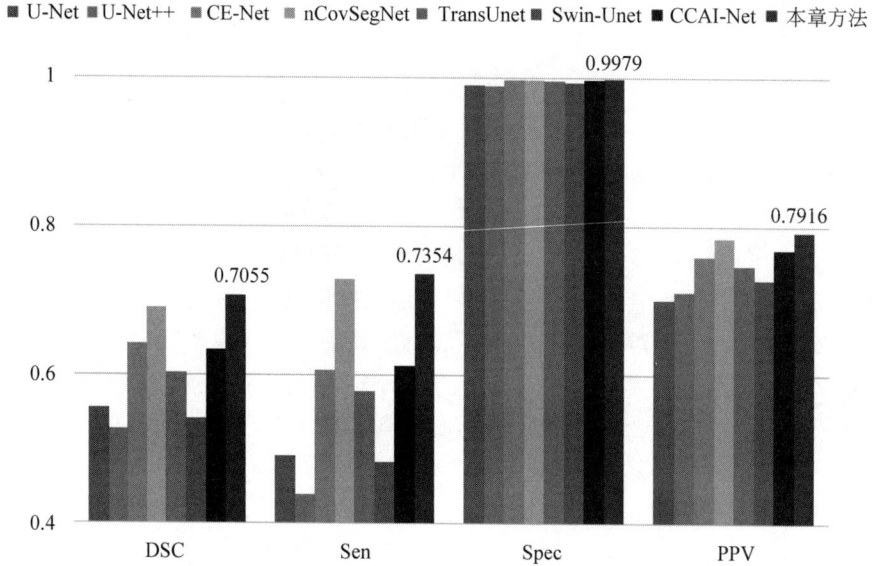

图 9-12　在 MosMedData 上评价指标柱状图

表 9-2　Coronacases 上的定量分割结果

方法/性能	DSC	Sen	Spec	PPV
U-Net	0.6263	0.6355	0.9704	0.7847
U-Net++	0.6281	0.6278	0.9713	0.7995
CE-Net	0.7294	0.7352	0.9868	0.8340
nCovSegNet	0.7615	0.7246	0.9873	0.8772
TransUnet	0.7119	0.7284	0.9855	0.8114
Swin-Unet	0.5527	0.5674	0.9745	0.7894
CCAT-Net	0.7485	0.7018	0.9869	0.8469
本章方法	0.7872	0.7523	0.9892	0.8853

　　表 9-1 和表 9-2 的比较显示,模型在两个不同数据集上的表现存在显著差异。相对于 Coronacases 数据集,模型在 MosMedData 数据集上的分割效果较差,其中 MCSTU-Net 在 DSC 指标上的差异达到了 8.17%。这种差异可能源于 MosMedData 数据集的注释标准不一致,不同医学专家的经验差异导致了模型学习的困难。尽管两个数据集的 SPE 指标均较高,但图 9-14 和图 9-15 的视觉比较揭示了高 SPE 值主要由正常组织在切片中占比较大导致。考虑实际医疗环境中 CT 切片的使用方式,测试集中未包含局部切

■ U-Net ■ U-Net++ ■ CE-Net ■ nCovSegNet ■ TransUnet ■ Swin-Unet ■ CCAI-Net ■ 本章方法

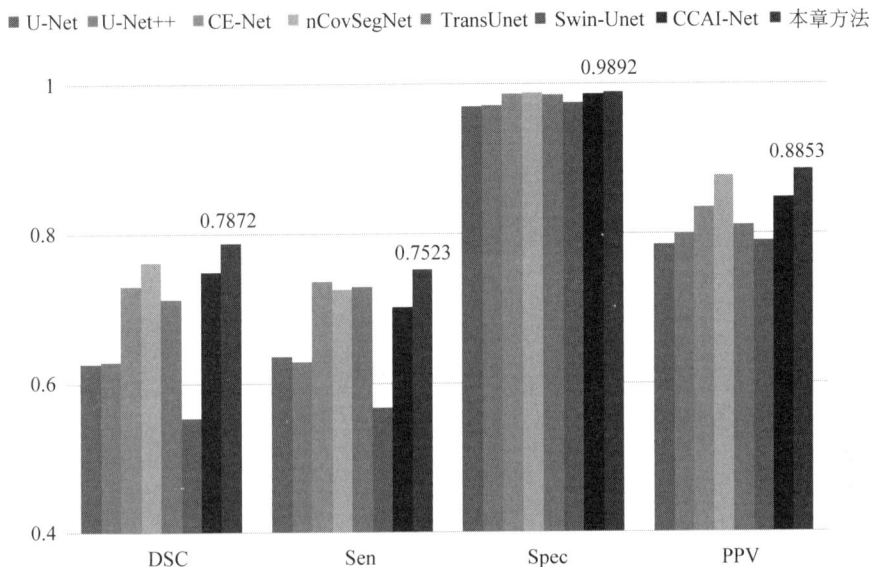

图 9-13　在 Coronacases 上评价指标柱状图

片,仅展示了肺部区域。此外,完全基于 Transformer 的模型,如 Swin-Unet 在缺少大量训练数据的情况下表现不佳。与其他模型相比,MCSTU-Net 在感染区域的识别、形状、位置准确性以及对小面积感染的敏感性上表现最佳,显示出对肺部感染分割任务的高准确性和敏感性。

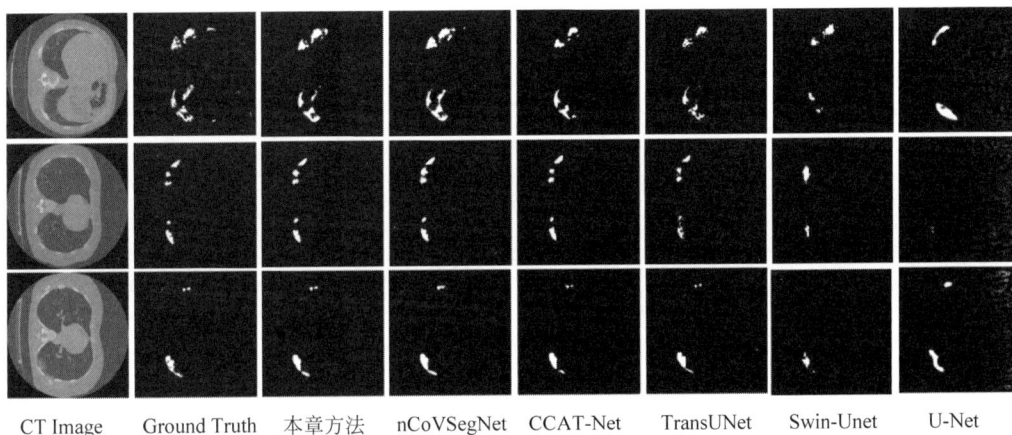

CT Image　Ground Truth　本章方法　nCoVSegNet　CCAT-Net　TransUNet　Swin-Unet　U-Net

图 9-14　在 MosMedData 上对不同方法分割结果的比较

为探究模型在不同数据集上表现差异的原因并测试其泛化能力,本研究在 Coronacases 数据集上测试了使用 MosMedData 数据集训练的模型。实验结果如表 9-3

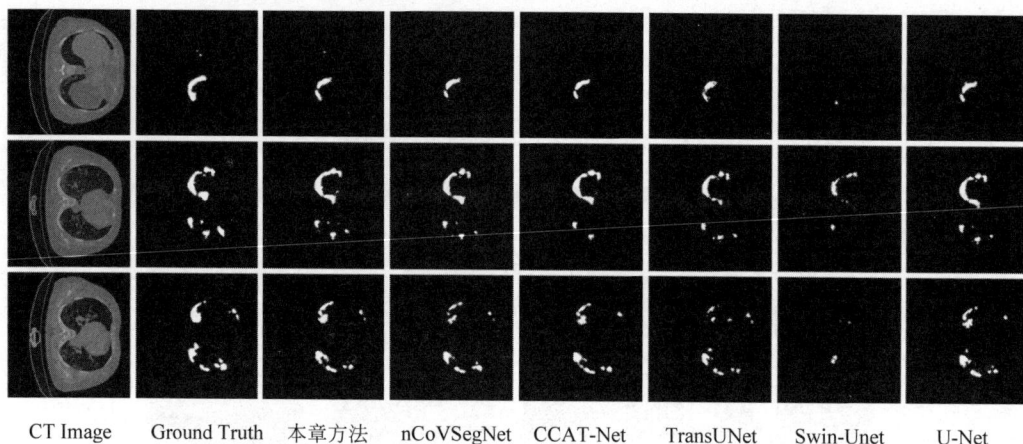

CT Image   Ground Truth   本章方法   nCoVSegNet   CCAT-Net   TransUNet   Swin-Unet   U-Net

图 9-15　在 Coronacases 上对不同方法分割结果的比较

所示,进一步通过图 9-16 对模型在未见过的数据集上的性能进行直观展示。本研究发现,在 DSC、Sen、PPV 指标上,本章提出的方法均获得了最优结果,其中 DSC 指标比次优模型高出 0.92%,Sen 指标提高了 1.61%,而在 Spec 指标上略低于 nCovSegNet 模型 0.06%。尽管 nCovSegNet 在 Spec 上略胜一筹,但 DSC 作为分割性能的关键评价指标,本章方法相较于其在原数据集上的测试结果低了 23.78%。

表 9-3　非同源测试集上的定量分割结果

方法/性能	DSC	Sen	Spec	PPV
U-Net	0.3728	0.4198	0.9889	0.4220
U-Net++	0.3699	0.4224	0.9886	0.3983
CE-Net	0.3953	0.4172	0.9908	0.4321
nCovSegNet	0.4585	0.4891	0.9993	0.6277
TransUnet	0.4223	0.3929	0.9930	0.5733
CCAT-Net	0.4161	0.4467	0.9989	0.6015
本章方法	0.4677	0.5052	0.9987	0.6535

图 9-17 的视觉比较揭示了不同模型的分割效果,在 Coronacases 数据集上测试了使用 MosMedData 数据集训练的模型,尤其是本章方法在处理未见数据集时的性能。针对出现的性能下降现象,本研究分析了可能的原因:首先是训练数据集的规模较小,仅包含 2066 张切片,面对肺炎肺部 CT 图像的多样性,模型出现了欠拟合现象。其次,MosMedData 和 Coronacases 数据集之间存在明显差异,如成像设备和医学专家的标注

■ U-Net ■ U-Net++ ■ CE-Net ■ nCovSegNet ■ TransUnet ■ CCAT-Net ■ 本章方法

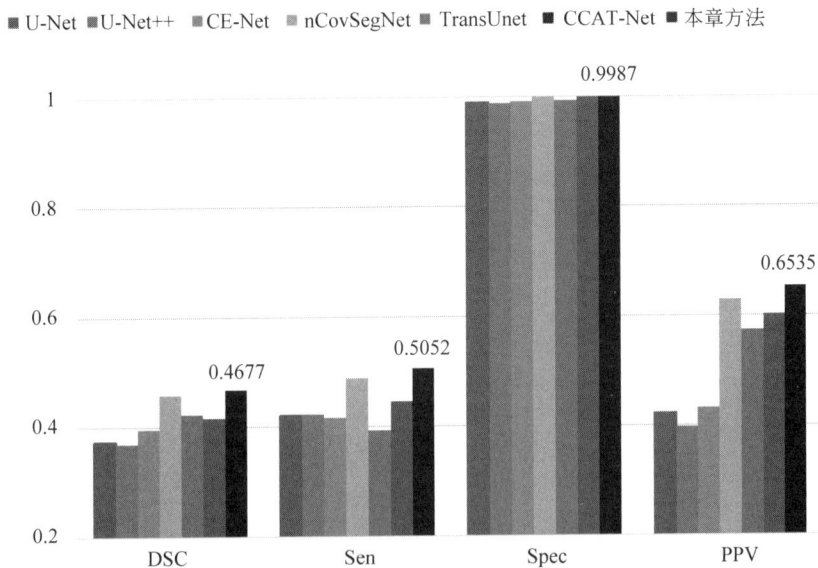

图 9-16　非同源测试集评价指标柱状图

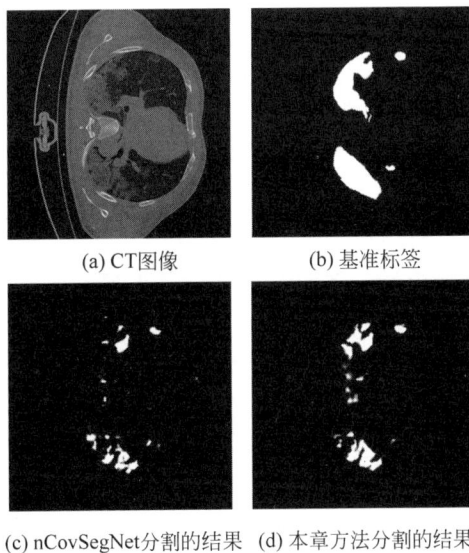

(a) CT图像　　　　　(b) 基准标签

(c) nCovSegNet分割的结果　(d) 本章方法分割的结果

图 9-17　不同模型的分割结果比较

差异。MosMedData 数据集的标注更为精细,仅标注明显的病变区域,导致了非连续的标记区域;相反,Coronacases 数据集的病变区域标注较为连续,即使是轻微的病变也被标记。这些差异导致模型在处理不同数据集时效果不同,尤其是当模型基于 MosMedData

数据集训练时,其分割标准倾向于该数据集的精细标注风格。

9.4.4 消融实验

本研究进行了消融实验,以评估 MCSTU-Net 中 MCST(融合 CNN 和 swin Transformer)模块和 MAF(多尺度注意力融合)模块的贡献,如表 9-4 所示。采用以 ResNet-50 为编码器,并加载 ImageNet 预训练权重的 U-Net 作为基线进行比较。实验 专注于 Coronacases 数据集以简化流程。结果表明,单独引入 MCST 或 MAF 模块均能 增强基线模型的性能,而结合使用两者则带来更显著的性能提升。

表 9-4　消融实验的定量结果

基线模型	MCST	MAF	DSC	Sen	Spec	PPV
√			0.6859	0.5726	0.9959	0.7394
√	√		0.7295	0.6057	0.9964	0.7523
√		√	0.7318	0.5986	0.9864	0.7537
√	√	√	0.7582	0.7432	0.9871	0.8419

为验证迁移学习在提升所提出深度学习模型性能方面的有效性,本研究设计了 3 种 不同策略的比较实验:不使用迁移学习、单阶段迁移学习(仅加载 ResNet-50 的预训练权 重),以及两阶段迁移学习(首先加载 ResNet-50 的预训练权重,随后在肺结节数据集上进 一步预训练模型)。实验结果表明,如表 9-5 所示,通过单阶段迁移学习,MCSTU-Net 在 各评价指标上均实现了提升;而在执行两阶段迁移学习后,模型在 DSC 指标上增加了 2.53%,PPV 指标增长了 2.97%,SPE 指标提升了 0.08%,SEN 指标增加了 4.22%。这 些结果证实了迁移学习能够有效地增强 MCSTU-Net 的性能。

表 9-5　不同迁移学习的定量比较

迁移学习策略	DSC	Sen	Spec	PPV
无	0.7256	0.7063	0.9864	0.7606
单阶段迁移学习	0.7582	0.7432	0.9871	0.8419
两阶段迁移学习	0.7872	0.7523	0.9892	0.8853

MCST 模块通过 swin Transformer 分支促使网络捕捉长距离的特征信息,对于识别 大尺度病变组织特别有效。MAF 模块则通过全局信息的更优利用动态地确定特征提取 过程中的激活区域,这有助于强调关键特征,同时抑制不相关信息,从而优化分割结果。 综合 MCST 和 MAF 模块,如表 9-5 所示,本章提出的 MCSTU-Net 展现了卓越的分割

性能。

9.5　本　章　小　结

医学图像分割旨在将图像中的器官或组织划分为适用于特定医疗应用的区域,是医学图像分析中的关键步骤。针对肺炎患者的肺部 CT 图像分割,面临的主要挑战包括标注数据集缺乏、感染与健康组织边界模糊、感染组织尺寸多变和类别不平衡等。本研究提出了一种结合 Transformer 和 U-Net 的肺部 CT 图像分割方法,旨在自动识别和分割出肺部 CT 图像中的肺炎感染组织,本章的主要工作如下。

(1) 设计了基于 Transformer 和 U-Net 的创新肺部 CT 图像分割网络模型,通过大量实验验证了其有效性。该方法采用了数据增强和迁移学习策略,以缓解数据集不足的问题。

(2) 提出了一种融合 CNN 和 swin Transformer 模块的方案,以应对感染组织尺寸变化大的问题。此方案结合了扩张卷积和 Transformer 的计算优势,旨在提升模型的特征提取能力,同时保持计算效率。

(3) 针对感染和健康组织边界不明显的问题,设计了一种 MAF 模块,通过通道和空间注意力机制加强特征表达,并整合不同层级的编码器特征。

本研究的成果展示了深度学习在医学图像分割领域的潜力,特别是在处理肺炎等肺部疾病的诊断和评估中的应用价值。

参 考 文 献

[1] Diwakar M,Kumar M. A review on CT image noise and its denoising[J]. Biomedical Signal Processing and Control,2018(42): 73-88.

[2] Boas F E,Fleischmann D. CT artifacts: Causes and reduction techniques[J]. Imaging Med,2012,4 (2): 229-240.

[3] LeCun Y,Bengio Y,Hinton G. Deep learning[J]. Nature,2015,521(7553): 436-444.

[4] Kang E,Min J,Ye J C. A deep convolutional neural network using directional wavelets for low-dose X-ray CT reconstruction[J]. Medical Physics,2017,44(10): e360-e375.

[5] Zhang K,Zuo W,Chen Y,et al. Beyond a Gaussian denoiser: Residual learning of deep CNN for image denoising[J]. IEEE Transactions on Image Processing,2017,26(7): 3142-3155.

[6] Chen H,Zhang Y,Zhang W,et al. Low-dose CT via convolutional neural network[J]. Biomedical Optics Express,2017,8(2): 679-694.

[7] Gou S,Liu W,Jiao C,et al. Gradient regularized convolutional neural networks for low-dose CT image enhancement[J]. Physics in Medicine & Biology,2019,64(16): 165017.

[8] Singh P,Diwakar M,Gupta R,et al. A Method Noise-Based Convolutional Neural Network Technique for CT Image Denoising[J]. Electronics,2022,11(21): 3535.

[9] He K,Zhang X,Ren S,et al. Deep residual learning for image recognition[C]//Proceedings of the IEEE Conference on Computer Vision and Pattern Recognition,2016: 770-778.

[10] Ataei S,Alirezaie J,Babyn P. Cascaded convolutional neural networks with perceptual loss for low dose CT denoising[C]//2020 International Joint Conference on Neural Networks (IJCNN). IEEE,2020: 1-5.

[11] Yang W,Zhang H,Yang J,et al. Improving low-dose CT image using residual convolutional network[J]. IEEE Access,2017(5): 24698-24705.

[12] Yin X,Zhao Q,Liu J,et al. Domain progressive 3D residual convolution network to improve low-dose CT imaging[J]. IEEE Transactions on Medical Imaging,2019,38(12): 2903-2913.

[13] Huang G,Liu Z,Van Der Maaten L,et al. Densely connected convolutional networks[C]//Proceedings of the IEEE Conference on Computer Vision and Pattern Recognition, 2017: 4700-4708.

[14] Gholizadeh-Ansari M,Alirezaie J,Babyn P. Low-dose CT denoising with dilated residual network [C]//2018 40th Annual International Conference of the IEEE Engineering in Medicine and Biology Society (EMBC). IEEE,2018: 5117-5120.

[15] Ming J,Yi B,Zhang Y,et al. Low-dose CT image denoising using classification densely connected residual network[J]. KSII Transactions on Internet and Information Systems (TIIS),2020,14 (6): 2480-2496.

[16] Liang T,Jin Y,Li Y,et al. EDCNN: Edge enhancement-based densely connected network with

compound loss for low-dose ct denoising[C]//2020 15th IEEE International Conference on Signal Processing (ICSP). IEEE,2020(1): 193-198.

[17] Yang S,Pu Q,Lei C,et al. Low-dose CT denoising with a high-level feature refinement and dynamic convolution network[J]. Medical Physics,2023,50(6): 3597-3611.

[18] Chen Y,Dai X,Liu M,et al. Dynamic convolution: Attention over convolution kernels[C]//Proceedings of the IEEE/CVF Conference on Computer Vision and Pattern Recognition,2020: 11030-11039.

[19] Yu F,Koltun V. Multi-scale context aggregation by dilated convolutions[J]. arXiv preprint arXiv: 1511.07122,2015.

[20] Gholizadeh-Ansari M,Alirezaie J,Babyn P. Deep learning for low-dose CT denoising using perceptual loss and edge detection layer[J]. Journal of Digital Imaging,2020,33(2): 504-515.

[21] Jiang X, Jin Y, Yao Y. Low-dose CT lung images denoising based on multiscale parallel convolution neural network[J]. The Visual Computer,2021,37(8): 2419-2431.

[22] Wu D,Kim K,Fakhri G E,et al. A cascaded convolutional neural network for X-ray low-dose CT image denoising[J]. arXiv preprint arXiv:1705.04267,2017.

[23] Chen H,Zhang Y,Kalra M K,et al. Low-dose CT with a residual encoder-decoder convolutional neural network[J]. IEEE Transactions on Medical Imaging,2017,36(12): 2524-2535.

[24] Fan F,Shan H,Kalra M K,et al. Quadratic autoencoder (Q-AE) for low-dose CT denoising[J]. IEEE Transactions on Medical Imaging,2019,39(6): 2035-2050.

[25] Zamyatin A A, Yu L, Rozas D. 3D residual convolutional neural network for low dose CT denoising[C]//Medical Imaging 2022: Physics of Medical Imaging. SPIE,2022,12031: 634-645.

[26] Han Z,Shangguan H,Zhang X,et al. A Dual-Encoder-Single-Decoder Based Low-dose CT Denoising Network[J]. IEEE Journal of Biomedical and Health Informatics,2022,26(7): 3251-3260.

[27] Ronneberger O,Fischer P,Brox T. U-net: Convolutional networks for biomedical image segmentation[C]//Medical Image Computing and Computer-Assisted Intervention-MICCAI 2015: 18th International Conference, Munich, Germany, October 5-9,2015, Proceedings, Part Ⅲ 18. Springer International Publishing,2015: 234-241.

[28] Siddique N,Paheding S,Elkin C P,et al. U-net and its variants for medical image segmentation: A review of theory and applications[J]. IEEE Access,2021(9): 82031-82057.

[29] Cheslerean-Boghiu T,Hofmann F C,Schultheiß M,et al. WNet: A data-driven dual-domain denoising model for sparse-view computed tomography with a trainable reconstruction layer[J]. arXiv preprint arXiv:2207.00400,2022.

[30] Wang J,Tang Y,Wu Z,et al. Domain-adaptive denoising network for low-dose CT via noise estimation and transfer learning[J]. Medical Physics,2023,50(1): 74-88.

[31] Park T,Liu M Y,Wang T C,et al. Semantic image synthesis with spatially-adaptive normalization [C]//Proceedings of the IEEE/CVF Conference on Computer Vision and Pattern Recognition, 2019: 2337-2346.

[32] Yang L, Shang G H, Zhang X, et al. High-frequency sensitive generative adversarial network for low-dose CT image denoising[J]. IEEE Access, 2019(8): 930-943.

[33] Huang Z, Zhang J, Zhang Y, et al. DU-GAN: Generative adversarial networks with dual-domain U-Net-based discriminators for low-dose CT denoising[J]. IEEE Transactions on Instrumentation and Measurement, 2022(71): 1-12.

[34] Goodfellow I, Pouget-Abadie J, Mirza M, et al. Generative adversarial networks[J]. Communications of the ACM, 2020, 63(11): 139-144.

[35] Wolterink J M, Leiner T, Viergever M A, et al. Generative adversarial networks for noise reduction in low-dose CT[J]. IEEE Transactions on Medical Imaging, 2017, 36(12): 2536-2545.

[36] You C, Yang Q, Shan H, et al. Structurally-sensitive multi-scale deep neural network for low-dose CT denoising[J]. IEEE Access, 2018(6): 41839-41855.

[37] Yi X, Babyn P. Sharpness-aware low-dose CT denoising using conditional generative adversarial network[J]. Journal of Digital Imaging, 2018(31): 655-669.

[38] Arjovsky M, Chintala S, Bottou L. Wasserstein generative adversarial networks[C]//International Conference on Machine Learning. PMLR, 2017: 214-223.

[39] Gulrajani I, Ahmed F, Arjovsky M, et al. Improved training of wasserstein gans[C]//Proceedings of the 31st International Conference on Neural Information Processing Systems, NIPS, 2017: 5769-5779.

[40] Yang Q, Yan P, Zhang Y, et al. Low-dose CT image denoising using a generative adversarial network with Wasserstein distance and perceptual loss[J]. IEEE Transactions on Medical Imaging, 2018, 37(6): 1348-1357.

[41] Hu Z, Jiang C, Sun F, et al. Artifact correction in low-dose dental CT imaging using Wasserstein generative adversarial networks[J]. Medical Physics, 2019, 46(4): 1686-1696.

[42] Mao X, Li Q, Xie H, et al. Least squares generative adversarial networks[C]//Proceedings of the IEEE International Conference on Computer Vision, 2017: 2794-2802.

[43] Ma Y, Wei B, Feng P, et al. Low-dose CT image denoising using a generative adversarial network with a hybrid loss function for noise learning[J]. IEEE Access, 2020(8): 67519-67529.

[44] Shan H, Zhang Y, Yang Q, et al. 3-D convolutional encoder-decoder network for low-dose CT via transfer learning from a 2-D trained network[J]. IEEE Transactions on Medical Imaging, 2018, 37(6): 1522-1534.

[45] Li M, Hsu W, Xie X, et al. SACNN: Self-attention convolutional neural network for low-dose CT denoising with self-supervised perceptual loss network[J]. IEEE Transactions on Medical Imaging, 2020, 39(7): 2289-2301.

[46] Zhang X, Han Z, Shangguan H, et al. Artifact and detail attention generative adversarial networks for low-dose CT denoising[J]. IEEE Transactions on Medical Imaging, 2021, 40(12): 3901-3918.

[47] Bera S, Biswas P K. Noise conscious training of non-local neural network powered by self attentive spectral normalized Markovian patch GAN for low dose CT denoising[J]. IEEE Transactions on

Medical Imaging,2021,40(12): 3663-3673.

[48] Liu J,Jiang H,Ning F,et al. DFSNE-Net: Deviant feature sensitive noise estimate network for low-dose CT denoising[J]. Computers in Biology and Medicine,2022(149): 106061.

[49] Du W,Chen H,Liao P,et al. Visual attention network for low-dose CT[J]. IEEE Signal Processing Letters,2019,26(8): 1152-1156.

[50] Chi J,Wu C,Yu X,et al. Single low-dose CT image denoising using a generative adversarial network with modified U-Net generator and multi-level discriminator[J]. IEEE Access,2020(8): 133470-133487.

[51] Huang Z,Zhang J,Zhang Y,et al. DU-GAN: Generative adversarial networks with dual-domain U-Net-based discriminators for low-dose CT denoising[J]. IEEE Transactions on Instrumentation and Measurement,2021(71): 1-12.

[52] Park H S,Baek J,You S K,et al. Unpaired image denoising using a generative adversarial network in X-ray CT[J]. IEEE Access,2019(7): 110414-110425.

[53] Yin Z,Xia K,He Z,et al. Unpaired image denoising via Wasserstein GAN in low-dose CT image with multi-perceptual loss and fidelity loss[J]. Symmetry,2021,13(1): 126.

[54] Zhu J Y,Park T,Isola P,et al. Unpaired image-to-image translation using cycle-consistent adversarial networks[C]//Proceedings of the IEEE International Conference on Computer Vision, 2017: 2223-2232.

[55] Kang E,Koo H J,Yang D H,et al. Cycle-consistent adversarial denoising network for multiphase coronary CT angiography[J]. Medical Physics,2019,46(2): 550-562.

[56] Tang C,Li J,Wang L,et al. Unpaired low-dose CT denoising network based on cycle-consistent generative adversarial network with prior image information[J]. Computational and Mathematical Methods in Medicine,2019.

[57] Huang Z,Chen Z,Zhang Q,et al. CaGAN: a cycle-consistent generative adversarial network with attention for low-dose CT imaging[J]. IEEE Transactions on Computational Imaging,2020(6): 1203-1218.

[58] Zhao F,Liu M,Gao Z,et al. Dual-scale similarity-guided cycle generative adversarial network for unsupervised low-dose CT denoising[J]. Computers in Biology and Medicine,2023(161): 107029.

[59] Gu J,Ye J C. AdaIN-based tunable CycleGAN for efficient unsupervised low-dose CT denoising [J]. IEEE Transactions on Computational Imaging,2021(7): 73-85.

[60] Brown T,Mann B,Ryder N,et al. Language models are few-shot learners[J]. Advances in Neural Information Processing Systems,2020(33): 1877-1901.

[61] Zhang Z,Yu L,Liang X,et al. TransCT: dual-path transformer for low dose computed tomography[C]//International Conference on Medical Image Computing and Computer-Assisted Intervention. Springer,Cham,2021: 55-64.

[62] Zhu L,Han Y,Xi X,et al. STEDNet: Swin transformer-based encoder-decoder network for noise reduction in low-dose CT[J]. Medical Physics,2023,50(7): 4443-4458.

[63] Zhang J,Shangguan Z,Gong W,et al. A novel denoising method for low-dose CT images based on transformer and CNN[J]. Computers in Biology and Medicine,2023(163):107162.

[64] Luthra A,Sulakhe H,Mittal T,et al. Eformer:Edge enhancement-based transformer for medical image denoising[J]. arXiv preprint arXiv:2109.08044,2021.

[65] Li R,Li Q,Wang H,et al. DDPTransformer:dual-domain with parallel transformer network for sparse view CT image reconstruction[J]. IEEE Transactions on Computational Imaging,2022(8):1101-1116.

[66] Chen Z,Niu C,Wang G,et al. LIT-Former:linking in-plane and through-plane transformers for simultaneous CT image denoising and deblurring[J]. arXiv preprint arXiv:2302.10630,2023.

[67] Wang D,Fan F,Wu Z,et al. CTformer:convolution-free token2token dilated vision transformer for low-dose CT denoising[J]. arXiv preprint arXiv:2202.13517,2022.

[68] Anirudh R,Kim H,Thiagarajan J J,et al. Lose the views:Limited angle CT reconstruction via implicit sinogram completion[C]//Proceedings of the IEEE Conference on Computer Vision and Pattern Recognition,2018:6343-6352.

[69] Yang L,Li Z,Ge R,et al. Low-Dose CT Denoising via Sinogram Inner-Structure Transformer[J]. IEEE Transactions on Medical Imaging,2022.

[70] Wang C,Shang K,Zhang H,et al. DuDoTrans:dual-domain Transformer for sparse-view CT reconstruction[C]. In Proceedings of the Machine Learning for Medical Image Reconstruction,MLMIR,2022.

[71] Greffier J,Hamard A,Pereira F,et al. Image quality and dose reduction opportunity of deep learning image reconstruction algorithm for CT:a phantom study[J]. European Radiology,2020(30):3951-3959.

[72] Yi X,Babyn P. Sharpness-aware low-dose CT denoising using conditional generative adversarial network[J]. Journal of digital imaging,2018(31):655-669.

[73] Radford A,Metz L,Chintala S. Unsupervised representation learning with deep convolutional generative adversarial networks. arXiv preprint arXiv:1511.06434,2015.

[74] Milletari F,Navab N,Ahmadi S A. U-Net:Fully convolutional neural networks for volumetric medical image segmentation[C]. In Proceedings of the ICDV,2016.

[75] Ghosh A,Kumar H,Sastry P S. Robust loss functions under label noise for deep neural networks[C]. In Proceedings of AAAI,2017.

[76] Shelhamer E,Long J,Darrell T. Fully convolutional networks for semantic segmentation[C]. In Proceedings of IEEE Conference of Computer Vision and Pattern Recognition,2015.

[77] Ronneberger O,Fischer P,Brox T. U-Net:Convolutional networks for biomedical image segmentation[C]. In Proceedings of the International Conference of Medical Image Computing and Computer-Assisted Intervention,2015.

[78] Zhou Z,Siddiquee M,Tajbakhsh N & Liang J. UNet++:a nested U-Net architecture for medical image segmentation[C]. In Proceedings of 4th International Workshop on Deep Learning in

Medical Image Analysis，2018.

[79] Oktay，Ozan. Attention U-net：learning where to look for the pancreas. arXiv preprint arXiv：1804.03999，2018.

[80] Çiçek Ö，Abdulkadir A，Lienkamp S S，et al. 3D U-Net：Learning dense volumetric segmentation from sparse annotation[C].In Proceedings of the International Conference on Medical Image Computing and Computer-Assisted Intervention，2016.

[81] Liu，Ze. Swin transformer：Hierarchical vision transformer using shifted windows[C].In Proceedings of the IEEE/CVF International Conference on Computer Vision，2021.

[82] M. Sandler，A. Howard，M. Zhu，A. Zhmoginov，L.-C. Chen. MobileNetV2：inverted residuals and linear bottlenecks[C]. In Proceedings of IEEE/CVF Conference on Computer Vision and Pattern Recognition，2018.

[83] Helen R，Kamaraj N，Selvi K &. Raman V. Segmentation of pulmonary parenchyma in CT lung images based on 2D Otsu optimized by PSO[C]. In Proceedings of the International Conference on Emerging Trends in Electrical and Computer Technology，2011.

[84] Saad M，Muda Z，Ashaari N，et al. Image segmentation for lung region in chest X-ray images using edge detection and morphology[C]. In Proceedings of IEEE International Conference on Control System，Computing and Engineering，2014.

[85] Zhang X，Li X，Feng Y. A medical image segmentation algorithm based on bi-directional region growing[J]. Optik，2015，126(20)：2398-2404.

[86] Zhang Y，Matuszewski B，Shark L &. Moore C. Medical image segmentation using new hybrid level-set method[C]. In Proceedings of the 5th International Conference Biomedical Visualization：Information Visualization in Medical and Biomedical Informatics，2008.

[87] Linguraru M，Pura J，Pamulapati V，et al. Statistical 4D graphs for multi-organ abdominal segmentation from multiphase CT[J]. Medical Image Analysis，2012，16(4)：904-914.

[88] Priya D K，Sam B B，Lavanya S，et al. A survey on medical image denoising using optimization technique and classification[C]. In Proceedings of the International Conference on Information Communication and Embedded Systems，2017.

[89] Zhang K，Zuo W，Zhang L. FFDNet：toward a fast and flexible solution for CNN-based image denoising[J]. IEEE Transactions on Image Processing，2018，27(9)：4608-4622.

[90] Nah S，Kim T H，Lee K M. Deep multi-scale convolutional neural network for dynamic scene deblurring[C]. In Proceedings of the IEEE Conference on Computer Vision and Pattern Recognition (CVPR)，2017.

[91] Shen H. Towards a mathematical understanding of the difficulty in learning with feedforward neural networks[C]. In Proceedings of the IEEE/CVF Conference on Computer Vision and Pattern Recognition，2018.

[92] Ioffe S，Szegedy C. Batch normalization：accelerating deep network training by reducing internal covariate shift[C]. In Proceedings of the International Conference on International Conference on

Machine Learning，2015.

[93] Aston Z，Lipton Z C，Li M，et al. 深度学习[M]. 何孝霆,瑞潮儿·胡,译. 北京：人民邮电出版社,2023.

[94] Ronneberger O，Fischer P，Brox T. U-Net：convolutional networks for biomedical image segmentation[C]. In Proceedings of the International Conference on Medical Image Computing and Computer-Assisted Intervention，2015.

[95] Yeung M，Schnlieb C B，Rundo L，et al. Focus U-Net：A novel dual attention-gated CNN for polyp segmentation during colonoscopy[J]. Computers in Biology and Medicine，2021(137)：104815.

[96] Jie H，Li S，Gang S，et al. Squeeze-and-excitation networks[J]. IEEE Transactions on Pattern Analysis and Machine Intelligence，2020，42(8)：2011-2023.

[97] Li X，Wang W，Hu X，et al. Selective kernel networks[C]. In Proceedings of the IEEE/CVF Conference on Computer Vision and Pattern Recognition (CVPR)，2019.

[98] Stollenga M，Masci J，Gomez F，et al. Deep networks with internal selective attention through feedback connections[C]. In Proceedings of the 27th International Conference on Neural Information Processing Systems，NIPS，2014.

[99] Mnih V，Heess N，Graves A，et al. Recurrent models of visual attention[C]. In Proceedings of the 27th International Conference on Neural Information Processing Systems，NIPS，2014.

[100] Jaderberg M，Simonyan K，Zisserman A，et al. Spatial Transformer networks[C]. In Proceedings of the 28th International Conference on Neural Information Processing Systems，NIPS，2015.

[101] Lin C H，Lucey S. Inverse compositional spatial Transformer networks[C]. In Proceedings of the IEEE Conference on Computer Vision and Pattern Recognition (CVPR)，2017.

[102] Woo S，Park J，Lee J Y，et al. CBAM：Convolutional block attention module[C]. In Proceedings of the European Conference on Computer Vision，2018.

[103] Wang T，Sun M，Hu K. Dilated deep residual network for image denoising[C]. In Proceedings of the IEEE International Conference on Tools with Artificial Intelligence，2017.

[104] Hansen K，Morgan B. Current advances in CT imaging of the deceased lung[J]. Current Opinion in Physiology，2021，22(6)：100436.

[105] Zhang Y，Sun L，Yan C，et al. Adaptive residual networks for high-quality image restoration[J]. IEEE Transactions on Image Processing，2018，27(7)：3150-3163.

[106] Chollet F. Xception：Deep learning with depthwise separable convolutions[C]. In Proceedings of the IEEE Conference on Computer Vision and Pattern Recognition (CVPR)，2017.

[107] Dabov K，Foi A，Katkovnik V，et al. Image denoising by sparse 3-D transform-domain collaborative filtering[J]. IEEE Transactions on Image Processing，2007，16(8)：2080-2095.

[108] Aharon M，Elad M，Bruckstein A. K-SVD：An algorithm for designing overcomplete dictionaries for sparse representation[J]. IEEE Transactions on Signal Processing，2006，54：

4311-4322.

[109] Dorling M. Artificial neural networks (the multilayer perceptron) - a review of applications in the atmospheric sciences[J]. Atmospheric Environment，1998，32(14)：2627-2636.

[110] Zhang K，Zuo W，Chen Y，et al. Beyond a Gaussian denoiser：residual learning of deep CNN for image denoising[J]. IEEE Transactions on Image Processing，2016，26(7)：3142-3155.

[111] Zhang，K，Zuo，W M，Zhang，L. FFDNet：Toward a fast and flexible solution for CNN-based image denoising. IEEE Transactions on Image Processing，2018，27(9)：4608-4622.

[112] Guo S，Yan Z，Zhang K，et al. Toward Convolutional Blind Denoising of Real Photographs[C]. In Proceedings of IEEE/CVF Conference on Computer Vision and Pattern Recognition (CVPR)，2019.

[113] Yu S，Park B，Jeong J. Deep iterative down-up CNN for image denoising[C]. In Proceedings of IEEE/CVF Conference on Computer Vision and Pattern Recognition Workshops (CVPRW)，2019.

[114] Devlin J，Chang M W，Lee K，et al. Bert：Pre-training of deep bidirectional transformers for language understanding. arXiv preprint arXiv：1810.04805，2018.

[115] Liu Y，Ott M，Goyal N，et al. Roberta：A robustly optimized BERT pretraining approach. arXiv preprint arXiv：1907.11692，2019.

[116] Raffel C，Shazeer N，Roberts A，et al. Exploring the limits of transfer learning with a unified text-to-text transformer[J]. The Journal of Machine Learning Research，2020，21(1)：5485-5551.

[117] Han K，Xiao A，Wu E，et al. Transformer in Transformer[C]. In Proceedings of Neural Information Processing Systems，2021.

[118] Yuan L，Chen Y，Wang T，et al. Tokens-to-Token ViT：training vision Transformers from scratch on Imagenet[C]. In Proceedings of the IEEE/CVF International Conference on Computer Vision，2021.

[119] Zhou D，Kang B，Jin X，et al. DeepViT：towards deeper vision Transformer. arXiv preprint arXiv:2103.11886，2021.

[120] Ali A，Touvron H，Caron M，et al. XCiT：Cross-covariance image Transformers[C]. In Proceedings of Neural Information Processing Systems，2021.

[121] Wang W，Xie E，Li X，et al. Pyramid vision Transformer：a versatile backbone for dense prediction without convolutions[C]. In Proceedings of the IEEE/CVF International Conference on Computer Vision，2021.

[122] Heo B，Yun S，Han D，et al. Rethinking spatial dimensions of vision Transformers[C]. In Proceedings of the IEEE/CVF International Conference on Computer Vision，2021.

[123] Zhai X，Kolesnikov A，Houlsby N，et al. Scaling vision Transformers[C]. In Proceedings of the IEEE/CVF Conference on Computer Vision and Pattern Recognition，2022.

[124] Chen B，Li P，Li C，et al. GLiT：Neural architecture search for global and local image Trans-

former［C］. In Proceedings of the IEEE/CVF International Conference on Computer Vision，2021.

［125］ Jaderberg M，Simonyan K，Zisserman A，et al. Spatial Transformer networks. arXiv preprint arXiv：1506.02025，2015.

［126］ Hu J，Shen L，Sun G. Squeeze-and-excitation networks［C］. In Proceedings of the IEEE Conference on Computer Vision and Pattern Recognition，2018.

［127］ Kaul C，Manandhar S，Pears N. Focusnet：An attention-based fully convolutional network for medical image segmentation［C］. In Proceedings of the 16th International Symposium on Biomedical Imaging，2019.

［128］ Wang Z，Zou N，Shen D，et al. Non-local U-Nets for biomedical image segmentation［C］. In Proceedings of the AAAI Conference on Artificial Intelligence，2020.

［129］ Huang Z，Wang X ，Huang L ，et al. CCNet：criss-cross attention for semantic segmentation ［J］. IEEE Transactions on Pattern Analysis and Machine Intelligence，2023，45(6)：6896-6908.

［130］ Zhang C，Harrison P A，Pan X，et al. Scale sequence joint deep learning (SS-JDL) for land use and land cover classification［J］. Remote Sensing of Environment，2020，237：111593.

［131］ He K，Zhang X，Ren S，et al. Identity mappings in deep residual networks［C］. In Proceedings of the European Conference on Computer Vision，2016.

［132］ Kervadec H，Bouchtiba J，Desrosiers C，et al. Boundary loss for highly unbalanced segmentation ［C］. In Proceedings of the International Conference on Medical Imaging with Deep Learning，2019.

［133］ Salehi S S M，Erdogmus D，Gholipour A. Tversky Loss Function for Image Segmentation Using 3D Fully Convolutional Deep Networks［C］. In Proceedings of the International Workshop on Machine Learning in Medical Imaging，2017.

［134］ Frid-Adar M，Diamant I，Klang E，et al. GAN-based synthetic medical image augmentation for increased CNN performance in liver lesion classification［J］. Neurocomputing，2018，321：321-331.

［135］ Simonyan K，Zisserman A. Very deep convolutional networks for large-scale image recognition. arXiv preprint arXiv：1409.1556，2014.

［136］ Long J，Shelhamer E，Darrell T. Fully convolutional networks for semantic segmentation［C］. In Proceedings of the IEEE Conference on Computer Vision and Pattern Recognition，2015.

［137］ Oktay O，Schlemper J，Folgoc L L，et al. Attention U-net：learning where to look for the pancreas. arXiv preprint arXiv：1804.03999，2018.

［138］ Zhou Z，Siddiquee M M R，Tajbakhsh N，et al. UNet＋＋：Redesigning skip connections to exploit multiscale features in image segmentation［J］. IEEE Transactions on Medical Imaging，2019，39(6)：1856-1867.

［139］ Sarker M M K，Rashwan H A，Akram F，et al. SLSDeep：skin lesion segmentation based 10 on dilated residual and pyramid pooling networks［C］. In Proceedings of the International Conference on Medical Image Computing and Computer-Assisted Intervention，2018.

［140］ Guo X，Chen Z，Yuan Y. Complementary network with adaptive receptive fields for melanoma segmentation[C]. In Proceedings of the IEEE 17th International Symposium on Biomedical Imaging (ISBI)，2020.

[141] Yu F，Koltun V. Multi-scale context aggregation by dilated convolutions. arXiv preprint arXiv：1511.07122，2015.

[142] Wang P，Chen P，Yuan Y，et al. Understanding convolution for semantic segmentation[C]. In Proceedings of the IEEE Winter Conference on Applications of Computer Vision (WACV)，2018.

[143] Pang Y，Zhao X，Zhang L，et al. Multi-scale interactive network for salient object detection[C]. In Proceedings of the IEEE/CVF Conference on Computer Vision and Pattern Recognition，2020.

[144] Odena A，Dumoulin V，Olah C. Deconvolution and checkerboard artifacts[J]. Distill，2016，1 (10)：e3.

[145] Lin T Y，Goyal P，Girshick R，et al. Focal loss for dense object detection[C]. In Proceedings of the IEEE International Conference on Computer Vision，2017.

[146] Zhou Z，Siddiquee M M R，Tajbakhsh N，et al. UNet++：A nested U-Net architecture for medical image segmentation[C]. In Proceedings of the Deep Learning in Medical Image Analysis and Multimodal Learning for Clinical Decision Support，DLMIA ML-CDS，2018.

[147] Qin X，Zhang Z，Huang C，et al. U2-Net：Going deeper with nested U-structure for salient object detection[J]. Pattern Recognition，2020，106：107404.

[148] Huang H，Lin L，Tong R，et al. U-Net 3+：A full-scale connected U-Net for medical image segmentation [C]. In Proceedings of the IEEE International Conference on Acoustics，Speech and Signal Processing (ICASSP)，2020.

[149] Peng D，Xiong S，Peng W，et al. LCP-Net：A local context-perception deep neural network for medical image segmentation[J]. Expert Systems with Applications，2020，168：114234.

[150] Armato S G，Roberts R Y，Mcnitt-Gray M F，et al. The lung image database consortium (LIDC) and image database resource initiative (IDRI)：a completed reference database of lung nodules on CT scans [J]. Medical Physics，2011，38(2)：915-931.

[151] Lin Z，Feng M，Santos C N dos，et al. A structured self-attentive sentence embedding. arXiv：1703.03130，2017.

[152] Hu J，Shen L，Sun G. Squeeze-and-excitation networks[C]. In Proceedings of the IEEE Conference on Computer Vision and Pattern Recognition，2018.

[153] Wang Q，Wu B，Zhu P，et al. ECA-Net：efficient channel attention for deep convolutional neural network[C]. In Proceedings of IEEE/CVF Conference on Computer Vision and Pattern Recognition (CVPR)，2020.

[154] Dosovitskiy A，Beyer L，Kolesnikov A，et al. An image is worth 16x16 words：Transformers for image recognition at scale. arXiv:2010.11929，2020.

[155] Woo S，Park J，Lee J Y，et al. CBAM：convolutional block attention module[C]. In Proceedings of the European Conference on Computer Vision (ECCV)，2018.